w e a r e n u r s e

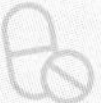

간호사 국가시험 **출 제 범 위**

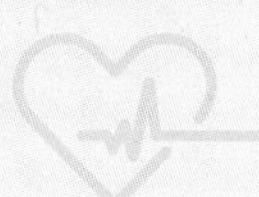

보건의약 관계법규	1. 의료법	1. 총칙
		2. 의료인의 자격과 면허
		3. 의료인의 권리와 의무
		4. 의료행위의 제한과 의료인단체
		5. 의료기관의 개설
		6. 감독
	2. 감염병의 예방 및 관리에 관한 법률	1. 총칙과 신고 및 역학 조사
		2. 예방접종과 감염 전파 차단조치
	3. 검역법	1. 총칙과 검역조사
	4. 후천성면역결핍증 예방법	1. 신고, 검진 및 감염인의보호
	5. 국민건강보험법	1. 가입자와 공단 및 심평원의 업무
		2. 보험급여
	6. 지역보건법	1. 지역보건 의료계획과 건강검진의 신고
		2. 지역보건의료기관의 설치와 업무, 지도·감독
	7. 마약류 관리에 관한 법률	1. 총칙과 마약류 중독자
	8. 응급의료에 관한 법률	1. 총칙, 응급의료종사자의 권리와 의무 및 응급의료 기관 등
	9. 보건의료기본법	1. 국민의 권리와 의무, 보건의료의 제공과 이용 등
	10. 국민건강증진법	1. 국민 건강의 관리
	11. 혈액관리법	1. 혈액매매행위 등 금지, 헌혈자 건강진단, 혈액의 안전성 확보, 특정수혈부작용 등
	12. 호스피스 · 완화의료 및 임종과정에 있는 환자의 연명의료결정에 관한 법률	1. 총칙과 호스피스 · 완화의료

C O N T E N T S

목 차

C O N T E N T S

C O N T E N T S

목 차

C O N T E N T S

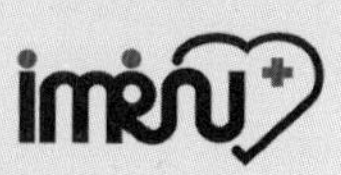

www.imrn.co.kr

간결 간호사 국가시험대비

보건의약관계법규

보 건 의 약 관 계 법 규

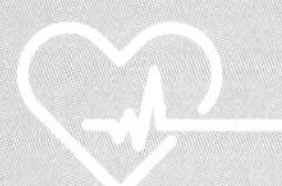

의료법

CHAPTER 01 의료법

1

PART

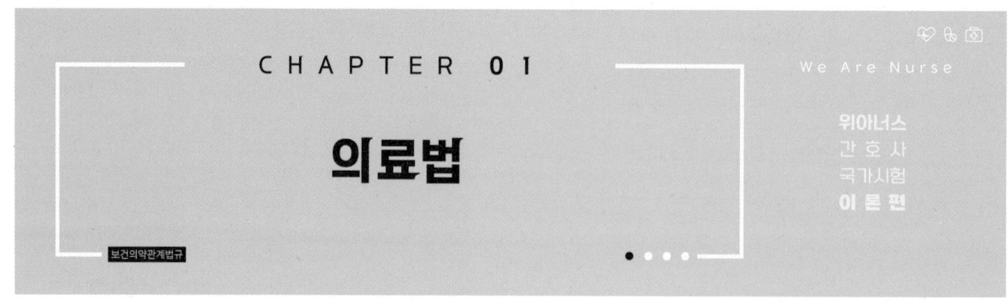

CHAPTER 01 의료법

법률 제17787호 타법개정 2024.10.22

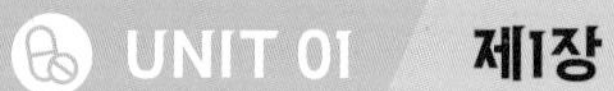

UNIT 01 제1장 총칙

제1조 (목적)

이 법은 모든 국민이 수준 높은 의료 혜택을 받을 수 있도록 국민의료에 필요한 사항을 규정함으로써 국민의 건강을 보호하고 증진하는 데에 목적이 있다.

제2조 (의료인) ★★★★★

① 이 법에서 "의료인"이란 보건복지부장관의 면허를 받은 의사·치과의사·한의사·조산사 및 간호사를 말한다.

② 의료인은 종별에 따라 다음의 임무를 수행하여 국민보건 향상을 이루고 국민의 건강한 생활 확보에 이바지할 사명을 가진다.

1. 의사는 의료와 보건지도를 임무로 한다.
2. 치과의사는 치과 의료와 구강 보건지도를 임무로 한다.
3. 한의사는 한방 의료와 한방 보건지도를 임무로 한다.
4. 조산사는 조산(助産)과 임산부 및 신생아에 대한 보건과 양호지도를 임무로 한다.
5. 간호사는 다음의 업무를 임무로 한다.
   가. 환자의 간호요구에 대한 관찰, 자료수집, 간호판단 및 요양을 위한 간호
   나. 의사, 치과의사, 한의사의 지도하에 시행하는 진료의 보조
   다. 간호 요구자에 대한 교육·상담 및 건강증진을 위한 활동의 기획과 수행, 그 밖의 대통령령으로 정하는 보건활동
   라. 제80조에 따른 간호조무사가 수행하는 가목부터 다목까지의 업무보조에 대한 지도

시행령

제2조 (간호사의 보건활동)

1. 보건진료 전담공무원으로서 하는 보건활동
2. 모자보건전문가가 행하는 모자보건 활동(기존의 가족계획은 삭제됨)
3. 「결핵예방법」 제18조에 따른 보건활동
4. 그 밖의 법령에 따라 간호사의 보건활동으로 정한 업무

제3조 (의료기관)

① "의료기관"이란 의료인이 공중(公衆) 또는 특정 다수인을 위하여 의료·조산의 업을 하는 곳을 말한다.

② 의료기관의 구분 [개정 2020.3.4] [시행일 2021.3.5]

1. 의원급 의료기관 : 의사, 치과의사 또는 한의사가 주로 외래환자를 대상으로 각각 그 의료행위를 하는 의료기관
   가. 의원
   나. 치과의원
   다. 한의원
2. 조산원 : 조산사가 조산과 임산부 및 신생아를 대상으로 보건활동과 교육·상담을 하는 의료기관
3. 병원급 의료기관: 의사, 치과의사 또는 한의사가 주로 입원환자를 대상으로 의료행위를 하는 의료기관으로서 그 종류는 다음과 같다.
   가. 병원
   나. 치과병원
   다. 한방병원
   라. 요양병원(「장애인복지법」에 따른 의료재활시설)
   마. 정신병원
   바. 종합병원

③ 보건복지부장관은 보건의료정책에 필요하다고 인정하는 경우에는 의료기관의 종류별 표준업무를 정하여 고시할 수 있다.

제3조의2 (병원 등)

병원·치과병원·한방병원 및 요양병원은 30개 이상의 병상 또는 요양병상(요양병원만 해당하며, 장기입원이 필요한 환자를 대상으로 의료행위를 하기 위하여 설치한 병상을 말한다)을 갖추어야 한다.

제3조의3 (종합병원) ★★

① 종합병원의 요건

1. 100개 이상의 병상을 갖출 것
2. 100병상 이상 300병상 이하인 경우
   - 내과·외과·소아청소년과·산부인과 중 3개 진료과목
   - 영상의학과, 마취통증의학과
   - 진단검사의학과 또는 병리과 중 1개 진료과목
     → 이상 7개 이상의 진료과목을 갖추고 각 진료과목마다 전속하는 전문의를 둘 것
3. 300병상을 초과하는 경우
   - 내과, 외과, 소아청소년과, 산부인과, 영상의학과, 마취통증의학과
   - 진단검사의학과 또는 병리과 중 1개 진료과목
   - 정신건강의학과 및 치과
     → 이상 9개 이상의 진료과목을 갖추고 각 진료과목마다 전속하는 전문의를 둘 것

② 종합병원은 필수진료과목 외에 필요하면 추가로 진료과목을 설치·운영할 수 있다. 이 경우 필수진료과목 외의 진료과목에 대하여는 해당 의료기관에 전속하지 아니한 전문의를 둘 수 있다.

제3조의4 (상급종합병원 지정) ★

① 보건복지부장관은 다음의 요건을 갖춘 종합병원 중에서 중증질환에 대하여 난이도가 높은 의료행위를 전문적으로 하는 종합병원을 상급종합병원으로 지정할 수 있다.

1. 보건복지부령으로 정하는 20개 이상의 진료과목을 갖추고 각 진료과목마다 전속하는 전문의를 둘 것
2. 전문의가 되려는 자를 수련시키는 기관일 것
3. 보건복지부령으로 정하는 인력·시설·장비 등을 갖출 것
4. 질병군별 환자구성 비율이 보건복지부령으로 정하는 기준에 해당할 것

② 보건복지부장관은 제1항 각 호의 사항 및 전문성 등에 대하여 평가를 실시하여야 한다.

③ 보건복지부장관은 상급종합병원으로 지정받은 종합병원에 대하여 3년마다 제2항에 따른 평가를 실시하여 재지정하거나 지정을 취소할 수 있다.

④ 보건복지부장관은 평가업무를 관계 전문기관 또는 단체에 위탁할 수 있다.

⑤ 상급종합병원 지정·재지정의 기준·절차 및 평가업무의 위탁 절차 등에 관하여 필요한 사항은 보건복지부령으로 정한다.

제3조의5 (전문병원 지정)

① 보건복지부장관은 병원급 의료기관 중에서 특정 진료과목이나 특정 질환 등에 대하여 난이도가 높은 의료행위를 하는 병원을 전문병원으로 지정할 수 있다.

② 전문병원의 요건
1. 특정 질환별·진료과목별 환자의 구성비율 등이 보건복지부령으로 정하는 기준에 해당할 것
2. 보건복지부령으로 정하는 수 이상의 진료과목을 갖추고 각 진료과목마다 전속하는 전문의를 둘 것

③ 보건복지부장관은 전문병원으로 지정하는 경우 제2항 각 호의 사항 및 진료의 난이도 등에 대하여 평가를 실시하여야 한다.

④ 보건복지부장관은 전문병원으로 지정받은 의료기관에 대하여 3년마다 평가를 실시하여 전문병원으로 재지정할 수 있다.

⑤ 보건복지부장관은 지정 또는 재지정을 취소할 수 있다.
다만, 제1호에 해당하는 경우에는 지정 또는 재지정을 취소하여야 한다.
1. 거짓이나 그 밖의 부정한 방법으로 지정 또는 재지정을 받은 경우
2. 지정 또는 재지정의 취소를 원하는 경우
3. 평가 결과 요건을 갖추지 못한 것으로 확인된 경우

⑥ 보건복지부장관은 평가업무를 관계 전문기관 또는 단체에 위탁할 수 있다.

⑦ 전문병원 지정·재지정의 기준·절차 및 평가업무의 위탁 절차 등에 관하여 필요한 사항은 보건복지부령으로 정한다.

UNIT 02 제2장 의료인

제1절 자격과 면허

제4조 (의료인과 의료기관의 장의 의무)

① 의료인과 의료기관의 장은 의료의 질을 높이고 의료관련감염(의료기관 내에서 환자, 환자의 보호자, 의료인 또는 의료기관 종사자 등에게 발생하는 감염을 말한다. 이하 같다)을 예방하며 의료기술을 발전시키는 등 환자에게 최선의 의료서비스를 제공하기 위하여 노력하여야 한다. [개설 2020.3.4] [시행일 2020.6.5]

② 의료인은 다른 의료인 또는 의료법인 등의 명의로 의료기관을 개설하거나 운영할 수 없다.

③ 의료기관의 장은 환자의 권리 등 보건복지부령으로 정하는 사항을 환자가 쉽게 볼 수 있도록 의료기관 내에 게시하여야 한다. 이 경우 게시 방법, 게시 장소 등 게시에 필요한 사항은 보건복지부령으로 정한다.

④ ~~의료인은 의사·치과의사 및 한의사, 조산사, 간호사에 따라 발급받은 면허증을 다른 사람에게 빌려주어서는 아니 된다.~~ 삭제 [2020.3.4] [시행일 2020.6.5]

⑤ 의료기관의 장은 환자와 보호자가 의료행위를 하는 사람의 신분을 알 수 있도록 의료인, 의료행위를 하는 학생, 간호조무사 및 의료기사에게 의료기관 내에서 대통령령으로 정하는 바에

따라 명찰을 달도록 지시·감독하여야 한다. 다만, 응급의료상황, 수술실 내인 경우, 의료행위를 하지 아니할 때, 그 밖에 대통령령으로 정하는 경우에는 명찰을 달지 아니하도록 할 수 있다. [신설 2016.5.29]

⑥ 의료인은 일회용 의료기기(한 번 사용할 목적으로 제작되거나 한 번의 의료행위에서 한 환자에게 사용하여야 하는 의료기기로서 보건복지부령으로 정하는 의료기기를 말한다. 이하 같다)를 한 번 사용한 후 다시 사용하여서는 아니 된다.

기존 [일회용 주사 의료용품]에서 [일회용 의료기기]로 변경

※ 제4조제3항 및 제5항 위반 시 100만원 이하의 과태료를 부과한다.

제4조의2 (간호·간병통합서비스 제공 등)

① 간호·간병통합서비스란 보건복지부령으로 정하는 입원 환자를 대상으로 보호자 등이 상주하지 아니하고 간호사, 제80조에 따른 간호조무사 및 그 밖에 간병지원인력에 의하여 포괄적으로 제공되는 입원서비스를 말한다.

② 보건복지부령으로 정하는 병원급 의료기관은 간호·간병통합서비스를 제공할 수 있도록 노력하여야 한다.

③ 간호·간병통합서비스를 제공하는 병원급 의료기관은 보건복지부령으로 정하는 인력, 시설, 운영 등의 기준을 준수하여야 한다.

④ 공공보건의료기관 중 보건복지부령으로 정하는 병원급 의료기관은 간호·간병통합서비스를 제공하여야 한다. 이 경우 국가 및 지방자치단체는 필요한 비용의 전부 또는 일부를 지원할 수 있다.

⑤ 간호·간병통합서비스 제공기관은 보호자 등의 입원실 내 상주를 제한하고 환자 병문안에 관한 기준을 마련하는 등 안전관리를 위하여 노력하여야 한다.

⑥ 간호·간병통합서비스 제공기관은 간호·간병통합서비스 제공인력의 근무환경 및 처우 개선을 위하여 필요한 지원을 하여야 한다.

⑦ 국가 및 지방자치단체는 간호·간병통합서비스의 제공·확대, 간호·간병통합서비스 제공인력의 원활한 수급 및 근무환경 개선을 위하여 필요한 시책을 수립하고 그에 따른 지원을 하여야 한다.

보건복지부장관의 면허	보건복지부장관의 자격인정	시·도지사의 자격인정
의사, 치과의사, 한의사, 조산사, 간호사, 임상병리사, 방사선사, 물리치료사, 작업치료사, 치과기공사, 치과위생사, 의무기록사, 안경사, 약사	전문의, 치과의사전문의, 한의사전문의, 전문간호사, 응급구조사, 보건교육사 1.2.3급, 간호조무사	안마사

제4조의3 (의료인의 면허 대여 금지 등)

① 의료인은 제5조(의사·치과의사 및 한의사를 말한다), 제6조(조산사를 말한다) 및 제7조(간호사를 말한다)에 따라 받은 면허를 다른 사람에게 대여하여서는 아니 된다.

② 누구든지 제5조부터 제7조까지에 따라 받은 면허를 대여받아서는 아니 되며, 면허 대여를 알선하여서도 아니 된다.

[본조신설 2020.3.4] [시행일 2020.6.5]

※ 제4조의3제2항 위반 시 5년 이하의 징역이나 5천만원 이하의 벌금에 처한다.

제5조 (의사·치과의사 및 한의사 면허)

① 의사·치과의사 또는 한의사가 되려는 자는 다음에 해당하는 자격을 가진 자로서 제9조에 따른 의사·치과의사 또는 한의사 국가시험에 합격한 후 보건복지부장관의 면허를 받아야 한다. [시행일 2020.2.28]

1. 평가인증기구의 인증을 받은 의학·치의학 또는 한의학을 전공하는 대학을 졸업하고 의학사·치의학사 또는 한의학사 학위를 받은 자
2. 평가인증기구의 인증을 받은 의학·치의학 또는 한의학을 전공하는 전문대학원을 졸업하고 석사학위 또는 박사학위를 받은 자
3. 외국의 제1호나 제2호에 해당하는 학교(보건복지부장관이 정하여 고시하는 인정기준에 해당하는 학교를 말한다)를 졸업하고 외국의 의사·치과의사 또는 한의사 면허를 받은 자로서 제9조에 따른 예비시험에 합격한 자

② 평가인증기구의 인증을 받은 의학·치의학 또는 한의학을 전공하는 대학 또는 전문대학원을 6개월 이내에 졸업하고 해당 학위를 받을 것으로 예정된 자는 자격을 가진 자로 본다. 다만, 그 졸업예정시기에 졸업하고 해당 학위를 받아야 면허를 받을 수 있다.

③ 제1항에도 불구하고 입학 당시 평가인증기구의 인증을 받은 의학·치의학 또는 한의학을 전공하는 대학 또는 전문대학원에 입학한 사람으로서 그 대학 또는 전문대학원을 졸업하고 해당 학위를 받은 사람은 같은 자격을 가진 사람으로 본다.

제6조 (조산사 면허) ★

조산사가 되려는 자는 다음에 해당하는 자로서 제9조에 따른 조산사 국가시험에 합격한 후 보건복지부장관의 면허를 받아야 한다. [시행일 2020.2.28]

1. 간호사 면허를 가지고 보건복지부장관이 인정하는 의료기관에서 1년간 조산 수습과정을 마친 자
2. 외국의 조산사 면허(보건복지부장관이 정하여 고시하는 인정기준에 해당하는 면허를 말한다)를 받은 자

제7조 (간호사 면허) ★

① 간호사가 되려는 자는 다음에 해당하는 자로서 제9조에 따른 간호사 국가시험에 합격한 후 보건복지부장관의 면허를 받아야 한다. [시행일 2020.2.28]

1. 평가인증기구의 인증을 받은 간호학을 전공하는 대학이나 전문대학을 졸업한 자
2. 외국의 제1호에 해당하는 학교(보건복지부장관이 정하여 고시하는 인정기준에 해당하는 학교를 말한다)를 졸업하고 외국의 간호사 면허를 받은 자

② 제1항에도 불구하고 입학 당시 평가인증기구의 인증을 받은 간호학을 전공하는 대학 또는 전문대학에 입학한 사람으로서 그 대학 또는 전문대학을 졸업하고 해당 학위를 받은 사람은 같은 항 제1호에 해당하는 사람으로 본다.

제8조 (결격사유 등) ★★★★

※ 다음에 해당하는 자는 의료인이 될 수 없다. [개정 2023.5.19] [시행일 2023.11.20]

1. 「정신건강증진 및 정신질환자 복지서비스 지원에 관한 법률」 제3조제1호에 따른 정신질환자. 다만, 전문의가 의료인으로서 적합하다고 인정하는 사람은 그러하지 아니하다.
2. 마약·대마·향정신성의약품 중독자
3. 피성년후견인·피한정후견인
4. 금고 이상의 실형을 선고받고 그 집행이 끝나거나 그 집행을 받지 아니하기로 확정된 후 5년이 지나지 아니한 자
5. 금고 이상의 형의 집행유예를 선고받고 그 유예기간이 지난 후 2년이 지나지 아니한 자
6. 금고 이상의 형의 선고유예를 받고 그 유예기간 중에 있는 자

제9조 (국가시험 등) ★

① 의사·치과의사·한의사·조산사 또는 간호사 국가시험과 의사·치과의사·한의사 예비시험은 매년 보건복지부장관이 시행한다.

② 보건복지부장관은 국가시험등의 관리를 대통령령으로 정하는 바에 따라 「한국보건의료인국가시험원법」에 따른 한국보건의료인국가시험원에 맡길 수 있다.

③ 보건복지부장관은 제2항에 따라 국가시험등의 관리를 맡긴 때에는 그 관리에 필요한 예산을 보조할 수 있다.

④ 국가시험등에 필요한 사항은 대통령령으로 정한다.

시행령

제4조 (국가시험 등의 시행 및 공고 등)

① 보건복지부장관은 매년 1회 이상 국가시험과 예비시험을 시행하여야 한다.
② 보건복지부장관은 국가시험등의 관리에 관한 업무를 「한국보건의료인국가시험원법」에 따른 한국보건의료인국가시험원이 시행하도록 한다.
③ 국가시험등 관리기관의 장은 국가시험등을 실시하려면 미리 보건복지부장관의 승인을 받아 시험 일시, 시험 장소, 시험과목, 응시원서 제출기간, 그 밖에 시험의 실시에 관하여 필요한 사항을 시험 실시 90일 전까지 공고하여야 한다. 다만, 시험장소는 지역별 응시인원이 확정된 후 시험 실시 30일 전까지 공고할 수 있다.
④ 제3항에도 불구하고 국가시험등관리기관의 장은 국민의 건강 보호를 위하여 긴급하게 의료인력을 충원할 필요가 있다고 보건복지부장관이 인정하는 경우에는 제3항에 따른 공고기간을 단축할 수 있다. [신설 2021.1.12]

제10조 (응시자격 제한 등) ★★★★

① 제8조 의료인의 결격사유에 해당하는 자는 국가시험등에 응시할 수 없다.
② 부정한 방법으로 국가시험등에 응시한 자나 국가시험등에 관하여 부정행위를 한 자는 그 수험을 정지시키거나 합격을 무효로 한다.
③ 보건복지부장관은 제2항에 따라 수험이 정지되거나 합격이 무효가 된 사람에 대하여 처분의 사유와 위반 정도 등을 고려하여 대통령령으로 정하는 바에 따라 그 다음에 치러지는 이 법에 따른 국가시험등의 응시를 3회의 범위에서 제한할 수 있다.

제12조 (의료기술 등에 대한 보호)

① 의료인이 하는 의료·조산·간호 등 의료기술의 시행에 대하여는 이 법이나 다른 법령에 따로 규정된 경우 외에는 누구든지 간섭하지 못한다.
② 누구든지 의료기관의 의료용 시설·기재·약품, 그 밖의 기물 등을 파괴·손상하거나 의료기관을 점거하여 진료를 방해하여서는 아니 되며, 이를 교사하거나 방조하여서는 아니 된다.
③ 누구든지 의료행위가 이루어지는 장소에서 의료행위를 행하는 의료인, 제80조에 따른 간호조무사 및 「의료기사 등에 관한 법률」 제2조에 따른 의료기사 또는 의료행위를 받는 사람을 폭행·협박하여서는 아니 된다.

※ 제12조제2항 및 제3항 위반 시 5년 이하의 징역이나 5천만원 이하의 벌금에 처한다.

제15조 (진료거부 금지 등)

① 의료인 또는 의료기관 개설자는 진료나 조산 요청을 받으면 정당한 사유 없이 거부하지 못한다.
② 의료인은 응급환자에게 「응급의료에 관한 법률」에서 정하는 바에 따라 최선의 처치를 하여야 한다.

※ 제15조제1항 위반 시 1년 이하의 징역이나 1천만원 이하의 벌금에 처한다.

※ 정당한 사유가 되지 못하는 경우

1) 의료비가 없다고 해서 진료를 거절할 수 없다.
2) 진료시간 외의 경우라도 구급환자의 진료를 거절하여서는 안 된다.
3) 특정한 직장인을 위하여 설립된 의료기관에 근무하는 의사라도 주변에 의료기관이 없을 때 구급환자의 진료를 거절할 수 없다.
4) 일기가 나쁘거나 교통수단이 없는 벽지라 할지라도 사실상 왕진이 불가능한 때를 제외하고는 정당한 사유가 되지 못한다.

제17조 (진단서 등) ★★★★★

① 의료업에 종사하고 직접 진찰하거나 검안(檢案)한 의사, 치과의사, 한의사가 아니면 진단서·검안서·증명서를 작성하여 환자(환자가 사망하거나 의식이 없는 경우에는 직계존속·비속, 배우자 또는 배우자의 직계존속을 말하며, 환자가 사망하거나 의식이 없는 경우로서 환자의 직계존속·비속, 배우자 및 배우자의 직계존속이 모두 없는 경우에는 형제자매를 말한다) 또는 검시(檢屍)를 하는 지방검찰청검사(검안서에 한한다)에게 교부하지 못한다.

다만, 진료 중이던 환자가 최종 진료 시부터 48시간 이내에 사망한 경우에는 다시 진료하지 아니하더라도 진단서나 증명서를 내줄 수 있으며, 환자 또는 사망자를 직접 진찰하거나 검안한 의사·치과의사 또는 한의사가 부득이한 사유로 진단서·검안서 또는 증명서를 내줄 수 없으면 같은 의료기관에 종사하는 다른 의사·치과의사 또는 한의사가 환자의 진료기록부 등에 따라 내줄 수 있다. [시행일 2020.2.28]

② 의료업에 종사하고 직접 조산한 의사·한의사 또는 조산사가 아니면 출생·사망 또는 사산 증명서를 내주지 못한다. 다만, 직접 조산한 의사·한의사 또는 조산사가 부득이한 사유로 증명서를 내줄 수 없으면 같은 의료기관에 종사하는 다른 의사·한의사 또는 조산사가 진료기록부 등에 따라 증명서를 내줄 수 있다.

③ 의사·치과의사 또는 한의사는 자신이 진찰하거나 검안한 자에 대한 진단서·검안서 또는 증명서 교부를 요구받은 때에는 정당한 사유 없이 거부하지 못한다.

④ 의사·한의사 또는 조산사는 자신이 조산(助産)한 것에 대한 출생·사망 또는 사산 증명서 교부를 요구받은 때에는 정당한 사유 없이 거부하지 못한다.

⑤ 진단서, 증명서의 서식·기재사항, 그 밖에 필요한 사항은 보건복지부령으로 정한다.

※ 제17조제1항·제2항(제1항 단서 후단과 제2항 단서는 제외한다) 위반 시 1년 이하의 징역이나 1천만원 이하의 벌금에 처한다.

※ 제17조제1항 및 제2항에 따른 진단서·검안서 또는 증명서를 거짓으로 작성하여 내준 경우 1년의 범위에서 면허자격을 정지시킬 수 있다.

※ 제17조제3항·제4항 위반 시 500만원 이하의 벌금에 처한다.

제17조의2 (처방전)

① 의료업에 종사하고 직접 진찰한 의사, 치과의사 또는 한의사가 아니면 처방전[의사나 치과의사가 「전자서명법」에 따른 전자서명이 기재된 전자문서 형태로 작성한 처방전(이하 "전자처방전"이라 한다)을 포함한다. 이하 같다]을 작성하여 환자에게 교부하거나 발송(전자처방전에 한정한다. 이하 이 조에서 같다)하지 못하며, 의사, 치과의사 또는 한의사에게 직접 진찰을 받은 환자가 아니면 누구든지 그 의사, 치과의사 또는 한의사가 작성한 처방전을 수령하지 못한다.

② 제1항에도 불구하고 의사, 치과의사 또는 한의사는 다음에 해당하는 경우로서 해당 환자 및 의약품에 대한 안전성을 인정하는 경우에는 환자의 직계존속·비속, 배우자 및 배우자의 직계존속, 형제자매 또는 「노인복지법」 제34조에 따른 노인의료복지시설에서 근무하는 사람 등 대통령령으로 정하는 사람(이하 이 조에서 "대리수령자"라 한다)에게 처방전을 교부하거나 발송할 수 있으며 대리수령자는 환자를 대리하여 그 처방전을 수령할 수 있다.

1. 환자의 의식이 없는 경우
2. 환자의 거동이 현저히 곤란하고 동일한 상병(傷病)에 대하여 장기간 동일한 처방이 이루어지는 경우

③ 처방전의 발급 방법·절차 등에 필요한 사항은 보건복지부령으로 정한다.

[본조신설 2019.8.27] [시행일 2020.2.28]

제18조 (처방전 작성과 교부)

① 의사나 치과의사는 환자에게 의약품을 투여할 필요가 있다고 인정하면 「약사법」에 따라 자신이 직접 의약품을 조제할 수 있는 경우가 아니면 보건복지부령으로 정하는 바에 따라 처방전을 작성하여 환자에게 내주거나 발송(전자처방전만 해당)하여야 한다.

② 제1항에 따른 처방전의 서식, 기재사항, 보존, 그 밖에 필요한 사항은 보건복지부령으로 정한다.

③ 누구든지 정당한 사유 없이 전자처방전에 저장된 개인정보를 탐지하거나 누출·변조 또는 훼손하여서는 아니 된다.

④ 제1항에 따라 처방전을 발행한 의사 또는 치과의사(처방전을 발행한 한의사를 포함)는 처방전에 따라 의약품을 조제하는 약사 또는 한약사가 문의한 때 즉시 이에 응하여야 한다. 다만, 다음에 해당하는 사유로 약사 또는 한약사의 문의에 응할 수 없는 경우 사유가 종료된 때 즉시 이에 응하여야 한다.

1. 「응급의료에 관한 법률」 제2조제1호에 따른 응급환자를 진료 중인 경우
2. 환자를 수술 또는 처치 중인 경우
3. 그 밖에 약사의 문의에 응할 수 없는 정당한 사유가 있는 경우

⑤ 의사, 치과의사 또는 한의사가 「약사법」에 따라 자신이 직접 의약품을 조제하여 환자에게 그 의약품을 내어주는 경우에는 그 약제의 용기 또는 포장에 환자의 이름, 용법 및 용량, 그 밖에

보건복지부령으로 정하는 사항을 적어야 한다. 다만, 급박한 응급의료상황 등 환자의 진료 상황이나 의약품의 성질상 그 약제의 용기 또는 포장에 적는 것이 어려운 경우로서 보건복지부령으로 정하는 경우에는 그러하지 아니하다. [신설 2016.5.29]

※ 진단서, 처방전 등 작성권자, 신고의무자

1. 진단서. 검안서. 증명서 : 의사, 치과의사, 한의사
2. 처방전 : 의사, 치과의사, 한의사
3. 출생. 사망. 사산증명서 : 의사, 한의사, 조산사
4. 취업실태 신고 : 의료인(의사, 치과의사, 한의사, 간호사, 조산사)
5. 변사체 신고 : 의사, 치과의사, 한의사, 조산사

제18조의2 (의약품정보의 확인)

① 의사 및 치과의사는 제18조에 따른 처방전을 작성하거나 의약품을 자신이 직접 조제하는 경우에는 다음의 정보를 미리 확인하여야 한다.

※ 의약품정보

1. 환자에게 처방 또는 투여되고 있는 의약품과 동일한 성분의 의약품인지 여부
2. 식품의약품안전처장이 병용금기, 특정연령대 금기 또는 임부금기 등으로 고시한 성분이 포함되는지 여부
3. 그 밖에 보건복지부령으로 정하는 정보

② 제1항에도 불구하고 의사 및 치과의사는 급박한 응급의료상황 등 의약품정보를 확인할 수 없는 정당한 사유가 있을 때에는 이를 확인하지 아니할 수 있다.

③ 의약품정보의 확인방법·절차 및 의약품정보를 확인할 수 없는 정당한 사유 등은 보건복지부령으로 정한다.

제19조 (정보 누설 금지) ★★

① 의료인이나 의료기관 종사자는 이 법이나 다른 법령에 특별히 규정된 경우 외에는 의료·조산 또는 간호업무나 제17조에 따른 진단서·검안서·증명서 작성·교부 업무, 처방전 작성·교부 업무, 진료기록 열람·사본 교부 업무, 진료기록부등 보존 업무 및 전자의무기록 작성·보관·관리 업무를 하면서 알게 된 다른 사람의 정보를 누설하거나 발표하지 못한다.

② 의료기관 인증에 관한 업무에 종사하는 자 또는 종사하였던 자는 그 업무를 하면서 알게 된 정보를 다른 사람에게 누설하거나 부당한 목적으로 사용하여서는 아니 된다. [신설 2016.5.29]

※ 제19조 위반 시 3년 이하의 징역이나 3천만원 이하의 벌금에 처한다. 다만, 제19조를 위반한 자에 대한 공소는 고소가 있어야 한다.

제20조 (태아 성감별 행위 등 금지)

① 의료인은 태아 성 감별을 목적으로 임부를 진찰하거나 검사하여서는 아니 되며, 같은 목적을 위한 다른 사람의 행위를 도와서도 아니 된다.

② 의료인은 임신 32주 이전에 태아나 임부를 진찰하거나 검사하면서 알게 된 태아의 성(性)을 임부, 임부의 가족, 그 밖의 다른 사람이 알게 하여서는 아니 된다.

※ 2024.2.28 헌법재판소는 '의료법 제20조 제2항'이 위헌이라고 결정했다. 따라서, 2024년 2월 28일부터 해당 조항은 즉시 효력을 잃게 되었다.

제21조 (기록 열람 등) ★★★★★★

① 환자는 의료인, 의료기관의 장 및 의료기관 종사자에게 본인에 관한 기록(추가기재·수정된 경우 추가기재·수정된 기록 및 추가기재·수정 전의 원본을 모두 포함한다. 이하 같다)의 전부 또는 일부에 대하여 열람 또는 그 사본의 발급 등 내용의 확인을 요청할 수 있다. 이 경우 의료인, 의료기관의 장 및 의료기관 종사자는 정당한 사유가 없으면 이를 거부하여서는 아니 된다. [신설 2016.12.20]

② 의료인, 의료기관의 장 및 의료기관 종사자는 환자가 아닌 다른 사람에게 환자에 관한 기록을 열람하게 하거나 그 사본을 내주는 등 내용을 확인할 수 있게 하여서는 아니 된다.

③ 제2항에도 불구하고 의료인, 의료기관의 장 및 의료기관 종사자는 다음에 해당하면 그 기록을 열람하게 하거나 그 사본을 교부하는 등 그 내용을 확인할 수 있게 하여야 한다. 다만, 의사·치과의사 또는 한의사가 환자의 진료를 위하여 불가피하다고 인정한 경우에는 그러하지 아니하다. [개정 2020.3.4, 2020.8.11, 2020.12.29] [시행일 2024.5.1]

1. 환자의 배우자, 직계 존속·비속, 형제·자매(환자의 배우자 및 직계 존속·비속, 배우자의 직계 존속이 모두 없는 경우에 한정한다) 또는 배우자의 직계 존속이 환자 본인의 동의서와 친족관계임을 나타내는 증명서 등을 첨부하는 등 보건복지부령으로 정하는 요건을 갖추어 요청한 경우
2. 환자가 지정하는 대리인이 환자 본인의 동의서와 대리권이 있음을 증명하는 서류를 첨부하는 등 보건복지부령으로 정하는 요건을 갖추어 요청한 경우
3. 환자가 사망하거나 의식이 없는 등 환자의 동의를 받을 수 없어 환자의 배우자, 직계 존속·비속, 형제·자매(환자의 배우자 및 직계 존속·비속, 배우자의 직계존속이 모두 없는 경우에 한정한다) 또는 배우자의 직계 존속이 친족관계임을 나타내는 증명서 등을 첨부하는 등 보건복지부령으로 정하는 요건을 갖추어 요청한 경우
4. 「국민건강보험법」 제14조, 제47조, 제48조 및 제63조에 따라 급여비용 심사·지급·대상여부 확인·사후관리 및 요양급여의 적정성 평가·가감지급 등을 위하여 국민건강보험공단 또는 건강보험심사평가원에 제공하는 경우
5. 「의료급여법」 제5조, 제11조, 제11조의3 및 제33조에 따라 의료급여 수급권자 확인, 급여

비용의 심사·지급, 사후관리 등 의료급여 업무를 위하여 보장기관(시·군·구), 국민건강보험공단, 건강보험심사평가원에 제공하는 경우

6. 「형사소송법」 제106조, 제215조 또는 제218조에 따른 경우

6의2. 「군사법원법」 제146조, 제254조 또는 제257조에 따른 경우

7. 「민사소송법」 제347조에 따라 문서제출을 명한 경우

8. 「산업재해보상보험법」 제118조에 따라 근로복지공단이 보험급여를 받는 근로자를 진료한 산재보험 의료기관(의사를 포함한다)에 대하여 그 근로자의 진료에 관한 보고 또는 서류 등 제출을 요구하거나 조사하는 경우

9. 「자동차손해배상 보장법」 제12조제2항 및 제14조에 따라 의료기관으로부터 자동차보험 진료수가를 청구받은 보험회사등이 그 의료기관에 대하여 관계 진료기록의 열람을 청구한 경우

10. 「병역법」 제11조의2에 따라 지방병무청장이 병역판정검사와 관련하여 질병 또는 심신장애의 확인을 위하여 필요하다고 인정하여 의료기관의 장에게 병역판정검사대상자의 진료기록·치료 관련 기록의 제출을 요구한 경우

11. 「학교안전사고 예방 및 보상에 관한 법률」 제42조에 따라 공제회가 공제급여의 지급 여부를 결정하기 위하여 필요하다고 인정하여 「국민건강보험법」 제42조에 따른 요양기관에 대하여 관계 진료기록의 열람 또는 필요한 자료의 제출을 요청하는 경우

12. 「고엽제후유의증 등 환자지원 및 단체설립에 관한 법률」 제7조제3항에 따라 의료기관의 장이 진료기록 및 임상소견서를 보훈병원장에게 보내는 경우

13. 「의료사고 피해구제 및 의료분쟁 조정 등에 관한 법률」 제28조제1항 또는 제3항에 따른 경우

14. 「국민연금법」 제123조에 따라 국민연금공단이 부양가족연금, 장애연금 및 유족연금 급여의 지급심사와 관련하여 가입자 또는 가입자였던 사람을 진료한 의료기관에 해당 진료에 관한 사항의 열람 또는 사본 교부를 요청하는 경우

14의2. 다음에 따라 공무원 또는 공무원이었던 사람을 진료한 의료기관에 해당 진료에 관한 사항의 열람 또는 사본 교부를 요청하는 경우

가. 「공무원연금법」 제92조에 따라 인사혁신처장이 퇴직유족급여 및 비공무상장해급여와 관련하여 요청하는 경우

나. 「공무원연금법」 제93조에 따라 공무원연금공단이 퇴직유족급여 및 비공무상장해급여와 관련하여 요청하는 경우

다. 「공무원 재해보상법」 제57조 및 제58조에 따라 인사혁신처장(같은 법 제61조에 따라 업무를 위탁받은 자를 포함한다)이 요양급여, 재활급여, 장해급여, 간병급여 및 재해유족급여와 관련하여 요청하는 경우

14의3. 「사립학교교직원 연금법」 제19조제4항제4호의2에 따라 사립학교교직원연금공단이 요양급여, 장해급여 및 재해유족급여의 지급심사와 관련하여 교직원 또는 교직원이었던

자를 진료한 의료기관에 해당 진료에 관한 사항의 열람 또는 사본 교부를 요청하는 경우

15. 「장애인복지법」 제32조제7항에 따라 대통령령으로 정하는 공공기관의 장이 장애 정도에 관한 심사와 관련하여 장애인 등록을 신청한 사람 및 장애인으로 등록한 사람을 진료한 의료기관에 해당 진료에 관한 사항의 열람 또는 사본 교부를 요청하는 경우
16. 「감염병의 예방 및 관리에 관한 법률」 제18조의4 및 제29조에 따라 질병관리청장, 시·도지사 또는 시장·군수·구청장이 감염병의 역학조사 및 예방접종에 관한 역학조사를 위하여 필요하다고 인정하여 의료기관의 장에게 감염병환자등의 진료기록 및 예방접종을 받은 사람의 예방접종 후 이상반응에 관한 진료기록의 제출을 요청하는 경우
17. 「국가유공자 등 예우 및 지원에 관한 법률」 제74조의8제1항제7호에 따라 보훈심사위원회가 보훈심사와 관련하여 보훈심사대상자를 진료한 의료기관에 해당 진료에 관한 사항의 열람 또는 사본 교부를 요청하는 경우
18. 「한국보훈복지의료공단법」 제24조의2에 따라 한국보훈복지의료공단이 같은 법 제6조제1호에 따른 국가유공자등에 대한 진료기록등의 제공을 요청하는 경우

④ 진료기록을 보관하고 있는 의료기관이나 진료기록이 이관된 보건소에 근무하는 의사·치과의사 또는 한의사는 자신이 직접 진료하지 아니한 환자의 과거 진료 내용의 확인 요청을 받은 경우에는 진료기록을 근거로 하여 사실을 확인하여 줄 수 있다.

⑤ 제1항, 제3항 또는 제4항의 경우 의료인, 의료기관의 장 및 의료기관 종사자는「전자서명법」에 따른 전자서명이 기재된 전자문서를 제공하는 방법으로 환자 또는 환자가 아닌 다른 사람에게 기록의 내용을 확인하게 할 수 있다. [신설 2020.3.4] [시행일 2020.9.5]

규칙

제13조의3 (기록 열람 등의 요건)

① 법 제21조제3항제1호에 따라 환자의 배우자, 직계 존속·비속, 형제·자매(환자의 배우자 및 직계 존속·비속, 배우자의 직계존속이 모두 없는 경우에 한정한다.) 또는 배우자의 직계 존속(친족)이 환자에 관한 기록의 열람이나 그 사본의 발급을 요청할 경우에는 다음의 서류(전자문서 포함)를 갖추어 의료인, 의료기관의 장 및 의료기관 종사자에게 제출해야 한다.

[개정 2020.2.28, 2021.6.30] [시행일 2021.12.30]

1. 기록 열람이나 사본 발급을 요청하는 자의 신분증 사본
2. 가족관계증명서, 주민등록표 등본 등 친족관계임을 확인할 수 있는 서류. 다만, 환자의 형제·자매가 요청하는 경우에는 환자의 배우자 및 직계존속·비속, 배우자의 직계 존속이 모두 없음을 증명하는 자료를 함께 제출하여야 한다.
3. 환자가 자필서명한 동의서. 다만, 환자가 만 14세 미만의 미성년자인 경우에는 제외한다.
4. 삭제 [2021.6.30] [시행일 2021.12.30]

② 환자가 지정하는 대리인이 환자에 관한 기록의 열람이나 그 사본의 발급을 요청할 경우에는 다음의 서류를 갖추어 의료인, 의료기관의 장 및 의료기관 종사자에게 제출하여야 한다.

[개정 2020.2.28]

1. 기록열람이나 사본발급을 요청하는 자의 신분증 사본

2. 환자가 자필 서명한 동의서 및 위임장. 이 경우 환자가 만 14세 미만의 미성년자인 경우에는 환자의 법정대리인이 작성하여야 하며, 가족관계증명서 등 법정대리인임을 확인할 수 있는 서류를 첨부하여야 한다.
3. 환자의 신분증 사본. 다만, 「주민등록법」 제24조제1항에 따른 주민등록증이 발급되지 않은 만 17세 미만의 환자는 제외한다.

③ 환자의 동의를 받을 수 없는 상황에서 환자의 친족이 환자에 관한 기록의 열람이나 그 사본 발급을 요청할 경우에는 서류를 갖추어 의료인, 의료기관의 장 및 의료기관 종사자에게 제출하여야 한다.

④ 의료인, 의료기관의 장 및 의료기관 종사자는 환자가 본인에 관한 기록의 열람이나 그 사본의 발급을 요청하는 경우 요청인이 환자 본인임을 확인해야 한다. [개정 2020.2.28]

⑤ 친족이 환자에 관한 기록의 열람이나 그 사본의 발급을 요청하는 경우 그 요청자는 신분증 사본의 제출을 갈음하여 다음에 해당하는 방법으로 본인확인 절차를 거칠 수 있다.

[신설 2018.9.27]

1. 휴대전화를 통한 본인인증 등 본인확인기관에서 제공하는 본인확인의 방법
2. 공인전자서명 또는 공인인증서를 통한 본인확인의 방법
3. 바이오정보를 통한 본인확인의 방법

제2절 권리와 의무

제22조 (진료기록부 등)

① 의료인은 각각 진료기록부, 조산기록부, 간호기록부, 그 밖의 진료에 관한 기록을 갖추어 두고 환자의 주된 증상, 진단 및 치료 내용 등 보건복지부령으로 정하는 의료행위에 관한 사항과 의견을 상세히 기록하고 서명하여야 한다.

규칙

제14조 (진료기록부 등의 기재 사항) [시행일 2024.7.18]

1. 진료기록부
   가. 진료를 받은 사람의 주소·성명·연락처·주민등록번호 등 인적사항
   나. 주된 증상. 이 경우 의사가 필요하다고 인정하면 주된 증상과 관련한 병력(病歷)·가족력(家族歷)을 추가로 기록할 수 있다.
   다. 진단결과 또는 진단명
   라. 진료경과(외래환자는 재진환자로서 증상·상태, 치료내용이 변동되어 의사가 그 변동을 기록할 필요가 있다고 인정하는 환자만 해당한다)
   마. 치료 내용(주사·투약·처치 등)
   바. 진료 일시(日時)
3. 간호기록부
   가. 간호를 받는 사람의 성명
   나. 체온·맥박·호흡·혈압에 관한 사항
   다. 투약에 관한 사항

라. 섭취 및 배설물에 관한 사항
마. 처치와 간호에 관한 사항
바. 간호 일시(日時)

② 의료인이나 의료기관 개설자는 진료기록부등[제23조제1항에 따른 전자의무기록(電子醫務記錄)을 포함하며, 추가기재·수정된 경우 추가기재·수정된 진료기록부등 및 추가기재·수정 전의 원본을 모두 포함한다.]을 보건복지부령으로 정하는 바에 따라 보존하여야 한다.

규칙

제15조 (진료기록부 등의 보존) ★

① 의료인이나 의료기관 개설자는 법 제22조제2항에 따른 진료기록부등을 다음에 정하는 기간 동안 보존하여야 한다. 다만, 계속적인 진료를 위하여 필요한 경우에는 1회에 한정하여 다음에 정하는 기간의 범위에서 그 기간을 연장하여 보존할 수 있다.

1. 환자 명부 : 5년
2. 진료기록부 : 10년
3. 처방전 : 2년
4. 수술기록 : 10년
5. 검사내용 및 검사소견기록 : 5년
6. 방사선 사진(영상물을 포함한다) 및 그 소견서 : 5년
7. 간호기록부 : 5년
8. 조산기록부: 5년
9. 진단서 등의 부본(진단서·사망진단서 및 시체검안서 등을 따로 구분하여 보존할 것) : 3년

③ 의료인은 진료기록부등을 거짓으로 작성하거나 고의로 사실과 다르게 추가기재·수정하여서는 아니 된다.

④ 보건복지부장관은 의료인이 진료기록부등에 기록하는 질병명, 검사명, 약제명 등 의학용어와 진료기록부등의 서식 및 세부내용에 관한 표준을 마련하여 고시하고 의료인 또는 의료기관 개설자에게 그 준수를 권고할 수 있다. [신설 2019.8.27] [시행일 2020.2.28]

제24조의2 (의료행위에 관한 설명)

① 의사·치과의사 또는 한의사는 사람의 생명 또는 신체에 중대한 위해를 발생하게 할 우려가 있는 수술, 수혈, 전신마취(이하 이 조에서 "수술등"이라 한다)를 하는 경우 환자(환자가 의사결정능력이 없는 경우 환자의 법정대리인)에게 설명하고 서면으로 그 동의를 받아야 한다. 다만, 설명 및 동의 절차로 인하여 수술등이 지체되면 환자의 생명이 위험하여지거나 심신상의 중대한 장애를 가져오는 경우에는 그러하지 아니하다.

② 환자에게 설명하고 동의를 받아야 하는 사항

1. 환자에게 발생하거나 발생 가능한 증상의 진단명
2. 수술등의 필요성, 방법 및 내용
3. 환자에게 설명을 하는 의사, 치과의사 또는 한의사 및 수술등에 참여하는 주된 의사, 치과의사 또는 한의사의 성명
4. 수술등에 따라 전형적으로 발생이 예상되는 후유증 또는 부작용
5. 수술등 전후 환자가 준수하여야 할 사항

③ 환자는 의사, 치과의사 또는 한의사에게 동의서 사본의 발급을 요청할 수 있다. 이 경우 요청을 받은 의사, 치과의사 또는 한의사는 정당한 사유가 없으면 이를 거부하여서는 아니 된다.
④ 동의를 받은 사항 중 수술등의 방법 및 내용, 수술등에 참여한 주된 의사, 치과의사 또는 한의사가 변경된 경우에는 변경 사유와 내용을 환자에게 서면으로 알려야 한다.
⑤ 설명, 동의 및 고지의 방법·절차 등 필요한 사항은 대통령령으로 정한다.

[본조신설 2016.12.20]

제25조 (신고) ★

① 의료인은 대통령령으로 정하는 바에 따라 최초로 면허를 받은 후부터 3년마다 그 실태와 취업상황 등을 보건복지부장관에게 신고하여야 한다.
② 보건복지부장관은 보수교육을 이수하지 아니한 의료인에 대하여 제1항에 따른 신고를 반려할 수 있다.
③ 보건복지부장관은 신고 수리 업무를 대통령령으로 정하는 바에 따라 관련 단체 등에 위탁할 수 있다.

제26조 (변사체 신고)

의사·치과의사·한의사 및 조산사는 사체를 검안하여 변사(變死)한 것으로 의심되는 때에는 사체의 소재지를 관할하는 경찰서장에게 신고하여야 한다.

※ 제26조 위반 시 500만원 이하의 벌금에 처한다.

제3절 의료행위의 제한

제27조 (무면허 의료행위 등 금지)

① 의료인이 아니면 누구든지 의료행위를 할 수 없으며 의료인도 면허된 것 이외의 의료행위를 할 수 없다. 다만, 다음에 해당하는 자는 보건복지부령으로 정하는 범위에서 의료행위를 할 수 있다.

1 외국의 의료인 면허를 가진 자로서 일정 기간 국내에 체류하는 자

규칙

제18조 (외국면허 소지자의 의료행위)

법 제27조제1항제1호에 따라 외국의 의료인 면허를 가진 자로서 다음에 해당하는 업무를 수행하기 위하여 국내에 체류하는 자는 그 업무를 수행하기 위하여 필요한 범위에서 보건복지부장관의 승인을 받아 의료행위를 할 수 있다.

1. 외국과의 교육 또는 기술협력에 따른 교환교수의 업무
2. 교육연구사업을 위한 업무
3. 국제의료봉사단의 의료봉사 업무

2. 의과대학, 치과대학, 한의과대학, 의학전문대학원, 치의학전문대학원, 한의학전문대학원, 종합병원 또는 외국 의료원조기관의 의료봉사 또는 연구 및 시범사업을 위하여 의료행위를 하는 자
3. 의학·치과의학·한방의학 또는 간호학을 전공하는 학교의 학생

규칙

제19조 (의과대학생 등의 의료행위)

① 법 제27조제1항제2호에 따른 의료행위의 범위는 다음과 같다.
1. 국민에 대한 의료봉사활동을 위한 의료행위
2. 전시·사변이나 그 밖에 이에 준하는 국가비상사태 시에 국가나 지방자치단체의 요청에 따라 행하는 의료행위
3. 일정한 기간의 연구 또는 시범 사업을 위한 의료행위

② 법 제27조제1항제3호에 따라 의학·치과의학·한방의학 또는 간호학을 전공하는 학교의 학생은 다음의 의료행위를 할 수 있다.
1. 전공 분야와 관련되는 실습을 하기 위하여 지도교수의 지도·감독을 받아 행하는 의료행위
2. 국민에 대한 의료봉사활동으로서 의료인의 지도·감독을 받아 행하는 의료행위
3. 전시·사변이나 그 밖에 이에 준하는 국가비상사태 시에 국가나 지방자치단체의 요청에 따라 의료인의 지도·감독을 받아 행하는 의료행위

② 의료인이 아니면 의사·치과의사·한의사·조산사 또는 간호사 명칭이나 이와 비슷한 명칭을 사용하지 못한다.

③ 누구든지 「국민건강보험법」이나 「의료급여법」에 따른 본인부담금을 면제하거나 할인하는 행위, 금품 등을 제공하거나 불특정 다수인에게 교통편의를 제공하는 행위 등 영리를 목적으로 환자를 의료기관이나 의료인에게 소개·알선·유인하는 행위 및 이를 사주하는 행위를 하여서는 아니 된다.

다만, 다음에 해당하는 행위는 할 수 있다.

1. 환자의 경제적 사정 등을 이유로 개별적으로 관할 시장·군수·구청장의 사전승인을 받아 환자를 유치하는 행위
2. 가입자나 피부양자가 아닌 외국인(보건복지부령으로 정하는 바에 따라 국내에 거주하는 외국인은 제외한다)환자를 유치하기 위한 행위

④ 보험회사, 상호회사, 보험설계사, 보험대리점 또는 보험중개사는 외국인환자를 유치하기 위한 행위를 하여서는 아니 된다.
⑤ 누구든지 의료인이 아닌 자에게 의료행위를 하게 하거나 의료인에게 면허 사항 외의 의료행위를 하게 하여서는 아니 된다.

제4절 의료인 단체

제28조 (중앙회와 지부)

① 의사·치과의사·한의사·조산사 및 간호사는 대통령령으로 정하는 바에 따라 각각 전국적 조직을 두는 의사회·치과의사회·한의사회·조산사회 및 간호사회를 각각 설립하여야 한다.
② 중앙회는 법인으로 한다.
③ 제1항에 따라 중앙회가 설립된 경우에는 의료인은 당연히 해당하는 중앙회의 회원이 되며, 중앙회의 정관을 지켜야 한다.
④ 중앙회에 관하여 이 법에 규정되지 아니한 사항에 대하여는 「민법」 중 사단법인에 관한 규정을 준용한다.
⑤ 중앙회는 대통령령으로 정하는 바에 따라 시·도에 지부를 설치하여야 하며, 시·군·구에 분회를 설치할 수 있다. 다만, 그 외의 지부나 외국에 의사회 지부를 설치하려면 보건복지부장관의 승인을 받아야 한다.
⑥ 중앙회가 지부나 분회를 설치한 때에는 그 지부나 분회의 책임자는 지체 없이 시·도지사 또는 시장·군수·구청장에게 신고하여야 한다.
⑦ 각 중앙회는 제66조의2에 따른 자격정지 처분 요구에 관한 사항 등을 심의·의결하기 위하여 윤리위원회를 둔다.
⑧ 윤리위원회의 구성, 운영 등에 관한 사항은 대통령령으로 정한다.

제30조 (협조 의무) ★

① 중앙회는 보건복지부장관으로부터 의료와 국민보건 향상에 관한 협조 요청을 받으면 협조하여야 한다.
② 중앙회는 보건복지부령으로 정하는 바에 따라 회원의 자질 향상을 위하여 필요한 보수(補修)교육을 실시하여야 한다.
③ 의료인은 제2항에 따른 보수교육을 받아야 한다.

규칙

제20조 (보수교육)

중앙회는 다음의 사항이 포함 된 보수교육을 매년 실시하여야 한다.

1. 직업윤리에 관한 사항
2. 업무 전문성 향상 및 업무 개선에 관한 사항
3. 의료 관계 법령의 준수에 관한 사항
4. 선진 의료기술 등의 동향 및 추세 등에 관한 사항
5. 그 밖에 보건복지부장관이 의료인의 자질 향상을 위하여 필요하다고 인정하는 사항

중요

보수교육 면제대상자 ★

1. 전공의
2. 의과대학. 치과대학. 한의대학. 간호대학의 대학원 재학생
3. 영제 8조에 따라 면허증을 발급받은 신규 며허취득자
4. 보건복지부장관이 보수교육을 받을 필요가 없다고 인정하는 사

중요

보수교육 유에 대상자 ★

1. 해당 연도에 6개월 이상 환자진료 업무에 종사하지 아니한 사람
2. 보건복지부장관이 보수교육을 받기가 곤란하다고 인정하는 사람

UNIT 03 제3장 의료기관

제1절 의료기관의 개설

제33조 (의료기관의 개설 등) ★

① 의료인은 의료기관을 개설하지 아니하고는 의료업을 할 수 없다. 다만 다음의 사항은 의료기관 외에서 의료행위가 가능하다.

1. 응급환자를 진료하는 경우
2. 환자나 환자 보호자의 요청에 따라 진료하는 경우
3. 국가나 지방자치단체의 장이 공익상 필요하다고 인정하여 요청하는 경우
4. 보건복지부령으로 정하는 바에 따라 가정간호를 하는 경우
5. 그 밖에 이 법 또는 다른 법령으로 특별히 정한 경우나 환자가 있는 현장에서 진료를 하여야 하는 부득이한 사유가 있는 경우

② 다음에 해당하는 자가 아니면 의료기관을 개설할 수 없다. 이 경우 의사는 종합병원·병원·요양병원·정신병원 또는 의원을, 치과의사는 치과병원 또는 치과의원을, 한의사는 한방병원·요양병원 또는 한의원을, 조산사는 조산원만을 개설할 수 있다. [개정 2020.3.4] [시행일 2021.3.5]

※ 의료기관 개설이 가능한 경우
- 의사는 종합병원·병원·요양병원 또는 의원
- 치과의사는 치과병원 또는 치과의원
- 한의사는 한방병원·요양병원 또는 한의원
- 조산사는 조산원

1. 의사, 치과의사, 한의사 또는 조산사
2. 국가나 지방자치단체

3. 의료업을 목적으로 설립된 법인(의료법인)
4. 비영리법인
5. 준정부기관, 지방의료원, 한국보훈복지의료공단

> **중요**
> 의원·치과의원·한의원, 조산원 개설 → 시장·군수·구청장에게 신고
> 종합병원·병원·치과병원·한방병원, 요양병원 개설 → 시·도지사의 허가
> ※ 개설된 의료기관이 개설 장소를 이전하거나 신고 또는 허가사항을 변경하는 경우도 동일

③ 제2항에 따라 의원·치과의원·한의원 또는 조산원을 개설하려는 자는 보건복지부령으로 정하는 바에 따라 시장·군수·구청장에게 신고하여야 한다.

④ 제2항에 따라 종합병원·병원·치과병원·한방병원·요양병원 또는 정신병원을 개설하려면 제33조의2에 따른 시·도 의료기관개설위원회의 심의를 거쳐 보건복지부령으로 정하는 바에 따라 시·도지사의 허가를 받아야 한다. 이 경우 시·도지사는 개설하려는 의료기관이 다음에 해당하는 경우에는 개설허가를 할 수 없다. [개정 2020.3.4] [시행일 2021.3.5]

1. 시설기준에 맞지 아니하는 경우
2. 기본시책에 따른 수급 및 관리계획에 적합하지 아니한 경우

⑤ 제3항과 제4항에 따라 개설된 의료기관이 개설 장소를 이전하거나 개설에 관한 신고 또는 허가사항 중 보건복지부령으로 정하는 중요사항을 변경하려는 때에도 제3항 또는 제4항과 같다.

⑥ 조산원을 개설하는 자는 반드시 지도의사(指導醫師)를 정하여야 한다.

⑦ 다음에 해당하는 경우에는 의료기관을 개설할 수 없다. [시행일 2020.2.28]

1. 약국 시설 안이나 구내인 경우
2. 약국의 시설이나 부지 일부를 분할·변경 또는 개수하여 의료기관을 개설하는 경우
3. 약국과 전용 복도·계단·승강기 또는 구름다리 등의 통로가 설치되어 있거나 이런 것들을 설치하여 의료기관을 개설하는 경우
4. 허가를 받지 아니하거나 신고를 하지 아니하고 건축 또는 증축·개축한 건축물에 의료기관을 개설하는 경우

⑧ 제2항제1호의 의료인은 어떠한 명목으로도 둘 이상의 의료기관을 개설·운영할 수 없다. 다만, 2 이상의 의료인 면허를 소지한 자가 의원급 의료기관을 개설하려는 경우에는 하나의 장소에 한하여 면허 종별에 따른 의료기관을 함께 개설할 수 있다.

⑨ 의료법인등이 의료기관을 개설하려면 그 법인의 정관에 개설하고자 하는 의료기관의 소재지를 기재하여 대통령령으로 정하는 바에 따라 정관의 변경허가를 얻어야 한다(의료법인등을 설립할 때에는 설립 허가를 말한다). 이 경우 그 법인의 주무관청은 정관의 변경허가를 하기 전에 그 법인이 개설하고자 하는 의료기관이 소재하는 시·도지사 또는 시장·군수·구청장과 협의하여야 한다.

⑩ 의료기관을 개설·운영하는 의료법인등은 다른 자에게 그 법인의 명의를 빌려주어서는 아니 된다.

제34조 (원격의료)

① 의료인(의료업에 종사하는 의사·치과의사·한의사만 해당한다)은 제33조제1항에도 불구하고 컴퓨터·화상통신 등 정보통신기술을 활용하여 먼 곳에 있는 의료인에게 의료지식이나 기술을 지원하는 원격의료를 할 수 있다.

② 원격의료를 행하거나 받으려는 자는 보건복지부령으로 정하는 시설과 장비를 갖추어야 한다.

③ 원격의료를 하는 자(이하 "원격지의사"라 한다)는 환자를 직접 대면하여 진료하는 경우와 같은 책임을 진다.

④ 원격지의사의 원격의료에 따라 의료행위를 한 의료인이 의사·치과의사 또는 한의사(이하 "현지의사"라 한다)인 경우에는 그 의료행위에 대하여 원격지의사의 과실을 인정할 만한 명백한 근거가 없으면 환자에 대한 책임은 제3항에도 불구하고 현지의사에게 있는 것으로 본다.

규칙

제36조 (요양병원의 운영) ★★

① 법 제36조제3호에 따른 요양병원의 입원 대상은 다음에 해당하는 자로서 주로 요양이 필요한 자로 한다.
   1. 노인성 질환자
   2. 만성 질환자
   3. 외과적 수술 후 또는 상해 후 회복기간에 있는 자

② 제1항에도 불구하고 「감염병의 예방 및 관리에 관한 법률」 제41조제1항에 따라 질병관리청장이 고시한 감염병에 걸린 같은 법 제2조제13호부터 제15호까지에 따른 감염병환자, 감염병의사환자 또는 병원체보유자(이하 "감염병환자등"이라 한다) 및 같은 법 제42조제1항 각 호의 어느 하나에 해당하는 감염병환자등은 요양병원의 입원 대상으로 하지 아니한다. [개정 2020.9.11]

③ 제1항에도 불구하고 「정신건강증진 및 정신질환자 복지서비스 지원에 관한 법률」 제3조제1호에 따른 정신질환자(노인성 치매환자는 제외한다)는 같은 법 제3조제5호에 따른 정신의료기관 외의 요양병원의 입원 대상으로 하지 아니한다.

④ 각급 의료기관은 제1항에 따른 환자를 요양병원으로 옮긴 경우에는 환자 이송과 동시에 진료기록 사본 등을 그 요양병원에 송부하여야 한다.

⑤ 요양병원 개설자는 요양환자의 상태가 악화되는 경우에 적절한 조치를 할 수 있도록 환자 후송 등에 관하여 다른 의료기관과 협약을 맺거나 자체 시설 및 인력 등을 확보하여야 한다.

⑥ 삭제 [2020.2.28]

⑦ 요양병원 개설자는 휴일이나 야간에 입원환자의 안전 및 적절한 진료 등을 위하여 소속 의료인 및 직원에 대한 비상연락체계를 구축·유지하여야 한다. [신설 2017.6.21]

규칙

제38조 (의료인 등의 정원) ★★

① 법 제36조제5호에 따른 의료기관의 종류에 따른 의료인의 정원 기준에 관한 사항은 별표 5와 같다.

[별표5] 의료기관에 두는 의료인의 정원(제38조 관련)

구분	종합병원, 병원, 치과병원, 의원
간호사 (치과의료기관의 경우에는 치과위생사 또는 간호사)	연평균 1일 입원환자를 2.5명으로 나눈 수(이 경우 소수점은 올림). 외래환자 12명은 입원환자 1명으로 환산함 간호사 : 입원환자 = 1 : 2.5 간호사 : 외래환자 = 1 : 30

② 의료기관은 제1항의 의료인 외에 다음의 기준에 따라 필요한 인원을 두어야 한다.

1. 병원급 의료기관에는 별표 5의2에 따른 약사 또는 한약사(법률 제8365호 약사법 전부개정법률 부칙 제9조에 따라 한약을 조제할 수 있는 약사를 포함한다. 이하 같다)를 두어야 한다.
2. 입원시설을 갖춘 종합병원·병원·치과병원·한방병원 또는 요양병원에는 1명 이상의 영양사를 둔다.
3. 의료기관에는 보건복지부장관이 정하는 바에 따라 각 진료과목별로 필요한 수의 의료기사를 둔다.
4. 종합병원에는 보건복지부장관이 정하는 바에 따라 필요한 수의 보건의료정보관리사를 둔다.
5. 의료기관에는 보건복지부장관이 정하는 바에 따라 필요한 수의 간호조무사를 둔다.
6. 종합병원에는 「사회복지사업법」에 따른 사회복지사 자격을 가진 자 중에서 환자의 갱생·재활과 사회복귀를 위한 상담 및 지도 업무를 담당하는 요원을 1명 이상 둔다.
7. 요양병원에는 시설 안전관리를 담당하는 당직근무자를 1명 이상 둔다.

③ 보건복지부장관은 간호사나 치과위생사의 인력 수급상 필요하다고 인정할 때에는 제1항에 따른 간호사 또는 치과위생사 정원의 일부를 간호조무사로 충당하게 할 수 있다.

제40조 (폐업·휴업 신고와 진료기록부등의 이관)

① 의료기관 개설자는 의료업을 폐업하거나 1개월 이상 휴업(입원환자가 있는 경우에는 1개월 미만의 휴업도 포함)하려면 보건복지부령으로 정하는 바에 따라 관할 시장·군수·구청장에게 신고하여야 한다.

② 시장·군수·구청장은 제1항에 따른 신고에도 불구하고 질병관리청장, 시·도지사 또는 시장·군수·구청장이 감염병의 역학조사 및 예방접종에 관한 역학조사를 실시하거나 의료인 또는 의료기관의 장이 질병관리청장 또는 시·도지사에게 역학조사 실시를 요청한 경우로서 그 역학조사를 위하여 필요하다고 판단하는 때에는 의료기관 폐업 신고를 수리하지 아니할 수 있다.
[신설 2016.5.29] [시행일 2020.9.12]

③ 의료기관 개설자는 의료업을 폐업 또는 휴업하는 경우 보건복지부령으로 정하는 바에 따라

해당 의료기관에 입원 중인 환자를 다른 의료기관으로 옮길 수 있도록 하는 등 환자의 권익을 보호하기 위한 조치를 하여야 한다. [신설 2016.12.20]

④ 시장·군수·구청장은 제1항에 따른 폐업 또는 휴업 신고를 받은 경우 의료기관 개설자가 제4항에 따른 환자의 권익을 보호하기 위한 조치를 취하였는지 여부를 확인하는 등 대통령령으로 정하는 조치를 하여야 한다. [신설 2016.12.20]

제42조 (의료기관의 명칭)

① 의료기관은 제3조제2항에 따른 의료기관의 종류에 따르는 명칭 외의 명칭을 사용하지 못한다. 다만, 다음에 해당하는 경우에는 그러하지 아니하다. [개정 2020.3.4] [시행일 2021.3.5]

1. 종합병원 또는 정신병원이 그 명칭을 병원으로 표시하는 경우
2. 제3조의4제1항에 따라 상급종합병원으로 지정받거나 제3조의5제1항에 따라 전문병원으로 지정받은 의료기관이 지정받은 기간 동안 그 명칭을 사용하는 경우
3. 제33조제8항 단서에 따라 개설한 의원급 의료기관이 면허 종별에 따른 종별명칭을 함께 사용하는 경우
4. 국가나 지방자치단체에서 개설하는 의료기관이 보건복지부장관이나 시·도지사와 협의하여 정한 명칭을 사용하는 경우
5. 다른 법령으로 따로 정한 명칭을 사용하는 경우

② 의료기관의 명칭 표시에 관한 사항은 보건복지부령으로 정한다.

③ 의료기관이 아니면 의료기관의 명칭이나 이와 비슷한 명칭을 사용하지 못한다.

제46조 (환자의 진료의사 선택 등)

① 환자나 환자의 보호자는 종합병원·병원·치과병원·한방병원·요양병원 또는 정신병원의 특정한 의사·치과의사 또는 한의사를 선택하여 진료를 요청할 수 있다. 이 경우 의료기관의 장은 특별한 사유가 없으면 환자나 환자의 보호자가 요청한 의사·치과의사 또는 한의사가 진료하도록 하여야 한다. [개정 2020.3.4] [시행일 2021.3.5]

② 제1항에 따라 진료의사를 선택하여 진료를 받는 환자나 환자의 보호자는 진료의사의 변경을 요청할 수 있다. 이 경우 의료기관의 장은 정당한 사유가 없으면 이에 응하여야 한다.

③ 의료기관의 장은 환자 또는 환자의 보호자에게 진료의사 선택을 위한 정보를 제공하여야 한다.

④ 의료기관의 장은 제1항에 따라 진료하게 한 경우에도 환자나 환자의 보호자로부터 추가비용을 받을 수 없다.

⑤ 삭제 [2018.3.27]

⑥ 삭제 [2018.3.27]

제47조 (의료관련감염 예방)

> 기존 [병원감염 예방]에서 [의료관련감염 예방]으로 변경

① 보건복지부령으로 정하는 일정 규모 이상의 병원급 의료기관의 장은 의료관련감염 예방을 위하여 감염관리위원회와 감염관리실을 설치·운영하고 보건복지부령으로 정하는 바에 따라 감염관리 업무를 수행하는 전담 인력을 두는 등 필요한 조치를 하여야 한다. [개정 2020.3.4] [시행일 2020.9.5]

② 의료기관의 장은 「감염병의 예방 및 관리에 관한 법률」 제2조제1호에 따른 감염병의 예방을 위하여 해당 의료기관에 소속된 의료인, 의료기관 종사자 및 「보건의료인력지원법」 제2조제3호의 보건의료인력을 양성하는 학교 및 기관의 학생으로서 해당 의료기관에서 실습하는 자에게 보건복지부령으로 정하는 바에 따라 정기적으로 교육을 실시하여야 한다. [신설 2019.4.23] [시행일 2021.12.30]

③ 의료기관의 장은 「감염병의 예방 및 관리에 관한 법률」 제2조제1호에 따른 감염병이 유행하는 경우 환자, 환자의 보호자, 의료인, 의료기관 종사자 및 「경비업법」 제2조제3호에 따른 경비원 등 해당 의료기관 내에서 업무를 수행하는 사람에게 감염병의 확산 방지를 위하여 필요한 정보를 제공하여야 한다.

④ 질병관리청장은 의료관련감염의 발생·원인 등에 대한 의과학적인 감시를 위하여 의료관련감염 감시 시스템을 구축·운영할 수 있다. [신설 2020.3.4] [시행일 2020.9.5]

⑤ 의료기관은 제4항에 따른 시스템을 통하여 매월 의료관련감염 발생 사실을 등록할 수 있다. [신설 2020.3.4] [시행일 2020.9.5]

⑥ 질병관리청장은 제4항에 따른 시스템의 구축·운영 업무를 대통령령으로 정하는 바에 따라 관계 전문기관에 위탁할 수 있다. [신설 2020.3.4] [시행일 2020.9.5]

⑦ 질병관리청장은 제6항에 따라 업무를 위탁한 전문기관에 대하여 그 업무에 관한 보고 또는 자료의 제출을 명할 수 있다. [신설 2020.3.4] [시행일 2020.9.5]

⑧ 의료관련감염이 발생한 사실을 알게 된 의료기관의 장, 의료인, 의료기관 종사자 또는 환자 등은 보건복지부령으로 정하는 바에 따라 질병관리청장에게 그 사실을 보고("자율보고")할 수 있다. 이 경우 질병관리청장은 자율보고한 사람의 의사에 반하여 그 신분을 공개하여서는 아니 된다. [신설 2020.3.4] [시행일 2020.9.5]

⑨ 자율보고한 사람이 해당 의료관련감염과 관련하여 관계 법령을 위반한 사실이 있는 경우에는 그에 따른 행정처분을 감경하거나 면제할 수 있다. [신설 2020.3.4] [시행일 2020.9.5]

⑩ 자율보고가 된 의료관련감염에 관한 정보는 보건복지부령으로 정하는 검증을 한 후에는 개인식별이 가능한 부분을 삭제하여야 한다. [신설 2020.3.4] [시행일 2020.9.5]

⑪ 자율보고의 접수 및 분석 등의 업무에 종사하거나 종사하였던 사람은 직무상 알게 된 비밀을 다른 사람에게 누설하거나 직무 외의 목적으로 사용하여서는 아니 된다. [신설 2020.3.4] [시행일 2020.9.5]

⑫ 의료기관의 장은 해당 의료기관에 속한 자율보고를 한 보고자에게 그 보고를 이유로 해고 또는 전보나 그 밖에 신분 또는 처우와 관련하여 불리한 조치를 할 수 없다. [신설 2020.3.4] [시행일 2020.9.5]
⑬ 질병관리청장은 제4항 또는 제8항에 따라 수집한 의료관련감염 관련 정보를 감염 예방·관리에 필요한 조치, 계획 수립, 조사·연구, 교육 등에 활용할 수 있다. [신설 2020.3.4] [시행일 2020.9.5]
⑭ 제1항에 따른 감염관리위원회의 구성과 운영, 감염관리실 운영, 제2항에 따른 교육, 제3항에 따른 정보 제공, 제5항에 따라 등록하는 의료관련감염의 종류와 그 등록의 절차·방법 등에 필요한 사항은 보건복지부령으로 정한다. [신설 2020.3.4] [시행일 2020.9.5]

[제목개정 2020.3.4] [시행일 2020.9.5]

제47조의2 (입원환자의 전원)

의료기관의 장은 천재지변, 감염병 의심 상황, 집단 사망사고의 발생 등 입원환자를 긴급히 전원(轉院) 시키지 않으면 입원환자의 생명·건강에 중대한 위험이 발생할 수 있음에도 환자나 보호자의 동의를 받을 수 없는 등 보건복지부령으로 정하는 불가피한 사유가 있는 경우에는 보건복지부령으로 정하는 바에 따라 시장·군수·구청장의 승인을 받아 입원환자를 다른 의료기관으로 전원시킬 수 있다.

[본조신설 2019.1.15]

제2절 의료법인

제48조 (설립 허가 등)

① 제33조제2항에 따른 의료법인을 설립하려는 자는 대통령령으로 정하는 바에 따라 정관과 그 밖의 서류를 갖추어 그 법인의 주된 사무소의 소재지를 관할하는 시·도지사의 허가를 받아야 한다.
② 의료법인은 그 법인이 개설하는 의료기관에 필요한 시설이나 시설을 갖추는 데에 필요한 자금을 보유하여야 한다.
③ 의료법인이 재산을 처분하거나 정관을 변경하려면 시·도지사의 허가를 받아야 한다.
④ 이 법에 따른 의료법인이 아니면 의료법인이나 이와 비슷한 명칭을 사용할 수 없다.

제3절 의료기관 단체

제52조의2 (대한민국의학한림원)

① 의료인에 관련되는 의학 및 관계 전문분야의 연구·진흥기반을 조성하고 우수한 보건의료인을 발굴·활용하기 위하여 대한민국의학한림원(한림원)을 둔다.
② 한림원은 법인으로 한다.
③ 한림원의 사업내용

1. 의학등의 연구진흥에 필요한 조사·연구 및 정책자문
2. 의학등의 분야별 중장기 연구 기획 및 건의
3. 의학등의 국내외 교류협력사업
4. 의학등 및 국민건강과 관련된 사회문제에 관한 정책자문 및 홍보
5. 보건의료인의 명예를 기리고 보전(保全)하는 사업
6. 보건복지부장관이 의학등의 발전을 위하여 지정 또는 위탁하는 사업

④ 보건복지부장관은 한림원의 사업수행에 필요한 경비의 전부 또는 일부를 예산의 범위에서 지원할 수 있다.

⑤ 한림원에 대하여 이 법에서 정하지 아니한 사항에 관하여는 「민법」 중 사단법인에 관한 규정을 준용한다.

⑥ 한림원이 아닌 자는 대한민국의학한림원 또는 이와 유사한 명칭을 사용하지 못한다.

⑦ 한림원의 운영 및 업무수행에 필요한 사항은 대통령령으로 정한다.

UNIT 04 제4장 신의료기술평가

제53조 (신의료기술의 평가)

① 보건복지부장관은 국민건강을 보호하고 의료기술의 발전을 촉진하기 위하여 대통령령으로 정하는 바에 따라 제54조에 따른 신의료기술평가위원회의 심의를 거쳐 신의료기술의 안전성·유효성 등에 관한 평가(이하 "신의료기술평가"라 한다)를 하여야 한다.

② 제1항에 따른 신의료기술은 새로 개발된 의료기술로서 보건복지부장관이 안전성·유효성을 평가할 필요성이 있다고 인정하는 것을 말한다.

③ 보건복지부장관은 신의료기술평가의 결과를 「국민건강보험법」 제64조에 따른 건강보험심사평가원의 장에게 알려야 한다. 이 경우 신의료기술평가의 결과를 보건복지부령으로 정하는 바에 따라 공표할 수 있다.

④ 그 밖에 신의료기술평가의 대상 및 절차 등에 필요한 사항은 보건복지부령으로 정한다.

UNIT 05 제5장 의료광고

제56조 (의료광고의 금지 등)

① 의료기관 개설자, 의료기관의 장 또는 의료인(이하 "의료인등"이라 한다)이 아닌 자는 의료에 관한 광고(의료인등이 신문·잡지·음성·음향·영상·인터넷·인쇄물·간판, 그 밖의 방법에 의하여 의료행위, 의료기관 및 의료인등에 대한 정보를 소비자에게 나타내거나 알리는 행위를 말한다. 이하 "의료광고"라 한다)를 하지 못한다.

② 의료인등은 다음에 해당하는 의료광고를 하지 못한다.

1. 제53조에 따른 평가를 받지 아니한 신의료기술에 관한 광고
2. 환자에 관한 치료경험담 등 소비자로 하여금 치료 효과를 오인하게 할 우려가 있는 내용의 광고
3. 거짓된 내용을 표시하는 광고
4. 다른 의료인등의 기능 또는 진료 방법과 비교하는 내용의 광고
5. 다른 의료인등을 비방하는 내용의 광고
6. 수술 장면 등 직접적인 시술행위를 노출하는 내용의 광고
7. 의료인등의 기능, 진료 방법과 관련하여 심각한 부작용 등 중요한 정보를 누락하는 광고
8. 객관적인 사실을 과장하는 내용의 광고
9. 법적 근거가 없는 자격이나 명칭을 표방하는 내용의 광고
10. 신문, 방송, 잡지 등을 이용하여 기사(記事) 또는 전문가의 의견 형태로 표현되는 광고
11. 제57조에 따른 심의를 받지 아니하거나 심의받은 내용과 다른 내용의 광고
12. 제27조제3항에 따라 외국인환자를 유치하기 위한 국내광고
13. 소비자를 속이거나 소비자로 하여금 잘못 알게 할 우려가 있는 방법으로 제45조에 따른 비급여 진료비용을 할인하거나 면제하는 내용의 광고
14. 각종 상장·감사장 등을 이용하는 광고 또는 인증·보증·추천을 받았다는 내용을 사용하거나 이와 유사한 내용을 표현하는 광고.
15. 그 밖에 의료광고의 방법 또는 내용이 국민의 보건과 건전한 의료경쟁의 질서를 해치거나 소비자에게 피해를 줄 우려가 있는 것으로서 대통령령으로 정하는 내용의 광고

UNIT 06 제6장 감독

제58조 (의료기관 인증)

① 보건복지부장관은 의료의 질과 환자 안전의 수준을 높이기 위하여 병원급 의료기관 및 대통령령으로 정하는 의료기관에 대한 인증(이하 "의료기관 인증"이라 한다)을 할 수 있다. [개정 2020.3.4] [시행일 2020.9.5]

② 보건복지부장관은 대통령령으로 정하는 바에 따라 의료기관 인증에 관한 업무를 제58조의11에 따른 의료기관평가인증원에 위탁할 수 있다. [개정 2020.3.4] [시행일 2020.9.5]

③ 보건복지부장관은 다른 법률에 따라 의료기관을 대상으로 실시하는 평가를 통합하여 제58조의11에 따른 의료기관평가인증원으로 하여금 시행하도록 할 수 있다. [개정 2020.3.4] [시행일 2020.9.5]

제58조의3 (의료기관 인증기준 및 방법 등)

① 의료기관 인증기준 포함사항
1. 환자의 권리와 안전
2. 의료기관의 의료서비스 질 향상 활동
3. 의료서비스의 제공과정 및 성과
4. 의료기관의 조직·인력관리 및 운영
5. 환자 만족도

② 인증등급은 인증, 조건부인증 및 불인증으로 구분한다. [개정 2020.3.4] [시행일 2020.9.5]

③ 인증의 유효기간은 4년으로 한다. 다만, 조건부인증의 경우에는 유효기간을 1년으로 한다. [개정 2020.3.4] [시행일 2020.9.5]

④ 조건부인증을 받은 의료기관의 장은 유효기간 내에 보건복지부령으로 정하는 바에 따라 재인증을 받아야 한다. [개정 2020.3.4] [시행일 2020.9.5]

⑤ 제1항에 따른 인증기준의 세부 내용은 보건복지부장관이 정한다. [개정 2020.3.4] [시행일 2020.9.5]

제58조의4 (의료기관 인증의 신청 및 평가)

기존 [의료기관 인증의 신청]에서 [평가]가 추가됨

① 의료기관 인증을 받고자 하는 의료기관의 장은 보건복지부령으로 정하는 바에 따라 보건복지부장관에게 신청할 수 있다.

② 제1항에도 불구하고 제3조제2항제3호에 따른 요양병원(「장애인복지법」 제58조제1항제4호에 따른 의료재활시설로서 제3조의2에 따른 요건을 갖춘 의료기관은 제외한다)의 장은 보건복지부령으로 정하는 바에 따라 보건복지부장관에게 인증을 신청하여야 한다. [개정 2020.3.4] [시행일 2020.9.5]

③ 제2항에 따라 인증을 신청하여야 하는 요양병원이 조건부인증 또는 불인증을 받거나 제58조의10제1항제4호 및 제5호에 따라 인증 또는 조건부인증이 취소된 경우 해당 요양병원의 장은 보건복지부령으로 정하는 기간 내에 다시 인증을 신청하여야 한다. [개정 2020.3.4] [시행일 2020.9.5]

④ 보건복지부장관은 인증을 신청한 의료기관에 대하여 제58조의3제1항에 따른 인증기준 적합 여부를 평가하여야 한다. 이 경우 보건복지부장관은 보건복지부령으로 정하는 바에 따라 필요한 조사를 할 수 있고, 인증을 신청한 의료기관은 정당한 사유가 없으면 조사에 협조하여야 한다. [신설 2020.3.4] [시행일 2020.9.5]

⑤ 보건복지부장관은 제4항에 따른 평가 결과와 인증등급을 지체 없이 해당 의료기관의 장에게 통보하여야 한다. [신설 2020.3.4] [시행일 2020.9.5]

[본조제목개정 2020.3.4] [시행일 2020.9.5]

제59조 (지도와 명령)

① 보건복지부장관 또는 시·도지사는 보건의료정책을 위하여 필요하거나 국민보건에 중대한 위해(危害)가 발생하거나 발생할 우려가 있으면 의료기관이나 의료인에게 필요한 지도와 명령을 할 수 있다.

② 보건복지부장관, 시·도지사 또는 시장·군수·구청장은 의료인이 정당한 사유 없이 진료를 중단하거나 의료기관 개설자가 집단으로 휴업하거나 폐업하여 환자 진료에 막대한 지장을 초래하거나 초래할 우려가 있다고 인정할 만한 상당한 이유가 있으면 그 의료인이나 의료기관 개설자에게 업무개시 명령을 할 수 있다.

③ 의료인과 의료기관 개설자는 정당한 사유 없이 제2항의 명령을 거부할 수 없다.

제60조 (병상 수급계획의 수립 등)

① 보건복지부장관은 병상의 합리적인 공급과 배치에 관한 기본시책을 5년마다 수립하여야 한다. [시행일 2020.2.28]

② 시·도지사는 제1항에 따른 기본시책에 따라 지역 실정을 고려하여 특별시·광역시 또는 도 단위의 지역별·기능별·종별 의료기관 병상 수급 및 관리계획을 수립한 후 보건복지부장관에게 제출하여야 한다. [시행일 2020.2.28]

③ 보건복지부장관은 제2항에 따라 제출된 병상 수급 및 관리계획이 제1항에 따른 기본시책에 맞지 아니하는 등 보건복지부령으로 정하는 사유가 있으면 시·도지사와 협의하여 보건복지부령으로 정하는 바에 따라 이를 조정하여야 한다. [시행일 2020.2.28]

제64조 (개설 허가 취소 등)

① 보건복지부장관 또는 시장·군수·구청장은 의료기관이 다음에 해당하면 그 의료업을 1년의 범위에서 정지시키거나 정기 개설 허가의 취소 또는 의료기관 폐쇄를 명할 수 있다. 다만, 제8호에 해당하는 경우에는 의료기관 개설 허가의 취소 또는 의료기관 폐쇄를 명하여야 하며, 의료기관 폐쇄는 제33조제3항과 제35조제1항 본문에 따라 신고한 의료기관에만 명할 수 있다.
[개정 2020.12.29] [시행일 2023.3.5]

※ 제33조(개설 등)
③제2항에 따라 의원 · 치과의원 · 한의원 또는 조산원을 개설하려는 자는 보건복지부령으로 정하는 바에 따라 시장 · 군수 · 구청장에게 신고하여야 한다
[개정 2008. 2. 29, 2010. 1. 18]

※ 제35조(의료기관 개설 특례)※ 제33조(개설 등)
①제33조제1항 · 제2항 및 제8항에 따른 자 외의 자가 그 소속 직원, 종업원, 그 밖의 구성원(수용자를 포함한다) 이나 그 가족의 건강관리를 위하여 부속 의료기관을 개설하려면 그 개설 장소를 관할하는 시장 · 군수 · 구청장에게 신고하여야 한다. 다만, 부속 의료기관으로 병원급 의료기관을 개설하려면 그 개설 장소를 관할하는 시 · 도지사의 허가를 받아야 한다.
[개정 2009. 1. 30]

제65조 (면허 취소와 재교부) ★★

① 보건복지부장관은 의료인이 다음 각 호의 어느 하나에 해당할 경우에는 그 면허를 취소할 수 있다. 다만, 제1호의 경우에는 면허를 취소하여야 한다. [개정 2020.3.4, 2020.12.29] [시행일 2023.11.20]

1. 제8조(의료인의 결격사유에 해당하게 된 경우) 의 어느 하나에 해당하게 된 경우. 다만, 의료행위 중 「형법」 제268조의 죄를 범하여 제8조제4호부터 제6호까지의 어느 하나에 해당하게 된 경우에는 그러하지 아니하다.

> ※ 제268조 (업무상과실·중과실 치사상)
> ① 업무상과실 또는 중대한 과실로 사람을 사망이나 상해에 이르게 한 자는 5년 이하의 금고 또는 2천만원 이하의 벌금에 처한다.

2. 자격 정지 처분 기간 중에 의료행위를 하거나 3회 이상 자격 정지 처분을 받은 경우
3. 면허 조건을 이행하지 아니한 경우

> ※ 제11조제1항
> ① 보건복지부장관은 보건의료 시책에 필요하다고 인정하면 제5조에서 제7조까지의 규정에 따른 면허(의사, 한의사, 치과의사, 조산사, 간호사)를 내줄 때 3년 이내의 기간을 정하여 특정 지역이나 특정 업무에 종사할 것을 면허의 조건으로 붙일 수 있다.

4. 면허증을 빌려준 경우
5. 삭제 [2016.12.20]
6. 제4조제6항을 위반하여 사람의 생명 또는 신체에 중대한 위해를 발생하게 한 경우

> ※ 제4조 6항(의료인과 의료기관의 장의 의무) ★
> ⑥ 의료인은 일회용 의료기기(한 번 사용할 목적으로 제작되거나 한 번의 의료행위에서 한 환자에게 사용하여야 하는 의료기기로서 보건복지부령으로 정하는 의료기기를 말한다. 이하 같다)를 한 번 사용한 후 다시 사용하여서는 아니 된다. [신설 2016.5.29, 2020.3.4] [시행일 2020.9.5]

7. 제27조제5항을 위반하여 사람의 생명 또는 신체에 중대한 위해를 발생하게 할 우려가 있는 수술, 수혈, 전신마취를 의료인 아닌 자에게 하게 하거나 의료인에게 면허 사항 외로 하게 한 경우

> ※ 제27조 5항(무면허 의료행위 등 금지)
> ⑤ 누구든지 의료인이 아닌 자에게 의료행위를 하게 하거나 의료인에게 면허 사항 외의 의료행위를 하게 하여서는 아니 된다. [신설 2019.4.23, 2020.12.29] [시행일 2021.3.30]

8. 거짓이나 그 밖의 부정한 방법으로 제5조부터 제7조까지에 따른 의료인 면허 발급 요건을 취득하거나 제9조에 따른 국가시험에 합격한 경우

제66조 (자격정지 등) ★★

① 보건복지부장관은 의료인이 다음에 해당하면 1년의 범위에서 면허자격을 정지시킬 수 있다. 이 경우 의료기술과 관련한 판단이 필요한 사항에 관하여는 관계 전문가의 의견을 들어 결정할 수 있다. [개정 2020.12.29] [시행일 2021.3.30]

1. 의료인의 품위를 심하게 손상시키는 행위를 한 때
2. 의료기관 개설자가 될 수 없는 자에게 고용되어 의료행위를 한 때

2의2. 제4조제6항을 위반한 때

3. 제17조제1항 및 제2항에 따른 진단서·검안서 또는 증명서를 거짓으로 작성하여 내주거나 제22조제1항에 따른 진료기록부등을 거짓으로 작성하거나 고의로 사실과 다르게 추가기재·수정한 때
4. 제20조(태아 성 감별 행위 등 금지)를 위반한 경우
5. ~~제27조제5항을 위반하여 의료인이 아닌 자로 하여금 의료행위를 하게 한 때~~ 삭제 [2020.12.29]
6. 의료기사가 아닌 자에게 의료기사의 업무를 하게 하거나 의료기사에게 그 업무 범위를 벗어나게 한 때
7. 관련 서류를 위조·변조하거나 속임수 등 부정한 방법으로 진료비를 거짓 청구한 때
8. 삭제 [2011.8.4] [시행일 2012.2.5]
9. 제23조의5를 위반하여 경제적 이익등을 제공받은 때
10. 그 밖에 이 법 또는 이 법에 따른 명령을 위반한 때

② 제1항제1호에 따른 행위의 범위는 대통령령으로 정한다.

시행령

제32조 (의료인의 품위 손상 행위의 범위)

① 법 제66조제2항에 따른 의료인의 품위 손상 행위의 범위는 다음과 같다. [개정 2021.6.15] [시행일 2021.6.30]

1. 학문적으로 인정되지 아니하는 진료행위(조산 업무와 간호 업무 포함)
2. 비도덕적 진료행위
3. 거짓 또는 과대 광고행위

3의2.「방송법」 제2조제1호에 따른 방송,「신문 등의 진흥에 관한 법률」 제2조제1호·제2호에 따른 신문·인터넷신문,「잡지 등 정기간행물의 진흥에 관한 법률」 제2조제1호에 따른 정기간행물 또는 제24조제1항 각 호의 인터넷 매체[이동통신단말장치에서 사용되는 애플리케이션(Application)을 포함한다]에서 다음의 건강·의학정보(의학, 치의학, 한의학, 조산학 및 간호학의 정보를 말한다. 이하 같다)에 대하여 거짓 또는 과장하여 제공하는 행위

가.「식품위생법」 제2조제1호에 따른 식품에 대한 건강·의학정보

나.「건강기능식품에 관한 법률」 제3조제1호에 따른 건강기능식품에 대한 건강·의학정보

다. 「약사법」 제2조제4호부터 제7호까지의 규정에 따른 의약품, 한약, 한약제제 또는 의약외품에 대한 건강·의학정보
라. 「의료기기법」 제2조제1항에 따른 의료기기에 대한 건강·의학정보
마. 「화장품법」 제2조제1호부터 제3호까지의 규정에 따른 화장품, 기능성화장품 또는 유기농화장품에 대한 건강·의학정보

4. 불필요한 검사·투약(投藥)·수술 등 지나친 진료행위를 하거나 부당하게 많은 진료비를 요구하는 행위
5. 전공의(專攻醫)의 선발 등 직무와 관련하여 부당하게 금품을 수수하는 행위
6. 다른 의료기관을 이용하려는 환자를 영리를 목적으로 자신이 종사하거나 개설한 의료기관으로 유인하거나 유인하게 하는 행위
7. 자신이 처방전을 발급하여 준 환자를 영리를 목적으로 특정 약국에 유치하기 위하여 약국개설자나 약국에 종사하는 자와 담합하는 행위

③ 의료기관은 그 의료기관 개설자가 제1항제7호에 따라 자격정지 처분을 받은 경우에는 그 자격정지 기간 중 의료업을 할 수 없다.

④ 보건복지부장관은 의료인이 제25조에 따른 신고를 하지 아니한 때에는 신고할 때까지 면허의 효력을 정지할 수 있다.

⑤ 제1항제2호를 위반한 의료인이 자진하여 그 사실을 신고한 경우에는 제1항에도 불구하고 보건복지부령으로 정하는 바에 따라 그 처분을 감경하거나 면제할 수 있다.

⑥ 제1항에 따른 자격정지처분은 그 사유가 발생한 날부터 5년(제1항제5호·제7호에 따른 자격정지처분의 경우에는 7년으로 한다)이 지나면 하지 못한다. 다만, 그 사유에 대하여 「형사소송법」 제246조에 따른 공소가 제기된 경우에는 공소가 제기된 날부터 해당 사건의 재판이 확정된 날까지의 기간은 시효 기간에 산입하지 아니 한다. [신설 2016.5.29]

규칙

[별표1] 환자의 권리와 의무(제1조의3제1항 관련)

1. 환자의 권리

가. 진료받을 권리

환자는 자신의 건강보호와 증진을 위하여 적절한 보건의료서비스를 받을 권리를 갖고, 성별·나이·종교·신분 및 경제적 사정 등을 이유로 건강에 관한 권리를 침해받지 아니하며, 의료인은 정당한 사유 없이 진료를 거부하지 못한다.

나. 알권리 및 자기결정권

환자는 담당 의사·간호사 등으로부터 질병 상태, 치료 방법, 의학적 연구 대상 여부, 장기이식 여부, 부작용 등 예상 결과 및 진료 비용에 관하여 충분한 설명을 듣고 자세히 물어볼 수 있으며, 이에 관한 동의 여부를 결정할 권리를 가진다.

다. 비밀을 보호받을 권리

환자는 진료와 관련된 신체상·건강상의 비밀과 사생활의 비밀을 침해받지 아니하며, 의료인과 의료기관은 환자의 동의를 받거나 범죄 수사 등 법률에서 정한 경우 외에는 비밀을 누설·발표하지 못한다.

라. 상담·조정을 신청할 권리

환자는 의료서비스 관련 분쟁이 발생한 경우, 한국의료분쟁조정중재원 등에 상담 및 조정 신청을 할 수 있다.

2. 환자의 의무

가. 의료인에 대한 신뢰·존중 의무

환자는 자신의 건강 관련 정보를 의료인에게 정확히 알리고, 의료인의 치료계획을 신뢰하고 존중하여야 한다.

나. 부정한 방법으로 진료를 받지 않을 의무

환자는 진료 전에 본인의 신분을 밝혀야 하고, 다른 사람의 명의로 진료를 받는 등 거짓이나 부정한 방법으로 진료를 받지 아니한다.

의료법 문제

01 「의료법」의 목적에 해당하는 것은 무엇인가?

① 보건의료의 국민의 알권리를 제공
② 모든 국민이 수준 높은 의료혜택을 받을 수 있도록 함
③ 의료기관 및 의료인에 대한 감시 감독
④ 의료기술의 향상
⑤ 의료인의 권익 보장

정답 ②

해설 **제1조(목적)**
이 법은 모든 국민이 수준 높은 의료 혜택을 받을 수 있도록 국민의료에 필요한 사항을 규정함으로써 국민의 건강을 보호하고 증진하는 데에 목적이 있다.

02 다음 중 「의료법」에 의거하여 간호사의 임무로 옳은 것은?

① 상병자의 진료 및 상담
② 상병자 의료 및 보건지도
③ 한방간호와 한방보건지도
④ 결핵예방법에 따른 보건활동
⑤ 조산과 임산부 및 신생아에 대한 보건과 양호지도

정답 ④

해설 **제2조(의료인)**
5. 간호사는 다음의 업무를 임무로 한다.
가. 환자의 간호요구에 대한 관찰, 자료수집, 간호판단 및 요양을 위한 간호
나. 의사, 치과의사, 한의사의 지도하에 시행하는 진료의 보조
다. 간호 요구자에 대한 교육·상담 및 건강증진을 위한 활동의 기획과 수행, 그 밖의 대통령령으로 정하는 보건활동
라. 제80조에 따른 간호조무사가 수행하는 가목부터 다목까지의 업무보조에 대한 지도

영 제2조(간호사의 보건활동)

「의료법」(이하 "법"이라 한다) 제2조제2항제5호다목에서 "대통령령으로 정하는 보건활동"이란 다음의 보건활동을 말한다.

1. 「농어촌 등 보건의료를 위한 특별조치법」 제19조에 따라 보건진료 전담공무원으로서 하는 보건활동
2. 「모자보건법」 제10조제1항에 따른 모자보건전문가가 행하는 모자보건 활동
3. 「결핵예방법」 제18조에 따른 보건활동
4. 그 밖의 법령에 따라 간호사의 보건활동으로 정한 업무

03 다음 의료인이 자격과 면허에 대한 내용으로 옳은 것은?

① 의료인은 규정에 따라 다른 의료인의 명의로 의료기관을 개설하거나 운영할 수 있다.
② 국가와 지방자치단체는 의료의 질을 높이고 병원감염 예방을 위해 노력해야 한다.
③ 의료인은 발급받은 면허증을 다른 사람에게 빌려주어서는 아니 된다.
④ 보건복지부장관의 정하는 바에 따라 의료행위를 하는 모든 의료인, 학생, 간호조무사 및 의료기사는 명찰을 달아야 한다.
⑤ 일회용 의료기기는 경우에 따라 재사용이 가능하다.

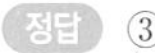
정답 ③

해설 **제4조(의료인과 의료기관의 장의 의무)**

① 의료인과 의료기관의 장은 의료의 질을 높이고 의료관련감염(의료기관 내에서 환자, 환자의 보호자, 의료인 또는 의료기관 종사자 등에게 발생하는 감염을 말한다. 이하 같다)을 예방하며 의료기술을 발전시키는 등 환자에게 최선의 의료서비스를 제공하기 위하여 노력하여야 한다. [개정 2020.3.4]
② 의료인은 다른 의료인 또는 의료법인 등의 명의로 의료기관을 개설하거나 운영할 수 없다.
③ 의료기관의 장은 환자의 권리 등 보건복지부령으로 정하는 사항을 환자가 쉽게 볼 수 있도록 의료기관 내에 게시하여야 한다. 이 경우 게시 방법, 게시 장소 등 게시에 필요한 사항은 보건복지부령으로 정한다.
④ 의료기관의 장은 환자와 보호자가 의료행위를 하는 사람의 신분을 알 수 있도록 의료인, 의료행위를 하는 학생, 간호조무사 및 의료기사에게 의료기관 내에서 대통령령으로 정하는 바에 따라 명찰을 달도록 지시·감독하여야 한다.
다만, 응급의료상황, 수술실 내인 경우, 의료행위를 하지 아니할 때, 그 밖에 대통령령으로 정하는 경우에는 명찰을 달지 아니하도록 할 수 있다. 다만, 응급의료상황, 수술실 내인 경우, 의료행위를 하지 아니할 때, 그 밖에 대통령령으로 정하는 경우에는 명찰을 달지 아니하도록 할 수 있다. [신설 2016.5.29]
⑤ 의료인은 일회용 의료기기(한 번 사용할 목적으로 제작되거나 한 번의 의료행위에서 한 환자에게 사용하여야 하는 의료기기로서 보건복지부령으로 정하는 의료기기를 말한다. 이하 같다)를 한 번 사용한 후 다시 사용하여서는 아니 된다. [신설 2016.5.29] [시행일 2020.9.5]

04 다음 중 「의료법」에서 규정하는 의료인으로 묶인 것은?

① 의사, 치과의사, 한의사, 약사, 간호사
② 의사, 치과의사, 간호사, 수의사, 약사
③ 의사, 치과의사, 조산사, 간호사, 약사
④ 의사, 치과의사, 한의사, 수의사, 조산사
⑤ 의사, 치과의사, 한의사, 간호사, 조산사

정답 ⑤

해설 **제2조(의료인)**
① 이 법에서 "의료인"이란 보건복지부장관의 면허를 받은 의사·치과의사·한의사·조산사 및 간호사를 말한다.

05 다음 중 의료인의 결격사유에 해당하지 않는 것은?

① 간호사가 전문의로부터 중증 조현병으로 진단받았다.
② 한의사가 어릴 때 눈을 다쳐 앞을 보지 못한다.
③ 의사가 향정신성의약품 중독자로 판정되었다.
④ 의사가 수술환자의 업무상 과실치사 사건으로 금고 10개월의 형을 받았다.
⑤ 한의사가 환자 정보 누설로 3년 이하의 징역을 선고받고 형의 집행이 종료되지 않았다.

정답 ②

해설 **제8조(결격사유 등)**
다음에 해당하는 자는 의료인이 될 수 없다. [개정 2023.5.19] [시행일 2023.11.20]
1. 「정신건강증진 및 정신질환자 복지서비스 지원에 관한 법률」 제3조제1호에 따른 정신질환자
다만, 전문의가 의료인으로서 적합하다고 인정하는 사람은 그러하지 아니하다.
2. 마약·대마·향정신성의약품 중독자
3. 피성년후견인·피한정후견인
4. 금고 이상의 실형을 선고받고 그 집행이 끝나거나 그 집행을 받지 아니하기로 확정된 후 5년이 지나지 아니한 자
5. 금고 이상의 형의 집행유예를 선고받고 그 유예기간이 지난 후 2년이 지나지 아니한 자
6. 금고 이상의 형의 선고유예를 받고 그 유예기간 중에 있는 자

정답 04. ⑤ 05. ②

06 39세 여성이 신우신염으로 치료받고 퇴원 후 한달 뒤에 진단서 발급을 위해 병원에 왔다. 담당의사가 자리에 없다면 진단서를 발급받을 수 있는 방법은?

① 같은 의료기관의 다른 의사 2명이 합의하여 진단서를 발급받을 수 있다.
② 최종 진료시부터 2개월 이내에는 누구에게나 진단서를 발급받을 수 있다.
③ 같은 병원의 다른 의사에게 다시 진료를 받은 후 진단서를 발급받을 수 있다.
④ 같은 병원에 종사하는 다른 의사가 진료기록부 등을 근거로 진단서를 발급할 수 있다.
⑤ 담당의사가 돌아올 때까지 기다렸다가 진단서를 발급받는다.

정답 ④

해설 제17조(진단서 등)

① 의료업에 종사하고 직접 진찰하거나 검안(檢案)한 의사, 치과의사, 한의사가 아니면 진단서·검안서·증명서를 작성하여 환자 또는 검시(檢屍)를 하는 지방검찰청검사(검안서에 한한다)에게 교부하거나 발송(전자처방전에 한한다)하지 못한다.

※ 환자가 사망하거나 의식이 없는 경우에는 직계존속·비속, 배우자 또는 배우자의 직계존속이 교부받을 수 있고 환자의 직계존속·비속, 배우자 및 배우자의 직계존속이 모두 없는 경우에는 형제자매가 교부받을 수 있다.

다만, 진료 중이던 환자가 최종 진료 시부터 48시간 이내에 사망한 경우에는 다시 진료하지 아니하더라도 진단서나 증명서를 내줄 수 있으며, 환자 또는 사망자를 직접 진찰하거나 검안한 의사·치과의사 또는 한의사가 부득이한 사유로 진단서·검안서 또는 증명서를 내줄 수 없으면 같은 의료기관에 종사하는 다른 의사·치과의사 또는 한의사가 환자의 진료기록부 등에 따라 내줄 수 있다. [시행일 2020.2.28]

② 의료업에 종사하고 직접 조산한 의사·한의사 또는 조산사가 아니면 출생·사망 또는 사산 증명서를 내주지 못한다. 다만, 직접 조산한 의사·한의사 또는 조산사가 부득이한 사유로 증명서를 내줄 수 없으면 같은 의료기관에 종사하는 다른 의사·한의사 또는 조산사가 진료기록부 등에 따라 증명서를 내줄 수 있다.

③ 의사·치과의사 또는 한의사는 자신이 진찰하거나 검안한 자에 대한 진단서·검안서 또는 증명서 교부를 요구받은 때에는 정당한 사유 없이 거부하지 못한다.

④ 의사·한의사 또는 조산사는 자신이 조산(助産)한 것에 대한 출생·사망 또는 사산 증명서 교부를 요구받은 때에는 정당한 사유 없이 거부하지 못한다.

⑤ 진단서, 증명서의 서식·기재사항, 그 밖에 필요한 사항은 보건복지부령으로 정한다.

07 다음 「의료법」상 간호사의 면허자격을 정지시킬 수 있는 "의료인의 품위를 심하게 손상시키는 행위를 한 때"에 해당하는 것은?

① 3회 이상 자격 정지 처분을 받은 경우
② 학문적으로 인정되지 아니하는 간호 업무
③ 자신의 간호사 면허증을 다른 사람에게 빌려준 행위

06. ④ 07. ②

④ 면허를 받은 후 그 실태와 취업상황을 보건복지부장관에게 신고하지 아니한 경우
⑤ 일회용 주사기를 재사용하여 사람의 생명 또는 신체에 중대한 위해를 발생하게 한 경우

정답 ②

해설 **영 제32조(의료인의 품위 손상 행위의 범위)**

① 법 제66조제2항에 따른 의료인의 품위 손상 행위의 범위는 다음과 같다. [개정 2021.6.15] [시행일 2021.6.30]

1. 학문적으로 인정되지 아니하는 진료행위(조산 업무와 간호 업무를 포함한다. 이하 같다)
2. 비도덕적 진료행위
3. 거짓 또는 과대 광고행위

3의2.「방송법」 제2조제1호에 따른 방송,「신문 등의 진흥에 관한 법률」 제2조제1호·제2호에 따른 신문·인터넷신문,「잡지 등 정기간행물의 진흥에 관한 법률」 제2조제1호에 따른 정기간행물 또는 제24조제1항 각 호의 인터넷 매체[이동통신단말장치에서 사용되는 애플리케이션(Application)을 포함한다]에서 다음의 건강·의학정보(의학, 치의학, 한의학, 조산학 및 간호학의 정보를 말한다. 이하 같다)에 대하여 거짓 또는 과장하여 제공하는 행위

가.「식품위생법」 제2조제1호에 따른 식품에 대한 건강·의학정보
나.「건강기능식품에 관한 법률」 제3조제1호에 따른 건강기능식품에 대한 건강·의학정보
다.「약사법」 제2조제4호부터 제7호까지의 규정에 따른 의약품, 한약, 한약제제 또는 의약외품에 대한 건강·의학정보
라.「의료기기법」 제2조제1항에 따른 의료기기에 대한 건강·의학정보
마.「화장품법」 제2조제1호부터 제3호까지의 규정에 따른 화장품, 기능성화장품 또는 유기농화장품에 대한 건강·의학정보

4. 불필요한 검사·투약(投藥)·수술 등 지나친 진료행위를 하거나 부당하게 많은 진료비를 요구하는 행위
5. 전공의(專攻醫)의 선발 등 직무와 관련하여 부당하게 금품을 수수하는 행위
6. 다른 의료기관을 이용하려는 환자를 영리를 목적으로 자신이 종사하거나 개설한 의료기관으로 유인하거나 유인하게 하는 행위
7. 자신이 처방전을 발급하여 준 환자를 영리를 목적으로 특정 약국에 유치하기 위하여 약국개설자나 약국에 종사하는 자와 담합하는 행위

08 「의료법」상 의료인이나 의료기관 개설자가 진료기록부 등을 보존하는 기간으로 옳은 것은?

① 처방전 — 1년
② 수술기록 — 3년
③ 환자 명부 — 3년
④ 진료기록부 — 5년
⑤ 간호기록부 — 5년

정답 ⑤

해설 **제22조(진료기록부 등)**

① 의료인은 각각 진료기록부, 조산기록부, 간호기록부, 그 밖의 진료에 관한 기록(이하 "진료기록부등"이라 한다)을 갖추어 두고 환자의 주된 증상, 진단 및 치료 내용 등 보건복지부령으로 정하는 의료행위에 관한 사항과 의견을 상세히 기록하고 서명하여야 한다.

② 의료인이나 의료기관 개설자는 진료기록부등[제23조제1항에 따른 전자의무기록(電子醫務記錄)을 포함하며, 추가기재·수정된 경우 추가기재·수정된 진료기록부등 및 추가기재·수정 전의 원본을 모두 포함한다. 이하 같다]을 보건복지부령으로 정하는 바에 따라 보존하여야 한다.

③ 의료인은 진료기록부등을 거짓으로 작성하거나 고의로 사실과 다르게 추가기재·수정하여서는 아니 된다.

④ 보건복지부장관은 의료인이 진료기록부등에 기록하는 질병명, 검사명, 약제명 등 의학용어와 진료기록부등의 서식 및 세부내용에 관한 표준을 마련하여 고시하고 의료인 또는 의료기관 개설자에게 그 준수를 권고할 수 있다. [신설 2019.8.27] [시행일 2020.2.28]

규칙 제15조(진료기록부 등의 보존)

① 의료인이나 의료기관 개설자는 법 제22조제2항에 따른 진료기록부등을 다음에 정하는 기간 동안 보존하여야 한다. 다만, 계속적인 진료를 위하여 필요한 경우에는 1회에 한정하여 다음에 정하는 기간의 범위에서 그 기간을 연장하여 보존할 수 있다.

1. 환자 명부 : 5년
2. 진료기록부 : 10년
3. 처방전 : 2년
4. 수술기록 : 10년
5. 검사내용 및 검사소견기록 : 5년
6. 방사선 사진(영상물을 포함한다) 및 그 소견서 : 5년
7. 간호기록부 : 5년
8. 조산기록부: 5년
9. 진단서 등의 부본(진단서·사망진단서 및 시체검안서 등을 따로 구분하여 보존할 것) : 3년

09 「의료법」상 해당 연도의 의료인 보수교육을 면제받는 대상자가 아닌 자는?

① 전공의
② 면허증을 발급받은 신규 면허취득자
③ 의과대학·치과대학·한의과대학·간호대학의 대학원 재학생
④ 해당 연도에 6개월 이상 환자진료 업무에 종사하지 아니한 사람
⑤ 보건복지부장관이 보수교육을 받을 필요가 없다고 인정하는 사람

정답 ④

해설 **규칙 제20조(보수교육)**

① 중앙회는 법 제30조제2항에 따라 다음의 사항이 포함된 보수교육을 매년 실시하여야 한다.

1. 직업윤리에 관한 사항
2. 업무 전문성 향상 및 업무 개선에 관한 사항
3. 의료 관계 법령의 준수에 관한 사항
4. 선진 의료기술 등의 동향 및 추세 등에 관한 사항
5. 그 밖에 보건복지부장관이 의료인의 자질 향상을 위하여 필요하다고 인정하는 사항

② 의료인은 제1항에 따른 보수교육을 연간 8시간 이상 이수하여야 한다.

③ 보건복지부장관은 제1항에 따른 보수교육의 내용을 평가할 수 있다.

09. ④

④ 각 중앙회장은 제1항에 따른 보수교육을 다음의 기관으로 하여금 실시하게 할 수 있다.

1. 법 제28조제5항에 따라 설치된 지부 또는 중앙회의 정관에 따라 설치된 의학·치의학·한의학·간호학 분야별 전문학회 및 전문단체
2. 의과대학·치과대학·한의과대학·의학전문대학원·치의학전문대학원·한의학전문대학원·간호대학 및 그 부속병원
3. 수련병원
4. 「한국보건복지인력개발원법」에 따른 한국보건복지인력개발원
5. 다른 법률에 따른 보수교육 실시기관

⑤ 각 중앙회장은 의료인이 제4항제5호의 기관에서 보수교육을 받은 경우 그 교육이수 시간의 전부 또는 일부를 보수교육 이수시간으로 인정할 수 있다.

⑥ 다음에 해당하는 사람에 대하여는 해당 연도의 보수교육을 면제한다.

1. 전공의
2. 의과대학·치과대학·한의과대학·간호대학의 대학원 재학생
3. 영 제8조에 따라 면허증을 발급받은 신규 면허취득자
4. 보건복지부장관이 보수교육을 받을 필요가 없다고 인정하는 사람

⑦ 다음에 해당하는 사람에 대하여는 해당 연도의 보수교육을 유예할 수 있다.

1. 해당 연도에 6개월 이상 환자진료 업무에 종사하지 아니한 사람
2. 보건복지부장관이 보수교육을 받기가 곤란하다고 인정하는 사람

⑧ 제6항 또는 제7항에 따라 보수교육이 면제 또는 유예되는 사람은 해당 연도의 보수교육 실시 전에 별지 제10호의2서식의 보수교육 면제·유예 신청서에 보수교육 면제 또는 유예 대상자임을 증명할 수 있는 서류를 첨부하여 각 중앙회장에게 제출하여야 한다.

⑨ 제8항에 따른 신청을 받은 각 중앙회장은 보수교육 면제 또는 유예 대상자 여부를 확인하고, 보수교육 면제 또는 유예 대상자에게 별지 제10호의3서식의 보수교육 면제·유예 확인서를 교부하여야 한다.

10 다음 중 의료인의 면허취소 사유에 해당하지 않는 것은?

① 정신보건법에 따른 정신질환자

② 피성년후견인

③ 면허증을 대여한 경우

④ 마약·대마·향정신성의약품 중독자

⑤ 2회 이상 자격 정지 처분을 받은 경우

정답 ⑤

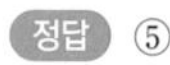

제65조(면허 취소와 재교부)

① 보건복지부장관은 의료인이 다음 각 호의 어느 하나에 해당할 경우에는 그 면허를 취소할 수 있다. 다만, 제1호의 경우에는 면허를 취소하여야 한다.

1. 제8조(의료인의 결격사유에 해당하게 된 경우) 의 어느 하나에 해당하게 된 경우. 다만, 의료행위 중 「형법」 제268조의 죄를 범하여 제8조제4호부터 제6호까지의 어느 하나에 해당하게 된 경우에는 그러하지 아니하다.

> ※ 제268조 (업무상과실·중과실 치사상)
> ① 업무상과실 또는 중대한 과실로 사람을 사망이나 상해에 이르게 한 자는 5년 이하의 금고 또는 2천만원 이하의 벌금에 처한다.

2. 자격 정지 처분 기간 중에 의료행위를 하거나 3회 이상 자격 정지 처분을 받은 경우
3. 면허 조건을 이행하지 아니한 경우

> ※ 제11조 1항(면허 조건과 등록)
> ① 보건복지부장관은 보건의료 시책에 필요하다고 인정하면 제5조에서 제7조까지의 규정에 따른 면허(의사, 한의사, 치과의사, 조산사, 간호사)를 내줄 때 3년 이내의 기간을 정하여 특정 지역이나 특정 업무에 종사할 것을 면허의 조건으로 붙일 수 있다.

4. 면허증을 빌려준 경우

> ※ 제4조의3 (의료인의 면허 대여 금지 등)
> ① 의료인은 제5조(의사·치과의사 및 한의사), 제6조(조산사) 및 제7조(간호사)에 따라 받은 면허를 다른 사람에게 대여하여서는 아니 된다.
> [본조신설 2020.3.4] [시행일 2020.6.5]

5. 삭제 [2016.12.20]
6. 제4조제6항을 위반하여 사람의 생명 또는 신체에 중대한 위해를 발생하게 한 경우

> ※ 제4조 6항(의료인과 의료기관의 장의 의무)
> ⑥ 의료인은 일회용 의료기기(한 번 사용할 목적으로 제작되거나 한 번의 의료행위에서 한 환자에게 사용하여야 하는 의료기기로서 보건복지부령으로 정하는 의료기기를 말한다. 이하 같다)를 한 번 사용한 후 다시 사용하여서는 아니 된다. [신설 2016.5.29, 2020.3.4] [시행일 2020.9.5]

7. 제27조제5항을 위반하여 사람의 생명 또는 신체에 중대한 위해를 발생하게 할 우려가 있는 수술, 수혈, 전신마취를 의료인 아닌 자에게 하게 하거나 의료인에게 면허 사항 외로 하게 한 경우

> ※ 제27조 5항(무면허 의료행위 등 금지)
> ⑤ 누구든지 의료인이 아닌 자에게 의료행위를 하게 하거나 의료인에게 면허 사항 외의 의료행위를 하게 하여서는 아니 된다. [신설 2019.4.23, 2020.12.29] [시행일 2021.3.30]

8. 거짓이나 그 밖의 부정한 방법으로 제5조부터 제7조까지에 따른 의료인 면허 발급 요건을 취득하거나 제9조에 따른 국가시험에 합격한 경우

11 「의료법」상 가정전문간호사가 의사나 한의사의 진단 및 처방이 없어도 수행할 수 있는 가정간호는?

① 투약
② 주사
③ 검체의 채취 및 운반
④ 응급처치에 대한 교육
⑤ 치료적 의료행위인 간호

정답 ④

해설 **규칙 제24조(가정간호)**

① 법 제33조제1항제4호에 따라 의료기관이 실시하는 가정간호의 범위는 다음과 같다.
1. 간호
2. 검체의 채취(보건복지부장관이 정하는 현장검사를 포함한다) 및 운반
3. 투약
4. 주사
5. 응급처치 등에 대한 교육 및 훈련
6. 상담
7. 다른 보건의료기관 등에 대한 건강관리에 관한 의뢰

② 가정간호를 실시하는 간호사는 「전문간호사 자격인정 등에 관한 규칙」에 따른 가정전문간호사이어야 한다.

③ 가정간호는 의사나 한의사가 의료기관 외의 장소에서 계속적인 치료와 관리가 필요하다고 판단하여 가정전문간호사에게 치료나 관리를 의뢰한 자에 대하여만 실시하여야 한다.

④ 가정전문간호사는 가정간호 중 검체의 채취 및 운반, 투약, 주사 또는 치료적 의료행위인 간호를 하는 경우에는 의사나 한의사의 진단과 처방에 따라야 한다. 이 경우 의사 및 한의사 처방의 유효기간은 처방일부터 90일까지로 한다.

⑤ 가정간호를 실시하는 의료기관의 장은 가정전문간호사를 2명 이상 두어야 한다.

⑥ 가정간호를 실시하는 의료기관의 장은 가정간호에 관한 기록을 5년간 보존하여야 한다.

⑦ 이 규칙에서 정한 것 외에 가정간호의 질 관리 등 가정간호의 실시에 필요한 사항은 보건복지부장관이 따로 정한다.

12 다음 중 「의료법」상 의료기관에 해당하지 않는 것은?

① 의원
② 조산원
③ 치과의원
④ 한의원
⑤ 보건소

정답 ⑤

해설 **제3조(의료기관)**

② 의료기관은 다음과 같이 구분한다. [개정 2020.3.4] [시행일 2021.3.5]

1. 의원급 의료기관: 의사, 치과의사 또는 한의사가 주로 외래환자를 대상으로 각각 그 의료 행위를 하는 의료기관으로서 그 종류는 다음과 같다.
   가. 의원　나. 치과의원　다. 한의원
2. 조산원: 조산사가 조산과 임산부 및 신생아를 대상으로 보건활동과 교육·상담을 하는 의료기관을 말한다.
3. 병원급 의료기관: 의사, 치과의사 또는 한의사가 주로 입원환자를 대상으로 의료행위를 하는 의료기관으로서 그 종류는 다음과 같다.
   가. 병원　나. 치과병원　다. 한방병원
   라. 요양병원(「장애인복지법」 제58조제1항제4호에 따른 의료재활시설로서 제3조의2의 요건을 갖춘 의료기관을 포함한다.)
   마. 정신병원　바. 종합병원

③ 보건복지부장관은 보건의료정책에 필요하다고 인정하는 경우에는 제2항제1호부터 제3호까지의 규정에 따른 의료기관의 종류별 표준업무를 정하여 고시할 수 있다.
→ 약국은 보건의료기관에 해당한다.

13 다음 중 간호·간병통합서비스에 관한 내용으로 옳은 것은?

① 입원 환자를 대상으로 일정기간만 보호자가 상주하게 하는 통합적 입원서비스를 말한다.
② 보건복지부령으로 정하는 의원급 의료기관은 간호·간병통합서비스를 제공할 수 있도록 노력해야 한다.
③ 국가 및 지방자치단체는 공공보건의료기관 중 병원급 기관에 대해 필요한 비용의 전부 또는 일부를 지원할 수 있다.
④ 간호·간병통합서비스 제공기관은 보호자 등의 입원실 내 상주를 제한하고 안전관리를 위해 노력해야 한다.
⑤ 의료기관의 장은 제공인력의 근무환경 및 처우 개선을 위해 필요한 지원을 해야 한다.

정답 ④

해설 **제4조의2(간호·간병통합서비스 제공 등)**

① 간호·간병통합서비스란 보건복지부령으로 정하는 입원 환자를 대상으로 보호자 등이 상주하지 아니하고 간호사, 제80조에 따른 간호조무사 및 그 밖에 간병지원인력에 의하여 포괄적으로 제공되는 입원서비스를 말한다.
② 보건복지부령으로 정하는 병원급 의료기관은 간호·간병통합서비스를 제공할 수 있도록 노력하여야 한다.
③ 간호·간병통합서비스를 제공하는 병원급 의료기관은 보건복지부령으로 정하는 인력, 시설, 운영 등의 기준을 준수하여야 한다.
④ 공공보건의료기관 중 보건복지부령으로 정하는 병원급 의료기관은 간호·간병통합서비스를 제공하여야 한다. 이 경우 국가 및 지방자치단체는 필요한 비용의 전부 또는 일부를 지원할 수 있다.
⑤ 간호·간병통합서비스 제공기관은 보호자 등의 입원실 내 상주를 제한하고 환자 병문안에 관한 기준을 마련하는 등 안전관리를 위하여 노력하여야 한다.

13. ④

⑥ 간호·간병통합서비스 제공기관은 간호·간병통합서비스 제공인력의 근무환경 및 처우 개선을 위하여 필요한 지원을 하여야 한다.

⑦ 국가 및 지방자치단체는 간호·간병통합서비스의 제공·확대, 간호·간병통합서비스 제공인력의 원활한 수급 및 근무환경 개선을 위하여 필요한 시책을 수립하고 그에 따른 지원을 하여야 한다.

14 다음 중 의료인의 임무로 옳은 것은?

① 의사가 환자의 어금니를 발치하였다.
② 간호사가 환자의 X—ray 필름을 판독하였다.
③ 치과의사가 신생아 유도분만을 시행하였다.
④ 한의사가 환자의 통증 완화를 위해 침술을 적용하였다.
⑤ 조산사가 임신 7개월 임부의 조기진통을 막기 위해 yutopar약물을 정맥주입하였다.

정답 ④

해설 ① 어금니 발치는 치과의사의 임무
②⑤ X-ray 필름 판독과 약물 정맥주입은 의사의 임무
③ 분만 등의 의료행위는 의사의 임무

※ 의료인의 임무
1. 의사는 의료와 보건지도를 임무로 한다.
2. 치과의사는 치과 의료와 구강 보건지도를 임무로 한다.
3. 한의사는 한방 의료와 한방 보건지도를 임무로 한다.
4. 조산사는 조산과 임산부 및 신생아에 대한 보건과 양호지도를 임무로 한다.

15 다음 중 「의료법」상 상급종합병원으로 지정받은 종합병원에 대해 몇 년마다 평가를 실시하여 재지정하거나 지정을 취소할 수 있는가?

① 1년 ② 2년
③ 3년 ④ 5년
⑤ 10년

정답 ③

해설 **제3조의4(상급종합병원 지정)**
③ 보건복지부장관은 제1항에 따라 상급종합병원으로 지정받은 종합병원에 대하여 3년마다 제2항에 따른 평가를 실시하여 재지정하거나 지정을 취소할 수 있다.

16 「의료법」상 종합병원은 몇 명 이상의 입원환자를 수용할 수 있는 시설을 갖추어야 하는가?

① 30인 이상
② 50인 이상
③ 100인 이상
④ 300인 이상
⑤ 제한받지 않음

정답 ③

해설 **제3조의3(종합병원)**

① 종합병원은 다음의 요건을 갖추어야 한다.
1. 100개 이상의 병상을 갖출 것

17 다음 중 환자의 기록열람을 요청할 수 있는 사람이 아닌 자는?

① 환자
② 환자 배우자
③ 환자 배우자의 직계비속
④ 환자의 지정한 대리인
⑤ 환자 배우자의 직계존속

정답 ③

해설 **제21조(기록 열람 등)**

③ 제2항에도 불구하고 의료인, 의료기관의 장 및 의료기관 종사자는 다음에 해당하면 그 기록을 열람하게 하거나 그 사본을 교부하는 등 그 내용을 확인할 수 있게 하여야 한다. 다만, 의사·치과의사 또는 한의사가 환자의 진료를 위하여 불가피하다고 인정한 경우에는 그러하지 아니하다. [개정 2020.3.4, 2020.8.11] [시행일 2020.9.12]

1. 환자의 배우자, 직계 존속·비속, 형제·자매(환자의 배우자 및 직계 존속·비속, 배우자의 직계존속이 모두 없는 경우에 한정한다) 또는 배우자의 직계 존속이 환자 본인의 동의서와 친족관계임을 나타내는 증명서 등을 첨부하는 등 보건복지부령으로 정하는 요건을 갖추어 요청한 경우
2. 환자가 지정하는 대리인이 환자 본인의 동의서와 대리권이 있음을 증명하는 서류를 첨부하는 등 보건복지부령으로 정하는 요건을 갖추어 요청한 경우
3. 환자가 사망하거나 의식이 없는 등 환자의 동의를 받을 수 없어 환자의 배우자, 직계 존속·비속, 형제·자매(환자의 배우자 및 직계 존속·비속, 배우자의 직계존속이 모두 없는 경우에 한정한다) 또는 배우자의 직계 존속이 친족관계임을 나타내는 증명서 등을 첨부하는 등 보건복지부령으로 정하는 요건을 갖추어 요청한 경우

18 **300병상을 초과하는 병원인 경우에 포함해야 할 진료과는?**

① 내과, 비뇨기과
② 외과, 성형외과
③ 병리과, 치과
④ 소아과, 산업의학과

정답 ③

해설 **제3조의3(종합병원)**

① 종합병원은 다음의 요건을 갖추어야 한다.

3. 300병상을 초과하는 경우에는 내과, 외과, 소아청소년과, 산부인과, 영상의학과, 마취통증의학과, 진단검사의학과 또는 병리과, 정신건강의학과 및 치과를 포함한 9개 이상의 진료과목을 갖추고 각 진료과목마다 전속하는 전문의를 둘 것

19 **신부전으로 장기이식을 권유받은 환자가 장기 이식에 따른 부작용과 예상결과 및 진료비용에 관하여 충분한 설명을 듣기 원한다면 이는 환자의 무슨 권리인가?**

① 진료받을 권리
② 알권리 및 자기결정권
③ 비밀을 보호받을 권리
④ 상담·조정을 신청할 권리
⑤ 부정한 방법으로 진료를 받지 않을 권리

정답 ②

해설 **규칙 별표1(환자의 권리와 의무)**

1. 환자의 권리

가. 진료받을 권리

환자는 자신의 건강보호와 증진을 위하여 적절한 보건의료서비스를 받을 권리를 갖고, 성별·나이·종교·신분 및 경제적 사정 등을 이유로 건강에 관한 권리를 침해받지 아니하며, 의료인은 정당한 사유 없이 진료를 거부하지 못한다.

나. 알권리 및 자기결정권

환자는 담당 의사·간호사 등으로부터 질병 상태, 치료 방법, 의학적 연구대상 여부, 장기이식 여부, 부작용 등 예상 결과 및 진료 비용에 관하여 충분한 설명을 듣고 자세히 물어볼 수 있으며, 이에 관한 동의 여부를 결정할 권리를 가진다.

다. 비밀을 보호받을 권리

환자는 진료와 관련된 신체상·건강상의 비밀과 사생활의 비밀을 침해받지 아니하며, 의료인과 의료기관은 환자의 동의를 받거나 범죄 수사 등 법률에서 정한 경우 외에는 비밀을 누설·발표하지 못한다.

라. 상담·조정을 신청할 권리

환자는 의료서비스 관련 분쟁이 발생한 경우, 한국의료분쟁조정중재원 등에 상담 및 조정 신청을 할 수 있다.

20 다음 중 의료인의 품위손상 행위의 범위에 해당되지 않는 것은?

① 비도덕적 진료행위
② 과대광고 행위
③ 환자유인 행위
④ 불필요한 검사·투약·수술 등 지나친 진료행위를 한 때
⑤ 의료기관 개설자가 될 수 없는 자에게 고용되어 의료행위를 한 때

정답 ⑤

해설 **영 제32조(의료인의 품위 손상 행위의 범위)**

① 법 제66조제2항에 따른 의료인의 품위 손상 행위의 범위는 다음과 같다. [개정 2021.6.15] [시행일 2021.6.30]

1. 학문적으로 인정되지 아니하는 진료행위(조산업무 및 간호업무를 포함한다. 이하 같다)
2. 비도덕적 진료행위
3. 거짓 또는 과대 광고행위

3의2. 「방송법」 제2조제1호에 따른 방송, 「신문 등의 진흥에 관한 법률」 제2조제1호·제2호에 따른 신문·인터넷신문, 「잡지 등 정기간행물의 진흥에 관한 법률」 제2조제1호에 따른 정기간행물 또는 제24조제1항 각 호의 인터넷 매체[이동통신단말장치에서 사용되는 애플리케이션(Application)을 포함한다]에서 다음의 건강·의학정보(의학, 치의학, 한의학, 조산학 및 간호학의 정보를 말한다. 이하 같다)에 대하여 거짓 또는 과장하여 제공하는 행위

가. 「식품위생법」 제2조제1호에 따른 식품에 대한 건강·의학정보
나. 「건강기능식품에 관한 법률」 제3조제1호에 따른 건강기능식품에 대한 건강·의학정보
다. 「약사법」 제2조제4호부터 제7호까지의 규정에 따른 의약품, 한약, 한약제제 또는 의약외품에 대한 건강·의학정보
라. 「의료기기법」 제2조제1항에 따른 의료기기에 대한 건강·의학정보
마. 「화장품법」 제2조제1호부터 제3호까지의 규정에 따른 화장품, 기능성화장품 또는 유기농화장품에 대한 건강·의학정보

4. 불필요한 검사·투약·수술 등 지나친 진료행위를 하거나 부당하게 많은 진료비를 요구하는 행위
5. 전공의의 선발 등 직무와 관련하여 부당하게 금품을 수수하는 행위
6. 다른 의료기관을 이용하려는 환자를 영리를 목적으로 자신이 종사하거나 개설한 의료기관으로 유인하거나 유인하게 하는 행위
7. 자신이 처방전을 발급하여 준 환자를 영리를 목적으로 특정 약국에 유치하기 위하여 약국개설자 또는 약국에 종사하는 자와 담합하는 행위

21 **'입원 환자를 대상으로 보호자 등이 상주하지 아니하고 간호사, 간호조무사 및 그 밖에 간병지원인력에 의하여 포괄적으로 제공되는 입원서비스를 말한다.'는 무엇에 대한 설명인가?**

① 의료인의 의무
② 의료기관의 장의 의무
③ 환자의 권리
④ 환자간병서비스
⑤ 간호·간병통합서비스

정답 ⑤

해설 **제4조의2(간호 · 간병통합서비스 제공 등)**

① 간호·간병통합서비스란 보건복지부령으로 정하는 입원 환자를 대상으로 보호자 등이 상주하지 아니하고 간호사, 제80조에 따른 간호조무사 및 그 밖에 간병지원인력에 의하여 포괄적으로 제공되는 입원서비스를 말한다.

22 **「의료법」상 가정전문간호사에 대한 설명으로 옳지 않은 것은?**

① 가정간호를 실시하는 의료기관의 장은 가정전문간호사를 2명 이상 두어야 한다.
② 가정간호를 실시하는 의료기관의 장은 가정간호에 관한 기록을 5년간 보존하여야 한다.
③ 가정전문간호사는 가정간호 중 검체의 채취는 의사나 한의사의 진단과 처방에 따라야 한다.
④ 가정전문간호사는 가정간호 중 투약은 의사나 한의사의 진단과 처방에 따라야 한다.
⑤ 가정전문간호사는 가정간호 중 상담은 의사나 한의사의 진단과 처방에 따라야 한다.

정답 ⑤

해설 **규칙 제24조(가정간호)**

④ 가정전문간호사는 가정간호 중 검체의 채취 및 운반, 투약, 주사 또는 치료적 의료행위인 간호를 하는 경우에는 의사나 한의사의 진단과 처방에 따라야 한다. 이 경우 의사 및 한의사 처방의 유효기간은 처방일로부터 90일까지로 한다.
⑤ 가정간호를 실시하는 의료기관의 장은 가정전문간호사를 2명 이상두어야 한다.
⑥ 가정간호를 실시하는 의료기관의 장은 가정간호에 관한 기록을 5년간 보존하여야 한다.

23 **「의료법」상 국가시험에 관한 설명으로 옳은 것은?**

① 보건복지부장관은 국가시험 실시에 필요한 사항을 공고한다.
② 국가시험은 대통령이 매년 1회만 시행한다.
③ 국가시험등관리기관의 장은 시험장소가 확정되면 시험 실시 30일 전까지 공고할 수 있다.

정답 21. ⑤ 22. ⑤ 23. ③

④ 시험 실시 전 시험 일시, 시험 장소, 시험 과목 등 시험 실시에 필요한 사항을 대통령의 승인을 얻어 미리 공고한다.

⑤ 국가시험에 관련하여 필요한 사항들은 시험 실시 30일 전까지 공고된다.

정답 ③

해설 국가시험등관리기관의 장은 시험장소가 확정되면 시험 실시 30일 전까지 공고할 수 있다.

영 제4조(국가시험등의 시행 및 공고 등)

① 보건복지부장관은 매년 1회 이상 국가시험과 예비시험(이하 "국가시험등"이라 한다)을 시행하여야 한다.

② 보건복지부장관은 국가시험등의 관리에 관한 업무를 「한국보건의료인국가시험원법」에 따른 한국보건의료인국가시험원(이하 "국가시험등관리기관"이라 한다)이 시행하도록 한다.

③ 국가시험등관리기관의 장은 국가시험등을 실시하려면 미리 보건복지부장관의 승인을 받아 시험 일시, 시험 장소, 시험과목, 응시원서 제출기간, 그 밖에 시험의 실시에 관하여 필요한 사항을 시험 실시 90일 전까지 공고하여야 한다. 다만, 시험장소는 지역별 응시인원이 확정된 후 시험 실시 30일 전까지 공고할 수 있다.

④ 제3항에도 불구하고 국가시험등관리기관의 장은 국민의 건강 보호를 위하여 긴급하게 의료인력을 충원할 필요가 있다고 보건복지부장관이 인정하는 경우에는 제3항에 따른 공고기간을 단축할 수 있다. [신설 2021.1.12]

24 의료인이 의료기관을 개설하지 않고도 의료업을 할 수 있는 경우에 해당되지 않는 것은?

① 응급환자를 진료하는 경우

② 환자나 환자 보호자의 요청에 따라 진료하는 경우

③ 국가나 지방자치단체의 장이 공익상 필요하다고 인정하여 요청하는 경우

④ 보건복지부령으로 정하는 바에 따라 호스피스 간호를 하는 경우

⑤ 다른 법령으로 특별히 정한 경우나 환자가 있는 현장에서 진료를 해야하는 부득이한 사유가 있는 경우

정답 ④

해설 보건복지부령으로 정하는 바에 따라 가정간호를 하는 경우가 해당한다(호스피스 간호 → 가정간호).

제33조(개설 등)

① 의료인은 이 법에 따른 의료기관을 개설하지 아니하고는 의료업을 할 수 없으며, 다음에 해당하는 경우 외에는 그 의료기관 내에서 의료업을 하여야 한다.

4. 보건복지부령으로 정하는 바에 따라 가정간호를 하는 경우

25 **다음 중 의료인 국가시험에 응시할 수 있는 자는?**

① 정신질환자　　② 피성년후견인
③ 마약중독자　　④ 피한정후견인
⑤ 전회 국가시험 불합격자

정답 ⑤

해설 **제8조(결격사유 등)**

다음에 해당하는 자는 의료인이 될 수 없다. [개정 2020.4.7] [시행일 2021.4.8]

1. 「정신건강증진 및 정신질환자 복지서비스 지원에 관한 법률」 제3조제1호에 따른 정신질환자. 다만, 전문의가 의료인으로서 적합하다고 인정하는 사람은 그러하지 아니하다.
2. 마약·대마·향정신성의약품 중독자
3. 피성년후견인·피한정후견인
4. 금고 이상의 실형을 선고받고 그 집행이 끝나거나 그 집행을 받지 아니하기로 확정된 후 5년이 지나지 아니한 자
5. 금고 이상의 형의 집행유예를 선고받고 그 유예기간이 지난 후 2년이 지나지 아니한 자
6. 금고 이상의 형의 선고유예를 받고 그 유예기간 중에 있는 자

26 **의료기관의 장이 대통령령으로 정하는 바에 따라 명찰을 달도록 지시·감독하여야 하는 대상으로 맞는 것은?**

① 간호조무사
② 수술실 간호사
③ 보수교육 중인 책임간호사
④ 응급의료상황에 놓인 의사
⑤ 보호자로 동행한 간호학생

정답 ①

해설 **제4조(의료인과 의료기관의 장의 의무)**

⑤ 의료기관의 장은 환자와 보호자가 의료행위를 하는 사람의 신분을 알 수 있도록 의료인, 의료행위를 하는 학생, 간호조무사 및 의료기사에게 의료기관 내에서 대통령령으로 정하는 바에 따라 명찰을 달도록 지시·감독하여야 한다. 다만, 응급의료상황, 수술실 내인 경우, 의료행위를 하지 아니할 때, 그 밖에 대통령령으로 정하는 경우에는 명찰을 달지 아니하도록 할 수 있다. [신설 2016.5.29]

27 다음 중 「의료법」상 의료인 국가시험 중에 수험이 정지된 자는 그 후 몇 회에 걸쳐 응시할 수 없는가?

① 1회 ② 2회
③ 3회 ④ 4회
⑤ 5회

정답 ③

해설 **제10조(응시자격 제한 등)**

① 제8조 각 호의 어느 하나에 해당하는 자는 국가시험등에 응시할 수 없다.
② 부정한 방법으로 국가시험등에 응시한 자나 국가시험등에 관하여 부정행위를 한 자는 그 수험을 정지시키거나 합격을 무효로 한다.
③ 보건복지부장관은 제2항에 따라 수험이 정지되거나 합격이 무효가 된 사람에 대하여 처분의 사유와 위반 정도 등을 고려하여 대통령령으로 정하는 바에 따라 그 다음에 치러지는 이 법에 따른 국가시험등의 응시를 3회의 범위에서 제한할 수 있다.

28 다음 중 「의료법」상 의료인이 공중 또는 특정 다수인을 위하여 의료·조산의 업을 하는 곳을 무엇이라 하는가?

① 의원 ② 조산원
③ 병원급 의료기관 ④ 의원급 의료기관
⑤ 의료기관

정답 ⑤

해설 **제3조(의료기관)**

① 이 법에서 "의료기관"이란 의료인이 공중 또는 특정 다수인을 위하여 의료·조산의 업(이하 "의료업"이라 한다)을 하는 곳을 말한다.

29 「의료법」상 간호기록부에 기록될 사항으로 옳지 않은 것은?

① 간호받는 사람의 진단명 ② 간호받는 사람의 성명
③ 체온·맥박·호흡·혈압에 관한 사항 ④ 투약에 관한 사항
⑤ 섭취 및 배설물에 관한 사항

27. ③ 28. ⑤ 29. ①

정답 ①

해설 **규칙 제14조(진료기록부 등의 기재 사항)**

3. 간호기록부
   가. 간호를 받는 사람의 성명
   나. 체온·맥박·호흡·혈압에 관한 사항
   다. 투약에 관한 사항
   라. 섭취 및 배설물에 관한 사항
   마. 처치와 간호에 관한 사항
   바. 간호 일시(日時)

30 가정간호를 실시하는 의료기관의 장은 가정전문간호사를 (   )명 이상 두어야 하며, 가정간호에 관한 기록을 (   )년간 보존하여야 한다. 빈칸에 들어갈 숫자로 맞게 나열된 것은?

① 4, 5
② 2, 5
③ 3, 4
④ 1, 4
⑤ 2, 4

정답 ②

해설 가정간호를 실시하는 의료기관의 장은 가정전문간호사를 2명 이상 두어야 하며, 가정간호에 관한 기록을 5년간 보존하여야 한다.

규칙 제24조(가정간호)

⑤ 가정간호를 실시하는 의료기관의 장은 가정전문간호사를 2명 이상 두어야 한다.
⑥ 가정간호를 실시하는 의료기관의 장은 가정간호에 관한 기록을 5년간 보존하여야 한다.

31 김 간호사는 바쁜 일정으로 2024년도 간호사 보수교육을 받지 못했다. 의료법에 근거하여 이러한 경우 김 간호사는 어떤 처분을 받게 되는가?

① 면허취소
② 면허효력의 정지
③ 300만원 이하의 벌금형
④ 100만원 이하의 과태료
⑤ 보수교육을 받지 못한 이유에 대해 의견진술의 기회부여

정답 ②

해설 **제25조(신고)**

① 의료인은 대통령령으로 정하는 바에 따라 최초로 면허를 받은 후부터 3년마다 그 실태와 취업상황 등을 보건복지부장관에게 신고하여야 한다.

정답 30. ② 31. ②

② 보건복지부장관은 보수교육을 이수하지 아니한 의료인에 대하여 제1항에 따른 신고를 반려할 수 있다.
③ 보건복지부장관은 제1항에 따른 신고 수리 업무를 대통령령으로 정하는 바에 따라 관련 단체 등에 위탁할 수 있다

※ 제66조(자격정지 등)
④ 보건복지부장관은 의료인이 제25조에 따른 신고를 하지 아니한 때에는 신고할 때까지 면허의 효력을 정지할 수 있다.

32 최 간호사는 면허 자격 정지 기간 중 동네의원에 재취업하여 간호사 업무를 하였다. 이런 경우 최 간호사에게 적용될 수 있는 것은?

① 가중 처벌되어 최소 2년 동안 면허 자격이 정지될 수 있다.
② 경제적 이득을 몰수하고 500만원 이하의 벌금에 처하게 된다.
③ 남아 있는 자격 정지 기간에 활동한 기간을 더하여 면허를 재교부받지 못한다.
④ 면허가 취소될 수 있으며 이때 2년 이내 면허를 재교부받지 못한다.
⑤ 면허가 취소될 수 있으며 이때 3년 이내 면허를 재교부받지 못한다.

정답 ④

해설 자격정지 처분 기간 중에 의료행위를 하는 경우에는 면허를 취소시킬 수 있는 사유가 되며, 이 경우 면허 취소 후 2년 이내에는 재교부하지 못한다. 의료기관 개설자가 될 수 없는 자에게 고용되어 의료행위를 한 자는 300만원 이하의 벌금에 처한다.

제65조(면허 취소와 재교부)
① 보건복지부장관은 의료인이 다음에 해당할 경우에는 그 면허를 취소할 수 있다. 다만, 제1호의 경우에는 면허를 취소하여야 한다. [개정 2020.3.4, 2020.12.29] [시행일 2021.3.30]
2. 제66조에 따른 자격 정지 처분 기간 중에 의료행위를 하거나 3회 이상 자격 정지 처분을 받은 경우
② 보건복지부장관은 제1항에 따라 면허가 취소된 자라도 취소의 원인이 된 사유가 없어지거나 개전(改悛)의 정이 뚜렷하다고 인정되면 면허를 재교부할 수 있다. 다만, 제1항제3호에 따라 면허가 취소된 경우에는 취소된 날부터 1년 이내, 제1항제2호에 따라 면허가 취소된 경우에는 취소된 날부터 2년 이내, 제1항제4호·제6호·제7호 또는 제8조제4호에 따른 사유로 면허가 취소된 경우에는 취소된 날부터 3년 이내에는 재교부하지 못한다. [개정 2020.12.29] [시행일 2021.3.30]

33 **「의료법」상 의료인에 관련되는 의학 및 관계 전문분야의 연구·진흥기반을 조성하고 우수한 보건의료인을 발굴·활용하기 위하여 설치한 기관은 무엇인가?**

① 대한민국의학한림원
② 중앙회
③ 전문학회
④ 의료인 연구진흥회
⑤ 신의료기술회

정답 ①

해설 **제52조의2(대한민국의학한림원)**

① 의료인에 관련되는 의학 및 관계 전문분야(이하 이 조에서 "의학등"이라 한다)의 연구·진흥기반을 조성하고 우수한 보건의료인을 발굴·활용하기 위하여 대한민국의학한림원(이하 이 조에서 "한림원"이라 한다)을 둔다.

34 **다음 의료기관 인증기준 및 방법에 대한 내용으로 옳은 것은?**

① 보건복지부장관은 평가한 결과와 인증등급을 지체 없이 대통령에게 보고해야 한다.
② 인증등급은 인증과 불인증 두 가지로 구분된다.
③ 인증의 유효기간은 4년으로 한다.
④ 불인증을 받은 의료기관의 장은 유효기간 내에 재인증을 받아야 한다.
⑤ 인증기준의 세부 내용은 대통령령으로 정한다.

정답 ③

해설 **제58조의3(의료기관 인증기준 및 방법 등)**

① 의료기관 인증기준은 다음의 사항을 포함하여야 한다.
1. 환자의 권리와 안전
2. 의료기관의 의료서비스 질 향상 활동
3. 의료서비스의 제공과정 및 성과
4. 의료기관의 조직·인력관리 및 운영
5. 환자 만족도

② 인증등급은 인증, 조건부인증 및 불인증으로 구분한다. [개정 2020.3.4] [시행일 2020.9.5]
③ 인증의 유효기간은 4년으로 한다. 다만, 조건부인증의 경우에는 유효기간을 1년으로 한다. [개정 2020.3.4] [시행일 2020.9.5]
④ 조건부인증을 받은 의료기관의 장은 유효기간 내에 보건복지부령으로 정하는 바에 따라 재인증을 받아야 한다. [개정 2020.3.4] [시행일 2020.9.5]
⑤ 제1항에 따른 인증기준의 세부 내용은 보건복지부장관이 정한다. [개정 2020.3.4] [시행일 2020.9.5]

정답 33. ① 34. ③

35 「의료법」상 간호기록부의 보존 년한은?

① 1년 ② 2년
③ 3년 ④ 5년
⑤ 10년

정답 ④

해설 규칙 제15조(진료기록부 등의 보존)

① 의료인이나 의료기관 개설자는 법 제22조제2항에 따른 진료기록부등을 다음에 정하는 기간 동안 보존하여야 한다. 다만, 계속적인 진료를 위하여 필요한 경우에는 1회에 한정하여 다음에 정하는 기간의 범위에서 그 기간을 연장하여 보존할 수 있다.

1. 환자 명부: 5년
2. 진료기록부: 10년
3. 처방전: 2년
4. 수술기록: 10년
5. 검사내용 및 검사소견기록: 5년
6. 방사선 사진(영상물을 포함한다) 및 그 소견서: 5년
7. 간호기록부: 5년
8. 조산기록부: 5년
9. 진단서 등의 부본(진단서·사망진단서 및 시체검안서 등을 따로 구분하여 보존할 것): 3년

36 「의료법」상 의료인의 실태와 취업상황신고는 누구에게 하는가?

① 대통령 ② 의료인단체 중앙회
③ 국립보건원장 ④ 보건복지부장관
⑤ 보건소장

정답 ④

해설 제25조(신고)

① 의료인은 대통령령으로 정하는 바에 따라 최초로 면허를 받은 후부터 3년마다 그 실태와 취업상황 등을 보건복지부장관에게 신고하여야 한다.

37 「의료법」상 의료기관을 개설하는데 시·도지사의 허가를 받아야 하는 기관은?

① 의원 ② 치과의원
③ 한의원 ④ 조산원
⑤ 병원

정답 ⑤

해설 **제33조(개설 등)**

④ 제2항에 따라 종합병원·병원·치과병원·한방병원·요양병원 또는 정신병원을 개설하려면 제33조의2에 따른 시·도 의료기관개설위원회의 심의를 거쳐 보건복지부령으로 정하는 바에 따라 시·도지사의 허가를 받아야 한다. 이 경우 시·도지사는 개설하려는 의료기관이 다음에 해당하는 경우에는 개설허가를 할 수 없다. [개정 2020.3.4] [시행일 2021.3.5]

1. 제36조에 따른 시설기준에 맞지 아니하는 경우
2. 제60조제1항에 따른 기본시책과 같은 조 제2항에 따른 수급 및 관리계획에 적합하지 아니한 경우

38 보건복지부령이 규정하는 바에 의해 신고만으로 개설할 수 있는 의료기관은?

① 치과병원
② 한방병원
③ 종합병원
④ 조산원
⑤ 병원

정답 ④

해설 **제33조(개설 등)**

③ 제2항에 따라 의원·치과의원·한의원 또는 조산원을 개설하려는 자는 보건복지부령으로 정하는 바에 따라 시장·군수·구청장에게 신고하여야 한다.

39 다음 중 「의료법」상 의료기관인증 기준으로 맞지 않는 것은?

① 의료기관을 이용하는 환자의 권리와 안전
② 환자의 의료서비스(의) 질 향상 활동
③ 의료서비스의 제공과정 및 성과
④ 환자의 만족도
⑤ 의료인의 서비스 질

정답 ⑤

해설 **제58조의3(의료기관 인증기준 및 방법 등)**

① 의료기관 인증기준은 다음의 사항을 포함하여야 한다.

1. 환자의 권리와 안전
2. 의료기관의 의료서비스 질 향상 활동
3. 의료서비스의 제공과정 및 성과
4. 의료기관의 조직·인력관리 및 운영
5. 환자 만족도

정답 38. ④ 39. ⑤

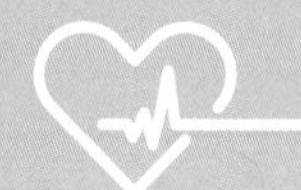

감염병의 예방 및 관리에 관한 법률

CHAPTER 02 감염병의 예방 및 관리에 관한 법률

2

PART

CHAPTER 02

감염병의 예방 및 관리에 관한 법률

보건의약관계법규

We Are Nurse

위아너스 간호사 국가시험 이론편

법률 제17920호 일부개정 2024.09.20

 UNIT 01 제1장 총칙

제1조 (목적)

이 법은 국민 건강에 위해(危害)가 되는 감염병의 발생과 유행을 방지하고, 그 예방 및 관리를 위하여 필요한 사항을 규정함으로써 국민 건강의 증진 및 유지에 이바지함을 목적으로 한다.

제2조 (정의) ★★

이 법에서 사용하는 용어의 뜻은 다음과 같다. [개정 2023.8.8] [시행일 2024.1.1]

1. "감염병"이란 제1급감염병, 제2급감염병, 제3급감염병, 제4급감염병, 기생충감염병, 세계보건기구 감시대상 감염병, 생물테러감염병, 성매개감염병, 인수(人獸)공통감염병 및 의료관련감염병을 말한다.

※ 기존의 법정 감염병 분류 참고

법정 감염병 종류가 기존의 제1종, 제2종, 제3종 전염병에서 제1군, 제2군, 제3군, 제4군, 제5군, 지정감염병, 세계보건기구 감시상 감염병, 생물테러감염병, 성매개감염병, 인수공통감염병, 의료관련감염병으로 분류하였으나 2020년 1월 1일부터 아래와 같이 변경되었으므로 주의하기 바란다.

구분	특성	종류	신고
제1급 감염병 (17종)	생물테러감염병 또는 치명률이 높거나 집단 발생의 우려가 커서 발생 또는 유행 즉시 신고하여야 하고, 음압격리와 같은 높은 수준의 격리가 필요한 감염병 (다만, 갑작스러운 국내 유입 또는 유행이 예견되어 긴급한 예방·관리가 필요하여 질병관리청장이 보건복지부장관과 협의하여 지정하는 감염병을 포함한다.) [개정 2020.8.11] [시행일 2020.9.12]	가. 에볼라바이러스병 나. 마버그열 다. 라싸열 라. 크리미안콩고출혈열 마. 남아메리카출혈열 바. 리프트밸리열 사. 두창 아. 페스트 자. 탄저 차. 보툴리눔독소증 카. 야토병 타. 신종감염병증후군 파. 중증급성호흡기증후군(SARS) 하. 중동호흡기증후군(MERS) 거. 동물인플루엔자 인체감염증 너. 신종인플루엔자 더. 디프테리아	유행 즉시 신고
제2급 감염병 (21종)	전파가능성을 고려하여 발생 또는 유행 시 24시간 이내에 신고하여야 하고, 격리가 필요한 감염병 (다만, 갑작스러운 국내 유입 또는 유행이 예견되어 긴급한 예방·관리가 필요하여 질병관리청장이 보건복지부장관과 협의하여 지정하는 감염병을 포함한다.)	가. 결핵(結核) 나. 수두(水痘) 다. 홍역(紅疫) 라. 콜레라 마. 장티푸스 바. 파라티푸스 사. 세균성이질 아. 장출혈성대장균감염증 자. A형간염 차. 백일해(百日咳) 카. 유행성이하선염(流行性耳下腺炎) 타. 풍진(風疹) 파. 폴리오 하. 수막구균 감염증 거. b형헤모필루스인플루엔자 너. 폐렴구균 감염증 더. 한센병 러. 성홍열 머. 반코마이신내성황색포도알균(VRSA) 감염증 버. 카바페넴내성장내세균속균종(CRE) 감염증 서. E형감염	24 시간 이내 신고
제3급 감염병 (27종)	발생을 계속 감시할 필요가 있어 발생 또는 유행 시 24시간 이내에 신고하여야 하는 감염병 (다만, 갑작스러운 국내 유입 또는 유행이 예견되어 긴급한 예방·관리가 필요하여 질병관리청장이 보건복지부장관과 협의하여 지정하는 감염병을 포함한다.)	가. 파상풍(破傷風) 나. B형간염 다. 일본뇌염 라. C형간염 마. 말라리아 바. 레지오넬라증 사. 비브리오패혈증 아. 발진티푸스 자. 발진열(發疹熱) 차. 쯔쯔가무시증	24 시간 이내 신고

		카. 렙토스피라증 타. 브루셀라증 파. 공수병(恐水病) 하. 신증후군출혈열(腎症侯群出血熱) 거. 후천성면역결핍증(AIDS) 너. 크로이츠펠트-야콥병(CJD) 및 변종크로이츠펠트-야콥병(vCJD) 더. 황열 러. 뎅기열 머. 큐열(Q熱) 버. 웨스트나일열 서. 라임병 어. 진드기매개뇌염 저. 유비저(類鼻疽) 처. 치쿤구니야열 커. 중증열성혈소판감소증후군(SFTS) 터. 지카바이러스 감염증 퍼. 매독	
제4급 감염병 (22종)	제1급감염병부터 제3급감염병까지의 감염병 외에 유행 여부를 조사하기 위하여 표본감시 활동이 필요한 감염병을 말한다.	가. 인플루엔자 나. ~~매독(梅毒)~~ [삭제] 다. 회충증 라. 편충증 마. 요충증 바. 간흡충증 사. 폐흡충증 아. 장흡충증 자. 수족구병 차. 임질 카. 클라미디아감염증 타. 연성하감 파. 성기단순포진 하. 첨규콘딜롬 거. 반코마이신내성장알균(VRE) 감염증 너. 메티실린내성황색포도알균(MRSA) 감염증 더. 다제내성녹농균(MRPA) 감염증 러. 다제내성아시네토박터바우마니균(MRAB) 감염증 머. 장관감염증 버. 급성호흡기감염증 서. 해외유입기생충감염증 어. 엔테로바이러스감염증 저. 사람유두종바이러스 감염증	
기생충 감염병	기생충에 감염되어 발생하는 감염병 중 보건복지부장관이 고시하는 감염병을 말한다.		
세계보건기구 감시대상 감염병	세계보건기구가 국제공중보건의 비상사태에 대비하기 위하여 감시대상으로 정한 질환으로서 질병관리청장이 고시하는 감염병을 말한다.		
생물테러 감염병	고의 또는 테러 등을 목적으로 이용된 병원체에 의하여 발생된 감염병 중 질병관리청장이 고시하는 감염병을 말한다.		

성매개 감염병	성 접촉을 통하여 전파되는 감염병 중 질병관리청장이 고시하는 감염병을 말한다.
인수공통 감염병	동물과 사람 간에 서로 전파되는 병원체에 의하여 발생되는 감염병 중 질병관리청장이 고시하는 감염병을 말한다.
의료관련 감염병	환자나 임산부 등이 의료행위를 적용받는 과정에서 발생한 감염병으로서 감시활동이 필요하여 보건복지부장관이 고시하는 감염병을 말한다.

2. 감염병 관련 용어 정의

1) 감염병환자 : 감염병의 병원체가 인체에 침입하여 증상을 나타내는 사람으로서 제11조 제6항의 진단 기준에 따른 의사, 치과의사 또는 한의사의 진단이나 제16조의2에 따른 감염병병원체 확인기관의 실험실 검사를 통하여 확인된 사람을 말한다.

2) 감염병의사환자 : 감염병병원체가 인체에 침입한 것으로 의심이 되나 감염병환자로 확인되기 전 단계에 있는 사람을 말한다.

3) 병원체보유자 : 임상적인 증상은 없으나 감염병병원체를 보유하고 있는 사람을 말한다.

> "감염병의심자"란 다음에 해당하는 사람을 말한다.
> 가. 감염병환자, 감염병의사환자 및 병원체보유자와 접촉하거나 접촉이 의심되는 사람
> 나. 검역관리지역 또는 중점검역관리지역에 체류하거나 그 지역을 경유한 사람으로서 감염이 우려되는 사람
> 다. 감염병병원체 등 위험요인에 노출되어 감염이 우려되는 사람

4) 감시 : 감염병 발생과 관련된 자료, 감염병병원체·매개체에 대한 자료를 체계적이고 지속적으로 수집, 분석 및 해석하고 그 결과를 제때에 필요한 사람에게 배포하여 감염병 예방 및 관리에 사용하도록 하는 일체의 과정을 말한다.

> "표본감시"란 감염병 중 감염병환자의 발생빈도가 높아 전수조사가 어렵고 중증도가 비교적 낮은 감염병의 발생에 대하여 감시기관을 지정하여 정기적이고 지속적인 의과학적 감시를 실시하는 것을 말한다.

5) 역학조사 : 감염병환자등이 발생한 경우 감염병의 차단과 확산 방지 등을 위하여 감염병환자등의 발생 규모를 파악하고 감염원을 추적하는 등의 활동과 감염병 예방접종 후 이상반응 사례가 발생한 경우나 감염병 여부가 불분명하나 그 발병원인을 조사할 필요가 있는 사례가 발생한 경우 그 원인을 규명하기 위하여 하는 활동을 말한다.

> 기존 [감염병환자, 감염병의사환자 또는 병원체보유자가 발생한 경우]에서 [감염병환자등이 발생한 경우]로 변경

6) 예방접종 후 이상반응 : 예방접종 후 그 접종으로 인하여 발생할 수 있는 모든 증상 또는 질병으로서 해당 예방접종과 시간적 관련성이 있는 것을 말한다.

7) 고위험병원체 : 생물테러의 목적으로 이용되거나 사고 등에 의하여 외부에 유출될 경우 국민 건강에 심각한 위험을 초래할 수 있는 감염병병원체로서 보건복지부령으로 정하는 것을 말한다.

8) 관리대상 해외 신종감염병 : 기존 감염병의 변이 및 변종 또는 기존에 알려지지 아니한 새로운 병원체에 의해 발생하여 국제적으로 보건문제를 야기하고 국내 유입에 대비하여야 하는 감염병으로서 질병관리청장이 보건복지부장관과 협의하여 지정하는 것을 말한다.

9) 의료·방역 물품 : 「약사법」 제2조에 따른 의약품·의약외품, 「의료기기법」 제2조에 따른 의료기기 등 의료 및 방역에 필요한 물품 및 장비로서 질병관리청장이 지정하는 것을 말한다.

제4조 (국가 및 지방자치단체의 책무)

① 국가 및 지방자치단체는 감염병환자등의 인간으로서의 존엄과 가치를 존중하고 그 기본적 권리를 보호하며, 법률에 따르지 아니하고는 취업 제한 등의 불이익을 주어서는 아니 된다.

② 국가 및 지방자치단체는 감염병의 예방 및 관리를 위하여 다음의 사업을 수행하여야 한다.

1. 감염병의 예방 및 방역대책
2. 감염병환자등의 진료 및 보호
3. 감염병 예방을 위한 예방접종계획의 수립 및 시행
4. 감염병에 관한 교육 및 홍보
5. 감염병에 관한 정보의 수집·분석 및 제공
6. 감염병에 관한 조사·연구
7. 감염병병원체(감염병병원체 확인을 위한 혈액, 체액 및 조직 등 검체를 포함한다) 수집·검사·보존·관리 및 약제내성 감시(藥劑耐性 監視)

> 기존 [감염병병원체 검사·보존·관리 및 약제내성 감시(약제내성 감시)]에서 [수집]이 추가됨

8. 감염병 예방 및 관리 등을 위한 전문인력의 양성

8의2. 감염병 예방 및 관리 등의 업무를 수행한 전문인력의 보호

9. 감염병 관리정보 교류 등을 위한 국제협력
10. 감염병의 치료 및 예방을 위한 의료·방역 물품의 비축
11. 감염병 예방 및 관리사업의 평가
12. 기후변화, 저출산·고령화 등 인구변동 요인에 따른 감염병 발생조사·연구 및 예방대책 수립
13. 한센병의 예방 및 진료 업무를 수행하는 법인 또는 단체에 대한 지원
14. 감염병 예방 및 관리를 위한 정보시스템의 구축 및 운영
15. 해외 신종감염병의 국내 유입에 대비한 계획 준비, 교육 및 훈련

16. 해외 신종감염병 발생 동향의 지속적 파악, 위험성 평가 및 관리대상 해외 신종감염병의 지정
17. 관리대상 해외 신종감염병에 대한 병원체 등 정보 수집, 특성 분석, 연구를 통한 예방과 대응체계 마련, 보고서 발간 및 지침(매뉴얼을 포함한다) 고시

③ 국가·지방자치단체(교육감을 포함한다)는 감염병의 효율적 치료 및 확산방지를 위하여 질병의 정보, 발생 및 전파 상황을 공유하고 상호 협력하여야 한다.

④ 국가 및 지방자치단체는 「의료법」에 따른 의료기관 및 의료인단체와 감염병의 발생 감시·예방을 위하여 관련 정보를 공유하여야 한다.

제5조 (의료인 등의 책무와 권리)

① 「의료법」에 따른 의료인 및 의료기관의 장 등은 감염병 환자의 진료에 관한 정보를 제공받을 권리가 있고, 감염병 환자의 진단 및 치료 등으로 인하여 발생한 피해에 대하여 보상받을 수 있다.

② 「의료법」에 따른 의료인 및 의료기관의 장 등은 감염병 환자의 진단·관리·치료 등에 최선을 다하여야 하며, 보건복지부장관, 질병관리청장 또는 지방자치단체의 장의 행정명령에 적극 협조하여야 한다. [개정 2020.8.11] [시행일 2020.9.12]

③ 「의료법」에 따른 의료인 및 의료기관의 장 등은 국가와 지방자치단체가 수행하는 감염병의 발생 감시와 예방·관리 및 역학조사 업무에 적극 협조하여야 한다.

제6조 (국민의 권리와 의무)

① 국민은 감염병으로 격리 및 치료 등을 받은 경우 이로 인한 피해를 보상받을 수 있다.

② 국민은 감염병 발생 상황, 감염병 예방 및 관리 등에 관한 정보와 대응방법을 알 권리가 있고, 국가와 지방자치단체는 신속하게 정보를 공개하여야 한다.

③ 국민은 의료기관에서 이 법에 따른 감염병에 대한 진단 및 치료를 받을 권리가 있고, 국가와 지방자치단체는 이에 소요되는 비용을 부담하여야 한다.

④ 국민은 치료 및 격리조치 등 국가와 지방자치단체의 감염병 예방 및 관리를 위한 활동에 적극 협조하여야 한다.

UNIT 02 제2장 기본계획 및 사업

제7조 (감염병 예방 및 관리 계획의 수립 등)

① 질병관리청장은 보건복지부장관과 협의하여 감염병의 예방 및 관리에 관한 기본계획(이하 “기본계획”이라 한다)을 5년마다 수립·시행하여야 한다. [개정 2020.8.11] [시행일 2020.9.12]

② 기본계획에는 다음의 사항이 포함되어야 한다. [개정 2020.3.4, 2020.12.15, 2021.3.9] [시행일 2021.6.16]

1. 감염병 예방·관리의 기본목표 및 추진방향
2. 주요 감염병의 예방·관리에 관한 사업계획 및 추진방법
2의2. 감염병 대비 의료·방역 물품의 비축 및 관리에 관한 사항
3. 감염병 전문인력의 양성 방안
3의2. 「의료법」 제3조제2항 각 호에 따른 의료기관 종별 감염병 위기대응역량의 강화 방안
4. 감염병 통계 및 정보의 관리 방안
5. 감염병 관련 정보의 의료기관 간 공유 방안
6. 그 밖에 감염병의 예방 및 관리에 필요한 사항

③ 특별시장·광역시장·도지사·특별자치도지사(이하 "시·도지사"라 한다)와 시장·군수·구청장(자치구의 구청장을 말한다. 이하 같다)은 기본계획에 따라 시행계획을 수립·시행하여야 한다.

④ 질병관리청장, 시·도지사 또는 시장·군수·구청장은 기본계획이나 제3항에 따른 시행계획의 수립·시행에 필요한 자료의 제공 등을 관계 행정기관 또는 단체에 요청할 수 있다. [개정 2020.8.11] [시행일 2020.9.12]

⑤ 제4항에 따라 요청받은 관계 행정기관 또는 단체는 특별한 사유가 없으면 이에 따라야 한다.

제8조의2 (감염병병원)

① 국가는 감염병의 연구·예방, 전문가 양성 및 교육, 환자의 진료 및 치료 등을 위한 시설, 인력 및 연구능력을 갖춘 감염병전문병원 또는 감염병연구병원을 설립하거나 지정하여 운영한다.

② 국가는 감염병환자의 진료 및 치료 등을 위하여 권역별로 보건복지부령으로 정하는 일정규모 이상의 병상(음압병상 및 격리병상을 포함한다)을 갖춘 감염병전문병원을 설립하거나 지정하여 운영한다.

③ 국가는 예산의 범위에서 제1항 및 제2항에 따른 감염병전문병원 또는 감염병연구병원을 설립하거나 지정하여 운영하는 데 필요한 예산을 지원할 수 있다.

④ 제1항 및 제2항에 따른 감염병전문병원 또는 감염병연구병원을 설립하거나 지정하여 운영하는 데 필요한 절차, 방법, 지원내용 등의 사항은 대통령령으로 정한다.

UNIT 03 제3장 신고 및 보고

제11조 (의사 등의 신고) ★★

① 의사, 치과의사 또는 한의사는 다음에 해당하는 사실(제16조제6항에 따라 표본감시 대상이 되는 제4급감염병으로 인한 경우는 제외한다)이 있으면 소속 의료기관의 장에게 보고하여야

하고, 해당 환자와 그 동거인에게 질병관리청장이 정하는 감염 방지 방법 등을 지도하여야 한다. 다만, 의료기관에 소속되지 아니한 의사, 치과의사 또는 한의사는 그 사실을 관할 보건소장에게 신고하여야 한다. [개정 2020.3.4, 2020.8.11] [시행일 2020.9.12]

1. 감염병환자등을 진단하거나 그 사체를 검안(檢案)한 경우
2. 예방접종 후 이상반응자를 진단하거나 그 사체를 검안한 경우
3. 감염병환자등이 제1급감염병부터 제3급감염병까지에 해당하는 감염병으로 사망한 경우
4. 감염병환자로 의심되는 사람이 감염병병원체 검사를 거부하는 경우

② 감염병병원체 확인기관의 소속 직원은 실험실 검사 등을 통하여 보건복지부령으로 정하는 감염병환자등을 발견한 경우 그 사실을 그 기관의 장에게 보고하여야 한다. [개정 2020.3.4] [시행일 2020.9.5]

③ 제1항 및 제2항에 따라 보고를 받은 의료기관의 장 및 감염병병원체 확인기관의 장은 제1급감염병의 경우에는 즉시, 제2급감염병 및 제3급감염병의 경우에는 24시간 이내에, 제4급감염병의 경우에는 7일 이내에 질병관리청장 또는 관할 보건소장에게 신고하여야 한다. [시행일 2020.9.12]

④ 육군, 해군, 공군 또는 국방부 직할 부대에 소속된 군의관은 제1항 각 호의 어느 하나에 해당하는 사실(제16조제6항에 따라 표본감시 대상이 되는 제4급감염병으로 인한 경우는 제외한다)이 있으면 소속 부대장에게 보고하여야 하고, 보고를 받은 소속 부대장은 제1급감염병의 경우에는 즉시, 제2급감염병 및 제3급감염병의 경우에는 24시간 이내에 관할 보건소장에게 신고하여야 한다. [시행일 2020.1.1]

⑤ 제16조제1항에 따른 감염병 표본감시기관은 제16조제6항에 따라 표본감시 대상이 되는 제4급감염병으로 인하여 제1항제1호 또는 제3호에 해당하는 사실이 있으면 보건복지부령으로 정하는 바에 따라 질병관리청장 또는 관할 보건소장에게 신고하여야 한다. [개정 2020.8.11] [시행일 2020.9.12]

⑥ 제1항부터 제5항까지의 규정에 따른 감염병환자등의 진단 기준, 신고의 방법 및 절차 등에 관하여 필요한 사항은 보건복지부령으로 정한다.

제13조 (보건소장 등의 보고 등)

① 제11조 및 제12조에 따라 신고를 받은 보건소장은 그 내용을 관할 특별자치시장·특별자치도지사 또는 시장·군수·구청장에게 보고하여야 하며, 보고를 받은 특별자치시장·특별자치도지사는 질병관리청장에게, 시장·군수·구청장은 질병관리청장 및 시·도지사에게 각각 보고하여야 한다. [개정 2023.6.13]

② 제1항에 따라 보고를 받은 질병관리청장, 시·도지사 또는 시장·군수·구청장은 제11조제1항제4호에 해당하는 사람(제1급감염병 환자로 의심되는 경우에 한정한다)에 대하여 감염병병원체 검사를 하게 할 수 있다. [신설 2020.3.4] [시행일 2020.9.12]

③ 제1항에 따른 보고의 방법 및 절차 등에 관하여 필요한 사항은 보건복지부령으로 정한다. [개

정 2020.3.4]

[본조제목개정 2020.3.4]

제14조 (인수공통감염병의 통보)

① 「가축전염병예방법」따라 신고를 받은 국립가축방역기관장, 신고대상 가축의 소재지를 관할하는 시장·군수·구청장 또는 시·도 가축방역기관의 장은 같은 법에 따른 가축전염병 중 다음에 해당하는 감염병의 경우에는 즉시 질병관리청장에게 통보하여야 한다. [개정 2020.8.11] [시행일 2020.9.12]

1. 탄저
2. 고병원성조류인플루엔자
3. 광견병
4. 그 밖에 대통령령으로 정하는 인수공통감염병

② 제1항에 따른 통보를 받은 질병관리청장은 감염병의 예방 및 확산 방지를 위하여 이 법에 따른 적절한 조치를 취하여야 한다. [시행일 2020.9.12]

③ 제1항에 따른 신고 또는 통보를 받은 행정기관의 장은 신고자의 요청이 있는 때에는 신고자의 신원을 외부에 공개하여서는 아니 된다.

④ 제1항에 따른 통보의 방법 및 절차 등에 관하여 필요한 사항은 보건복지부령으로 정한다.

UNIT 04 제4장 감염병감시 및 역학조사 등

제16조 (감염병 표본감시 등)

① 질병관리청장은 감염병의 표본감시를 위하여 질병의 특성과 지역을 고려하여 「보건의료기본법」에 따른 보건의료기관이나 그 밖의 기관 또는 단체를 감염병 표본감시기관으로 지정할 수 있다. [개정 2020.8.11] [시행일 2020.9.12]

② 질병관리청장, 시·도지사 또는 시장·군수·구청장은 제1항에 따라 지정받은 감염병 표본감시기관(이하 "표본감시기관"이라 한다)의 장에게 감염병의 표본감시와 관련하여 필요한 자료의 제출을 요구하거나 감염병의 예방·관리에 필요한 협조를 요청할 수 있다. 이 경우 표본감시기관은 특별한 사유가 없으면 이에 따라야 한다. [개정 2020.8.11] [시행일 2020.9.12]

③ 질병관리청장, 시·도지사 또는 시장·군수·구청장은 제2항에 따라 수집한 정보 중 국민 건강에 관한 중요한 정보를 관련 기관·단체·시설 또는 국민들에게 제공하여야 한다. [개정 2020.8.11] [시행일 2020.9.12]

④ 질병관리청장, 시·도지사 또는 시장·군수·구청장은 표본감시활동에 필요한 경비를 표본감시기관에 지원할 수 있다. [개정 2020.8.11] [시행일 2020.9.12]

⑤ 질병관리청장은 표본감시기관이 다음에 해당하는 경우에는 그 지정을 취소할 수 있다. [개정 2020.8.11] [시행일 2020.9.12]

1. 제2항에 따른 자료 제출 요구 또는 협조 요청에 따르지 아니하는 경우
2. 폐업 등으로 감염병 표본감시 업무를 수행할 수 없는 경우
3. 그 밖에 감염병 표본감시 업무를 게을리하는 등 보건복지부령으로 정하는 경우

⑥ 표본감시의 대상이 되는 감염병은 제4급감염병으로 하고, 표본감시기관의 지정 및 지정취소의 사유 등에 관하여 필요한 사항은 보건복지부령으로 정한다. [시행일 2020.1.1]

⑦ 질병관리청장은 감염병이 발생하거나 유행할 가능성이 있어 관련 정보를 확보할 긴급한 필요가 있다고 인정하는 경우 「공공기관의 운영에 관한 법률」에 따른 공공기관 중 대통령령으로 정하는 공공기관의 장에게 정보 제공을 요구할 수 있다. 이 경우 정보 제공을 요구받은 기관의 장은 정당한 사유가 없는 한 이에 따라야 한다. [개정 2020.8.11] [시행일 2020.9.12]

⑧ 제7항에 따라 제공되는 정보의 내용, 절차 및 정보의 취급에 필요한 사항은 대통령령으로 정한다.

제16조의2 (감염병병원체 확인기관)

① 다음의 기관(이하 "감염병병원체 확인기관"이라 한다)은 실험실 검사 등을 통하여 감염병병원체를 확인할 수 있다. [개정 2023.5.19]

1. 질병관리청
2. 질병대응센터
3. 「보건환경연구원법」 제2조에 따른 보건환경연구원
4. 「지역보건법」 제10조에 따른 보건소
5. 「의료법」 제3조에 따른 의료기관 중 진단검사의학과 전문의가 상근(常勤)하는 기관
6. 「고등교육법」 제4조에 따라 설립된 의과대학 중 진단검사의학과가 개설된 의과대학
7. 「결핵예방법」 제21조에 따라 설립된 대한결핵협회(결핵환자의 병원체를 확인하는 경우만 해당한다)
8. 「민법」 제32조에 따라 한센병환자 등의 치료·재활을 지원할 목적으로 설립된 기관(한센병환자의 병원체를 확인하는 경우만 해당한다)
9. 인체에서 채취한 검사물에 대한 검사를 국가, 지방자치단체, 의료기관 등으로부터 위탁받아 처리하는 기관 중 진단검사의학과 전문의가 상근하는 기관

② 질병관리청장은 감염병병원체 확인의 정확성·신뢰성을 확보하기 위하여 감염병병원체 확인기관의 실험실 검사능력을 평가하고 관리할 수 있다. [개정 2020.8.11] [시행일 2020.9.12]

③ 제2항에 따른 감염병병원체 확인기관의 실험실 검사능력 평가 및 관리에 관한 방법, 절차 등에 관하여 필요한 사항은 보건복지부령으로 정한다.

[본조신설 2020.3.4] [시행일 2020.9.5]

제18조 (역학조사)

① 질병관리청장, 시·도지사 또는 시장·군수·구청장은 감염병이 발생하여 유행할 우려가 있거나, 감염병 여부가 불분명하나 발병원인을 조사할 필요가 있다고 인정하면 지체 없이 역학조사를 하여야 하고, 그 결과에 관한 정보를 필요한 범위에서 해당 의료기관에 제공하여야 한다. 다만, 지역확산 방지 등을 위하여 필요한 경우 다른 의료기관에 제공하여야 한다. [개정 2020.8.11] [시행일 2020.9.12]

② 질병관리청장, 시·도지사 또는 시장·군수·구청장은 역학조사를 하기 위하여 역학조사반을 각각 설치하여야 한다. [개정 2020.8.11] [시행일 2020.9.12]

③ 누구든지 질병관리청장, 시·도지사 또는 시장·군수·구청장이 실시하는 역학조사에서 다음의 행위를 하여서는 아니 된다. [개정 2020.8.11] [시행일 2020.9.12]

1. 정당한 사유 없이 역학조사를 거부·방해 또는 회피하는 행위
2. 거짓으로 진술하거나 거짓 자료를 제출하는 행위
3. 고의적으로 사실을 누락·은폐하는 행위

※ 제18조제3항 위반 시 2년 이하의 징역 또는 2천만원 이하의 벌금에 처한다.

④ 제1항에 따른 역학조사의 내용과 시기·방법 및 제2항에 따른 역학조사반의 구성·임무 등에 관하여 필요한 사항은 대통령령으로 정한다.

시행령

제 15조 (역학조사반의 구성)

① 법 제18조제1항 및 제29조에 따른 역학조사를 하기 위하여 질병관리청에 중앙역학조사반을 두고, 시·도에 시·도역학조사반을 두며, 시·군·구(자치구를 말한다. 이하 같다)에 시·군·구 역학조사반을 둔다. [개정 2020.9.11]

② 중앙역학조사반은 30명 이상, 시·도역학조사반 및 시·군·구여각조사반은 각각 20명 이내의 반원으로 구성하고, 각 역학조사반의 반장은 법 제60조에 따른 방역관 또는 법 제60조의2에 따른 역학조사관으로 한다.

③ 역학조사반원은 다음에 해당하는 사람 중에서 질병관리청장, 시·도지사 및 시장·군수·구청장이 각각 임명하거나 위촉한다. [개정 2020.9.11]

1. 방역, 역학조사 또는 예방접종 업무를 담당하는 공무원
2. 법 제60조의2에 따른 역학조사관
3. 「농어촌 등 보건의료를 위한 특별조치법」에 따라 채용된 공중보건의사
4. 「의료법」 제2조제1항에 따른 의료인
5. 그 밖에 감염병 등과 관련된 분야의 전문가

④ 역학조사반은 감염병 분야와 예방접종 후 이상반응 분야로 구분하여 운영하되, 분야별 운영에 필요한 사항은 질병관리청장이 정한다. [개정 2020.9.11]

제18조의2 (역학조사의 요청) ★

① 「의료법」에 따른 의료인 또는 의료기관의 장은 감염병 또는 알 수 없는 원인으로 인한 질병이 발생하였거나 발생할 것이 우려되는 경우 질병관리청장 또는 시·도지사에게 역학조사를 실시할 것을 요청할 수 있다. [개정 2020.8.11] [시행일 2020.9.12]

② 질병관리청장 또는 시·도지사는 역학조사의 실시 여부 및 그 사유 등을 지체 없이 해당 의료인 또는 의료기관 개설자에게 통지하여야 한다. [개정 2020.8.11] [시행일 2020.9.12]

③ 제1항에 따른 역학조사 실시 요청 및 제2항에 따른 통지의 방법·절차 등 필요한 사항은 보건복지부령으로 정한다.

제19조 (건강진단)

성매개감염병의 예방을 위하여 종사자의 건강진단이 필요한 직업으로 보건복지부령으로 정하는 직업에 종사하는 사람과 성매개감염병에 감염되어 그 전염을 매개할 상당한 우려가 있다고 특별자치시장·특별자치도지사 또는 시장·군수·구청장이 인정한 자는 보건복지부령으로 정하는 바에 따라 성매개감염병에 관한 건강진단을 받아야 한다. [개정 2023.6.13]

UNIT 05 제5장 고위험병원체

제21조 (고위험병원체의 분리, 분양·이동 및 이동신고)

① 감염병환자, 식품, 동식물, 그 밖의 환경 등으로부터 고위험병원체를 분리한 자는 지체 없이 고위험병원체의 명칭, 분리된 검체명, 분리 일자 등을 질병관리청장에게 신고하여야 한다. [개정 2020.8.11] [시행일 2020.9.12]

② 고위험병원체를 분양·이동받으려는 자는 사전에 고위험병원체의 명칭, 분양 및 이동계획 등을 질병관리청장에게 신고하여야 한다. [신설 2019.12.3] [시행일 2020.9.12]

③ 고위험병원체를 이동하려는 자는 사전에 고위험병원체의 명칭과 이동계획 등을 질병관리청장에게 신고하여야 한다. [신설 2019.12.3] [시행일 2020.9.12]

④ 질병관리청장은 제1항부터 제3항까지의 신고를 받은 경우 그 내용을 검토하여 이 법에 적합하면 신고를 수리하여야 한다. [신설 2020.3.4] [시행일 2020.9.12]

⑤ 질병관리청장은 제1항에 따라 고위험병원체의 분리신고를 받은 경우 현장조사를 실시할 수 있다. [신설 2020.3.4] [시행일 2020.9.12]

⑥ 고위험병원체를 보유·관리하는 자는 매년 고위험병원체 보유현황에 대한 기록을 작성하여 질병관리청장에게 제출하여야 한다. [신설 2018.3.27] [시행일 2020.9.12]

⑦ 제1항부터 제3항까지에 따른 신고 및 제6항에 따른 기록 작성·제출의 방법 및 절차 등에 관하여 필요한 사항은 보건복지부령으로 정한다. [개정 2020.3.4] [시행일 2020.6.4]

[시행일 2020.6.4]

※ 제21조제1항부터 제3항까지 또는 같은 조 제5항 위반 시 2년 이하의 징역 또는 2천만원 이하의 벌금에 처한다.

UNIT 06 제6장 예방접종

제24조 (필수예방접종) ★★★★

① 특별자치도지사 또는 시장·군수·구청장은 다음의 질병에 대하여 관할 보건소를 통하여 필수예방접종(이하 "필수예방접종"이라 한다)을 실시하여야 한다. [개정 2020.8.11] [시행일 2023.6.29]

1. 디프테리아
2. 폴리오
3. 백일해
4. 홍역
5. 파상풍
6. 결핵
7. B형간염
8. 유행성이하선염
9. 풍진
10. 수두
11. 일본뇌염
12. b형헤모필루스인플루엔자
13. 폐렴구균
14. 인플루엔자
15. A형간염
16. 사람유두종바이러스 감염증
17. 그룹 A형 로타바이러스 감염증
18. 그 밖에 질병관리청장이 감염병의 예방을 위하여 필요하다고 인정하여 지정하는 감염병

② 특별자치시장·특별자치도지사 또는 시장·군수·구청장은 제1항에 따른 필수예방접종업무를 대통령령으로 정하는 바에 따라 관할구역 안에 있는 「의료법」에 따른 의료기관에 위탁할 수 있다.

③ 특별자치시장·특별자치도지사 또는 시장·군수·구청장은 필수예방접종 대상 아동 부모에게 보건복지부령으로 정하는 바에 따라 필수예방접종을 사전에 알려야 한다. 이 경우 「개인정보 보호법」 제24조에 따른 고유식별정보를 처리할 수 있다.

제25조 (임시예방접종)

① 특별자치시장·특별자치도지사 또는 시장·군수·구청장은 다음에 해당하면 관할 보건소를 통하여 임시예방접종을 하여야 한다. [개정 2023.6.13]

1. 질병관리청장이 감염병 예방을 위하여 특별자치도지사 또는 시장·군수·구청장에게 예방접종을 실시할 것을 요청한 경우
2. 특별자치도지사 또는 시장·군수·구청장이 감염병 예방을 위하여 예방접종이 필요하다고 인정하는 경우

② 제1항에 따른 임시예방접종업무의 위탁에 관하여는 제24조제2항을 준용한다.

제27조 (예방접종증명서)

① 질병관리청장, 특별자치시장·특별자치도지사 또는 시장·군수·구청장은 필수예방접종 또는 임시예방접종을 받은 사람 본인 또는 법정대리인에게 보건복지부령으로 정하는 바에 따라 예방접종증명서를 발급하여야 한다. [개정 2023.6.13]

② 특별자치시장·특별자치도지사나 시장·군수·구청장이 아닌 자가 이 법에 따른 예방접종을 한 때에는 질병관리청장, 특별자치도지사 또는 시장·군수·구청장은 보건복지부령으로 정하는 바에 따라 해당 예방접종을 한 자로 하여금 예방접종증명서를 발급하게 할 수 있다.

③ 제1항 및 제2항에 따른 예방접종증명서는 전자문서를 이용하여 발급할 수 있다.

제28조 (예방접종 기록의 보존 및 보고 등)

① 특별자치시장·특별자치도지사 또는 시장·군수·구청장은 필수예방접종 및 임시예방접종을 하거나, 제2항에 따라 보고를 받은 경우에는 보건복지부령으로 정하는 바에 따라 예방접종에 관한 기록을 작성·보관하여야 하고, 그 내용을 시·도지사 및 질병관리청장에게 각각 보고하여야 한다. [개정 2020.8.11] [시행일 2020.9.12]

② 특별자치시장·특별자치도지사 또는 시장·군수·구청장이 아닌 자가 이 법에 따른 예방접종을 하면 보건복지부령으로 정하는 바에 따라 특별자치시장·특별자치도지사 또는 시장·군수·구청장에게 보고하여야 한다.

제29조 (예방접종에 관한 역학조사)

질병관리청장, 시·도지사 또는 시장·군수·구청장은 다음의 구분에 따라 조사를 실시하고, 예방접종 후 이상반응 사례가 발생하면 그 원인을 밝히기 위하여 제18조에 따라 역학조사를 하여야 한다. [개정 2020.8.11] [시행일 2020.9.12]

1. 질병관리청장: 예방접종의 효과 및 예방접종 후 이상반응에 관한 조사
2. 시·도지사 또는 시장·군수·구청장: 예방접종 후 이상반응에 관한 조사

제31조 (예방접종 완료 여부의 확인)

① 특별자치시장·특별자치도지사 또는 시장·군수·구청장은 초등학교와 중학교의 장에게 「학교보건법」 제10조에 따른 예방접종 완료 여부에 대한 검사 기록을 제출하도록 요청할 수 있다. [개정 2023.6.13]

② 특별자치시장·특별자치도지사 또는 시장·군수·구청장은 「유아교육법」에 따른 유치원의 장과 「영유아보육법」에 따른 어린이집의 원장에게 보건복지부령으로 정하는 바에 따라 영유아의 예방접종 여부를 확인하도록 요청할 수 있다.

③ 특별자치시장·특별자치도지사 또는 시장·군수·구청장은 제1항에 따른 제출 기록 및 제2항에 따른 확인 결과를 확인하여 예방접종을 끝내지 못한 영유아, 학생 등이 있으면 그 영유아 또는 학생 등에게 예방접종을 하여야 한다.

UNIT 07 제7장 감염 전파의 차단 조치

제34조 (감염병 위기관리대책의 수립·시행)

① 보건복지부장관 및 질병관리청장은 감염병의 확산 또는 해외 신종감염병의 국내 유입으로 인한 재난상황에 대처하기 위하여 위원회의 심의를 거쳐 감염병 위기관리대책을 수립·시행하여야 한다. [개정 2020.8.11] [시행일 2020.9.12]

② 감염병 위기관리대책에는 다음의 사항이 포함되어야 한다. [개정 2020.8.11, 2020.9.29, 2020.12.15, 2021.3.9] [시행일 2021.9.10]

1. 재난상황 발생 및 해외 신종감염병 유입에 대한 대응체계 및 기관별 역할
2. 재난 및 위기상황의 판단, 위기경보 결정 및 관리체계
3. 감염병위기 시 동원하여야 할 의료인 등 전문인력, 시설, 의료기관의 명부 작성
4. 의료·방역 물품의 비축방안 및 조달방안
5. 재난 및 위기상황별 국민행동요령, 동원 대상 인력, 시설, 기관에 대한 교육 및 도상연습 등 실제 상황대비 훈련

5의2. 감염병 발생 및 전파상황에 따른 감염취약계층 및 사회복지시설의 유형별 대응방안

6. 그 밖에 재난상황 및 위기상황 극복을 위하여 필요하다고 보건복지부장관 및 질병관리청장이 인정하는 사항

③ 보건복지부장관 및 질병관리청장은 감염병 위기관리대책에 따른 정기적인 훈련을 실시하여야 한다. [시행일 2020.9.12]

④ 감염병 위기관리대책의 수립 및 시행 등에 필요한 사항은 대통령령으로 정한다.

제34조의2 (감염병위기 시 정보공개)

① 질병관리청장, 시·도지사 및 시장·군수·구청장은 국민의 건강에 위해가 되는 감염병 확산으로 인하여「재난 및 안전관리 기본법」 제38조제2항에 따른 주의 이상의 위기경보가 발령되면 감염병 환자의 이동경로, 이동수단, 진료의료기관 및 접촉자 현황, 감염병의 지역별·연령대별 발생 및 검사 현황 등 국민들이 감염병 예방을 위하여 알아야 하는 정보를 정보통신망 게재 또는 보도자료 배포 등의 방법으로 신속히 공개하여야 한다. 다만, 성별, 나이, 그 밖에 감염병 예방과 관계없다고 판단되는 정보로서 대통령령으로 정하는 정보는 제외하여야 한다. [개정 2021.3.9]

② 질병관리청장, 시·도지사 및 시장·군수·구청장은 제1항에 따라 공개한 정보가 그 공개목적의 달성 등으로 공개될 필요가 없어진 때에는 지체 없이 그 공개된 정보를 삭제하여야 한다. [신설 2020.9.29]

③ 누구든지 제1항에 따라 공개된 사항이 다음에 해당하는 경우에는 질병관리청장, 시·도지사 또는 시장·군수·구청장에게 서면이나 말로 또는 정보통신망을 이용하여 이의신청을 할 수 있

다. [신설 2020.3.4]

1. 공개된 사항이 사실과 다른 경우
2. 공개된 사항에 관하여 의견이 있는 경우

④ 질병관리청장, 시·도지사 및 시장·군수·구청장은 제3항에 따라 신청한 이의가 상당한 이유가 있다고 인정하는 경우에는 지체 없이 공개된 정보의 정정 등 필요한 조치를 하여야 한다. [신설 2020.3.4]

⑤ 제1항부터 제3항까지에 따른 정보공개 및 삭제와 이의신청의 범위, 절차 및 방법 등에 관하여 필요한 사항은 보건복지부령으로 정한다. [개정 2020.3.4, 2020.9.29]

제35조의2 (재난 시 의료인에 대한 거짓 진술 등의 금지)

누구든지 감염병에 관하여 「재난 및 안전관리 기본법」 제38조제2항에 따른 주의 이상의 예보 또는 경보가 발령된 후에는 의료인에 대하여 의료기관 내원(內院)이력 및 진료이력 등 감염 여부 확인에 필요한 사실에 관하여 거짓 진술, 거짓 자료를 제출하거나 고의적으로 사실을 누락·은폐하여서는 아니 된다.

제38조 (감염병환자등의 입소 거부 금지)

감염병관리기관은 정당한 사유 없이 감염병환자등의 입소(入所)를 거부할 수 없다.

제41조 (감염병환자등의 관리)

① 감염병 중 특히 전파 위험이 높은 감염병으로서 제1급감염병 및 질병관리청장이 고시한 감염병에 걸린 감염병환자등은 감염병관리기관, 감염병전문병원 및 감염병관리시설을 갖춘 의료기관(이하 "감염병관리기관등")에서 입원치료를 받아야 한다. [개정 2020.8.11, 2020.8.12]

② 질병관리청장, 시·도지사 또는 시장·군수·구청장은 다음에 해당하는 사람에게 자가(自家)치료, 제37조제1항제2호에 따라 설치·운영하는 시설에서의 치료 또는 의료기관 입원치료를 하게 할 수 있다. [개정 2020.8.11, 2020.8.12] [시행일 2020.10.13]

1. 제1항에도 불구하고 의사가 자가치료 또는 시설치료가 가능하다고 판단하는 사람
2. 제1항에 따른 입원치료 대상자가 아닌 사람
3. 감염병의심자

③ 보건복지부장관, 질병관리청장, 시·도지사 또는 시장·군수·구청장은 다음에 해당하는 경우 제1항 또는 제2항에 따라 치료 중인 사람을 다른 감염병관리기관등이나 감염병관리기관등이 아닌 의료기관으로 전원(轉院)하거나, 자가 또는 제37조제1항제2호에 따라 설치·운영하는 시설로 이송하여 치료받게 할 수 있다. [신설 2020.8.12] [시행일 2020.10.13]

1. 중증도의 변경이 있는 경우
2. 의사가 입원치료의 필요성이 없다고 판단하는 경우
3. 격리병상이 부족한 경우 등 질병관리청장이 전원등의 조치가 필요하다고 인정하는 경우

④ 감염병환자등은 제3항에 따른 조치를 따라야 하며, 정당한 사유 없이 이를 거부할 경우 치료에 드는 비용은 본인이 부담한다. [신설 2020.8.12] [시행일 2020.10.13]

⑤ 제1항 및 제2항에 따른 입원치료, 자가치료, 시설치료의 방법 및 절차, 제3항에 따른 전원 등의 방법 및 절차 등에 관하여 필요한 사항은 대통령령으로 정한다. [개정 2020.8.12] [시행일 2020.10.13]

제42조 (감염병에 관한 강제처분)

① 질병관리청장, 시·도지사 또는 시장·군수·구청장은 해당 공무원으로 하여금 다음에 해당하는 감염병환자등이 있다고 인정되는 주거시설, 선박·항공기·열차 등 운송수단 또는 그 밖의 장소에 들어가 필요한 조사나 진찰을 하게 할 수 있으며, 그 진찰 결과 감염병환자등으로 인정될 때에는 동행하여 치료받게 하거나 입원시킬 수 있다. [개정 2020.8.11] [시행일 2020.9.12]

1. 제1급감염병
2. 제2급감염병 중 결핵, 홍역, 콜레라, 장티푸스, 파라티푸스, 세균성이질, 장출혈성대장균감염증, A형간염, 수막구균 감염증, 폴리오, 성홍열 또는 질병관리청장이 정하는 감염병
3. 삭제 [2018.3.27] [시행일 2020.1.1]
4. 제3급감염병 중 질병관리청장이 정하는 감염병
5. 세계보건기구 감시대상 감염병
6. 삭제 [2018.3.27] [시행일 2020.1.1]

② 질병관리청장, 시·도지사 또는 시장·군수·구청장은 제1급감염병이 발생한 경우 해당 공무원으로 하여금 감염병의심자에게 다음의 조치를 하게 할 수 있다. 이 경우 해당 공무원은 감염병 증상 유무를 확인하기 위하여 필요한 조사나 진찰을 할 수 있다. [신설 2020.3.4, 2020.8.11, 2020.9.29]

1. 자가(自家) 또는 시설에 격리
1의2. 제1호에 따른 격리에 필요한 이동수단의 제한
2. 유선·무선 통신, 정보통신기술을 활용한 기기 등을 이용한 감염병의 증상 유무 확인이나 위치정보의 수집. 이 경우 위치정보의 수집은 제1호에 따라 격리된 사람으로 한정한다.
3. 감염 여부 검사

③ 질병관리청장, 시·도지사 또는 시장·군수·구청장은 제2항에 따른 조사나 진찰 결과 감염병환자등으로 인정된 사람에 대해서는 해당 공무원과 동행하여 치료받게 하거나 입원시킬 수 있다. [신설 2020.3.4] [시행일 2020.9.12]

④ 질병관리청장, 시·도지사 또는 시장·군수·구청장은 제1항·제2항에 따른 조사·진찰이나 제13조 제2항에 따른 검사를 거부하는 사람(이하 이 조에서 "조사거부자"라 한다)에 대해서는 해당 공무원으로 하여금 감염병관리기관에 동행하여 필요한 조사나 진찰을 받게 하여야 한다. [개정 2020.3.4, 2020.8.11] [시행일 2020.9.12]

⑤ 제1항부터 제4항까지에 따라 조사·진찰·격리·치료 또는 입원 조치를 하거나 동행하는 공무원은 그 권한을 증명하는 증표를 지니고 이를 관계인에게 보여주어야 한다.

⑥ 질병관리청장, 시·도지사 또는 시장·군수·구청장은 제2항부터 제4항까지 및 제7항에 따른 조사·진찰·격리·치료 또는 입원 조치를 위하여 필요한 경우에는 관할 경찰서장에게 협조를 요청할 수 있다. 이 경우 요청을 받은 관할 경찰서장은 정당한 사유가 없으면 이에 따라야 한다. [시행일 2020.9.12]

⑦ 질병관리청장, 시·도지사 또는 시장·군수·구청장은 조사거부자를 자가 또는 감염병관리시설에 격리할 수 있으며, 제4항에 따른 조사·진찰 결과 감염병환자등으로 인정될 때에는 감염병관리시설에서 치료받게 하거나 입원시켜야 한다. [시행일 2020.9.12]

⑧ 질병관리청장, 시·도지사 또는 시장·군수·구청장은 감염병의심자 또는 조사거부자가 감염병환자등이 아닌 것으로 인정되면 제2항 또는 제7항에 따른 격리 조치를 즉시 해제하여야 한다. [시행일 2020.9.12]

⑨ 질병관리청장, 시·도지사 또는 시장·군수·구청장은 제7항에 따라 조사거부자를 치료·입원시킨 경우 그 사실을 조사거부자의 보호자에게 통지하여야 한다. 이 경우 통지의 방법·절차 등에 관하여 필요한 사항은 제43조를 준용한다. [시행일 2020.9.12]

⑩ 제8항에도 불구하고 정당한 사유 없이 격리 조치가 해제되지 아니하는 경우 감염병의심자 및 조사거부자는 구제청구를 할 수 있으며, 그 절차 및 방법 등에 대해서는 「인신보호법」을 준용한다. 이 경우 "감염병의심자 및 조사거부자"는 "피수용자"로, 격리 조치를 명한 "질병관리청장, 시·도지사 또는 시장·군수·구청장"은 "수용자"로 본다(다만, 「인신보호법」 제6조제1항제3호는 적용을 제외한다). [시행일 2020.9.12]

⑪ 제1항부터 제4항까지 및 제7항에 따라 조사·진찰·격리·치료를 하는 기관의 지정 기준, 제2항에 따른 감염병의심자에 대한 격리나 증상여부 확인 방법 등 필요한 사항은 대통령령으로 정한다.

⑫ 제2항제2호에 따라 수집된 위치정보의 저장·보호·이용 및 파기 등에 관한 사항은 「위치정보의 보호 및 이용 등에 관한 법률」을 따른다. [신설 2020.9.29]

제45조 (업무 종사의 일시 제한)

① 감염병환자등은 보건복지부령으로 정하는 바에 따라 업무의 성질상 일반인과 접촉하는 일이 많은 직업에 종사할 수 없고, 누구든지 감염병환자등을 그러한 직업에 고용할 수 없다.

② 제19조에 따른 성매개감염병에 관한 건강진단을 받아야 할 자가 건강진단을 받지 아니한 때에는 같은 조에 따른 직업에 종사할 수 없으며 해당 영업을 영위하는 자는 건강진단을 받지 아니한 자를 그 영업에 종사하게 하여서는 아니 된다.

규칙

제33조 (업무 종사의 일시 제한)

① 법 제45조제1항에 따라 일시적으로 업무 종사의 제한을 받는 감염병환자등은 다음의 감염병에 해당하는 감염병환자등으로 하고, 그 제한 기간은 감염력이 소멸되는 날까지로 한다. [시행일 2020.1.1]

1. 콜레라
2. 장티푸스
3. 파라티푸스
4. 세균성이질
5. 장출혈성대장균감염증
6. A형간염

② 법 제45조제1항에 따라 업무 종사의 제한을 받는 업종은 다음과 같다.

1. 「식품위생법」제2조제12호에 따른 집단급식소
2. 「식품위생법」제36제1항제3호 따른 식품접객업

제46조 (건강진단 및 예방접종 등의 조치)

질병관리청장, 시·도지사 또는 시장·군수·구청장은 보건복지부령으로 정하는 바에 따라 다음에 해당하는 사람에게 건강진단을 받거나 감염병 예방에 필요한 예방접종을 받게 하는 등의 조치를 할 수 있다. [개정 2020.8.11] [시행일 2020.9.12]

1. 감염병환자등의 가족 또는 그 동거인
2. 감염병 발생지역에 거주하는 사람 또는 그 지역에 출입하는 사람으로서 감염병에 감염되었을 것으로 의심되는 사람
3. 감염병환자등과 접촉하여 감염병에 감염되었을 것으로 의심되는 사람

제47조 (감염병 유행에 대한 방역 조치)

질병관리청장, 시·도지사 또는 시장·군수·구청장은 감염병이 유행하면 감염병 전파를 막기 위하여 다음에 해당하는 모든 조치를 하거나 그에 필요한 일부 조치를 하여야 한다.

[개정 2020.3.4, 2020.8.11]

1. 감염병환자등이 있는 장소나 감염병병원체에 오염되었다고 인정되는 장소에 대한 다음의 조치
   가. 일시적 폐쇄
   나. 일반 공중의 출입금지
   다. 해당 장소 내 이동제한
   라. 그 밖에 통행차단을 위하여 필요한 조치
2. 의료기관에 대한 업무 정지
3. 감염병의심자를 적당한 장소에 일정한 기간 입원 또는 격리시키는 것

> 기존 [감염병병원체에 감염되었다고 의심되는 사람]에서 [감염병의심자]로 변경

4. 감염병병원체에 오염되었거나 오염되었다고 의심되는 물건을 사용·접수·이동하거나 버리는 행위 또는 해당 물건의 세척을 금지하거나 태우거나 폐기처분하는 것
5. 감염병병원체에 오염된 장소에 대한 소독이나 그 밖에 필요한 조치를 명하는 것
6. 일정한 장소에서 세탁하는 것을 막거나 오물을 일정한 장소에서 처리하도록 명하는 것

UNIT 08 제8장 예방 조치

제49조 (감염병의 예방 조치)

① 질병관리청장, 시·도지사 또는 시장·군수·구청장은 감염병을 예방하기 위하여 다음에 해당하는 모든 조치를 하거나 그에 필요한 일부 조치를 하여야 하며, 보건복지부장관은 감염병을 예방하기 위하여 제2호, 제2호의2부터 제2호의4까지, 제12호 및 제12호의2에 해당하는 조치를 할 수 있다. [개정 2020.3.4, 2020.8.11, 2020.8.12, 2020.9.29, 2021.3.9]

1. 관할 지역에 대한 교통의 전부 또는 일부를 차단하는 것
2. 흥행, 집회, 제례 또는 그 밖의 여러 사람의 집합을 제한하거나 금지하는 것

2의2. 감염병 전파의 위험성이 있는 장소 또는 시설의 관리자·운영자 및 이용자 등에 대하여 출입자 명단 작성, 마스크 착용 등 방역지침의 준수를 명하는 것

2의3. 버스·열차·선박·항공기 등 감염병 전파가 우려되는 운송수단의 이용자에 대하여 마스크 착용 등 방역지침의 준수를 명하는 것

2의4. 감염병 전파가 우려되어 지역 및 기간을 정하여 마스크 착용 등 방역지침 준수를 명하는 것

3. 건강진단, 시체 검안 또는 해부를 실시하는 것
4. 감염병 전파의 위험성이 있는 음식물의 판매·수령을 금지하거나 그 음식물의 폐기나 그 밖에 필요한 처분을 명하는 것
5. 인수공통감염병 예방을 위하여 살처분(殺處分)에 참여한 사람 또는 인수공통감염병에 드러난 사람 등에 대한 예방조치를 명하는 것
6. 감염병 전파의 매개가 되는 물건의 소지·이동을 제한·금지하거나 그 물건에 대하여 폐기, 소각 또는 그 밖에 필요한 처분을 명하는 것
7. 선박·항공기·열차 등 운송 수단, 사업장 또는 그 밖에 여러 사람이 모이는 장소에 의사를 배치하거나 감염병 예방에 필요한 시설의 설치를 명하는 것
8. 공중위생에 관계있는 시설 또는 장소에 대한 소독이나 그 밖에 필요한 조치를 명하거나 상수도·하수도·우물·쓰레기장·화장실의 신설·개조·변경·폐지 또는 사용을 금지하는 것

9. 쥐, 위생해충 또는 그 밖의 감염병 매개동물의 구제(驅除) 또는 구제시설의 설치를 명하는 것
10. 일정한 장소에서의 어로(漁撈)·수영 또는 일정한 우물의 사용을 제한하거나 금지하는 것
11. 감염병 매개의 중간 숙주가 되는 동물류의 포획 또는 생식을 금지하는 것
12. 감염병 유행기간 중 의료인·의료업자 및 그 밖에 필요한 의료관계요원을 동원하는 것
12의2. 감염병 유행기간 중 의료기관 병상, 연수원·숙박시설 등 시설을 동원하는 것
13. 감염병병원체에 오염되었거나 오염되었을 것으로 의심되는 시설 또는 장소에 대한 소독이나 그 밖에 필요한 조치를 명하는 것
14. 감염병의심자를 적당한 장소에 일정한 기간 입원 또는 격리시키는 것

② 시·도지사 또는 시장·군수·구청장은 제1항제8호 및 제10호에 따라 식수를 사용하지 못하게 하려면 그 사용금지기간 동안 별도로 식수를 공급하여야 하며, 제1항제1호·제2호·제6호·제8호·제10호 및 제11호에 따른 조치를 하려면 그 사실을 주민에게 미리 알려야 한다.

③ 시·도지사 또는 시장·군수·구청장은 제1항제2호의2의 조치를 따르지 아니한 관리자·운영자에게 해당 장소나 시설의 폐쇄를 명하거나 3개월 이내의 기간을 정하여 운영의 중단을 명할 수 있다. 다만, 운영중단 명령을 받은 자가 그 운영중단기간 중에 운영을 계속한 경우에는 해당 장소나 시설의 폐쇄를 명하여야 한다. [신설 2020.9.29, 2021.3.9]

④ 제3항에 따라 장소나 시설의 폐쇄 또는 운영 중단 명령을 받은 관리자·운영자는 정당한 사유가 없으면 이에 따라야 한다. [신설 2021.3.9]

⑤ 시·도지사 또는 시장·군수·구청장은 제3항에 따른 폐쇄 명령에도 불구하고 관리자·운영자가 그 운영을 계속하는 경우에는 관계 공무원에게 해당 장소나 시설을 폐쇄하기 위한 다음의 조치를 하게 할 수 있다. [신설 2020.9.29, 2021.3.9]
1. 해당 장소나 시설의 간판이나 그 밖의 표지판의 제거
2. 해당 장소나 시설이 제3항에 따라 폐쇄된 장소나 시설임을 알리는 게시물 등의 부착

⑥ 제3항에 따른 장소나 시설의 폐쇄를 명한 시·도지사 또는 시장·군수·구청장은 위기경보 또는 방역지침의 변경으로 장소 또는 시설 폐쇄의 필요성이 없어진 경우, 「재난 및 안전관리 기본법」 제11조의 지역위원회 심의를 거쳐 폐쇄 중단 여부를 결정할 수 있다. [신설 2021.3.9]

⑦ 제3항에 따른 행정처분의 기준은 그 위반행위의 종류와 위반 정도 등을 고려하여 보건복지부령으로 정한다. [신설 2020.9.29, 2021.3.9]

UNIT 09 제9장 방역관, 역학조사관, 검역위원 및 예방위원 등

제60조 (방역관)

① 질병관리청장 및 감염병 예방 및 방역에 관한 업무를 담당하는 방역관을 소속 공무원 중에서 임명한다. 다만, 감염병 예방 및 방역에 관한 업무를 처리하기 위하여 필요한 경우에는 시장·군수·구청장이 방역관을 소속 공무원 중에서 임명할 수 있다. [개정 2020.3.4, 2020.8.11] [시행일 2020.9.12]

② 방역관은 제4조제2항제1호부터 제7호까지의 업무를 담당한다. 다만, 질병관리청 소속 방역관은 같은 항 제8호의 업무도 담당한다. [개정 2020.8.11] [시행일 2020.9.12]

③ 방역관은 감염병의 국내 유입 또는 유행이 예견되어 긴급한 대처가 필요한 경우 제4조제2항 제1호 및 제2호에 따른 업무를 수행하기 위하여 통행의 제한 및 주민의 대피, 감염병의 매개가 되는 음식물·물건 등의 폐기·소각, 의료인 등 감염병 관리인력에 대한 임무부여 및 방역물자의 배치 등 감염병 발생지역의 현장에 대한 조치권한을 가진다.

④ 감염병 발생지역을 관할하는 「국가경찰과 자치경찰의 조직 및 운영에 관한 법률」 제12조 및 제13조에 따른 경찰관서 및 「소방기본법」 제3조에 따른 소방관서의 장, 「지역보건법」 제10조에 따른 보건소의 장 등 관계 공무원 및 그 지역 내의 법인·단체·개인은 정당한 사유가 없으면 제3항에 따른 방역관의 조치에 협조하여야 한다. [개정 2020.12.22] [시행일 2021.1.1]

⑤ 제1항부터 제4항까지 규정한 사항 외에 방역관의 자격·직무·조치권한의 범위 등에 관하여 필요한 사항은 대통령령으로 정한다.

제60조의2 (역학조사관)

① 감염병 역학조사에 관한 사무를 처리하기 위하여 질병관리청 소속 공무원으로 100명 이상, 시·도 소속 공무원으로 각각 2명 이상의 역학조사관을 두어야 한다. 이 경우 시·도 역학조사관 중 1명 이상은「의료법」 제2조제1항에 따른 의료인 중 의사로 임명하여야 한다. [개정 2020.3.4, 2020.8.11] [시행일 2020.9.12].

② 시장·군수·구청장은 역학조사에 관한 사무를 처리하기 위하여 필요한 경우 소속 공무원으로 역학조사관을 둘 수 있다. 다만, 인구수 등을 고려하여 보건복지부령으로 정하는 기준을 충족하는 시·군·구의 장은 소속 공무원으로 1명 이상의 역학조사관을 두어야 한다. [신설 2020.3.4] [시행일 2020.9.5]

③ 역학조사관은 다음에 해당하는 사람으로서 제18조의3에 따른 역학조사 교육·훈련 과정을 이수한 사람 중에서 임명한다. [개정 2020.3.4] [시행일 2020.9.5]

1. 방역, 역학조사 또는 예방접종 업무를 담당하는 공무원
2. 「의료법」 제2조제1항에 따른 의료인
3. 그 밖에 약사, 수의사 등 감염병·역학 관련 분야의 전문가

④ 역학조사관은 감염병의 확산이 예견되는 긴급한 상황으로서 즉시 조치를 취하지 아니하면 감염병이 확산되어 공중위생에 심각한 위해를 가할 것으로 우려되는 경우 일시적으로 제47조 제1호 각 목의 조치를 할 수 있다. [개정 2020.3.4] [시행일 2020.9.5]

⑤ 「국가경찰과 자치경찰의 조직 및 운영에 관한 법률」 제12조 및 제13조에 따른 경찰관서 및 「소방기본법」 제3조에 따른 소방관서의 장,「지역보건법」 제10조에 따른 보건소의 장 등 관계 공무원은 정당한 사유가 없으면 제4항에 따른 역학조사관의 조치에 협조하여야 한다. [개정 2020.3.4, 2020.12.22] [시행일 2021.1.1]

⑥ 역학조사관은 제4항에 따른 조치를 한 경우 즉시 질병관리청장, 시·도지사 또는 시장·군수·구청장에게 보고하여야 한다. [개정 2020.3.4, 2020.8.11] [시행일 2020.9.12]

⑦ 질병관리청장, 시·도지사 또는 시장·군수·구청장은 제3항 따라 임명된 역학조사관에게 예산의 범위에서 직무 수행에 필요한 비용 등을 지원할 수 있다. [개정 2020.3.4, 2020.8.11] [시행일 2020.9.12]

⑧ 제1항부터 제7항까지 규정한 사항 외에 역학조사관의 자격·직무·권한·비용지원 등에 관하여 필요한 사항은 대통령령으로 정한다. [개정 2020.3.4] [시행일 2020.9.5]

제61조 (검역위원)

① 시·도지사는 감염병을 예방하기 위하여 필요하면 검역위원을 두고 검역에 관한 사무를 담당하게 하며, 특별히 필요하면 운송수단 등을 검역하게 할 수 있다.

② 검역위원은 제1항에 따른 사무나 검역을 수행하기 위하여 운송수단 등에 무상으로 승선하거나 승차할 수 있다.

③ 제1항에 따른 검역위원의 임명 및 직무 등에 관하여 필요한 사항은 보건복지부령으로 정한다.

제62조 (예방위원)

① 특별자치시장·특별자치도지사 또는 시장·군수·구청장은 감염병이 유행하거나 유행할 우려가 있으면 특별자치도 또는 시·군·구(자치구를 말한다. 이하 같다)에 감염병 예방 사무를 담당하는 예방위원을 둘 수 있다. [개정 2023.6.13]

② 제1항에 따른 예방위원은 무보수로 한다. 다만, 특별자치시장·특별자치도 또는 시·군·구의 인구 2만명당 1명의 비율로 유급위원을 둘 수 있다.

③ 제1항에 따른 예방위원의 임명 및 직무 등에 관하여 필요한 사항은 보건복지부령으로 정한다.

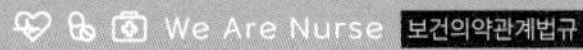

감염병의 예방 및 관리에 관한 법률 문제

01 「감염병의 예방 및 관리에 관한 법률」의 목적은 감염병의 ( )과/와 ( )을/를 방지하여 국민건강의 증진 및 유지에 이바지함을 목적으로 한다. ( )에 적합한 것은?

① 예방, 전염
② 발생, 만연
③ 발생, 유행
④ 관리, 전파
⑤ 예방, 관리

정답 ③

해설 **제1조(목적)**
이 법은 국민 건강에 위해(危害)가 되는 감염병의 발생과 유행을 방지하고, 그 예방 및 관리를 위하여 필요한 사항을 규정함으로써 국민 건강의 증진 및 유지에 이바지함을 목적으로 한다.

02 다음 중 표본감시의 대상이 되는 감염병으로 옳은 것은?

① 일본뇌염
② B형간염
③ 큐열
④ 수족구병
⑤ 뎅기열

정답 ④

해설 **제2조(정의)**
5. "제4급감염병"이란 제1급감염병부터 제3급감염병까지의 감염병 외에 유행 여부를 조사하기 위하여 표본감시 활동이 필요한 다음의 감염병을 말한다. [개정 2023.8.8]

가. 인플루엔자	나. ~~매독(梅毒)~~ [삭제]
다. 회충증	라. 편충증
마. 요충증	바. 간흡충증
사. 폐흡충증	아. 장흡충증
자. 수족구병	차. 임질
카. 클라미디아감염증	타. 연성하감
파. 성기단순포진	하. 첨규콘딜롬

거. 반코마이신내성장알균(VRE) 감염증	너. 메티실린내성황색포도알균(MRSA) 감염증
더. 다제내성녹농균(MRPA) 감염증	러. 다제내성아시네토박터바우마니균(MRAB) 감염증
머. 장관감염증	버. 급성호흡기감염증
서. 해외유입기생충감염증	어. 엔테로바이러스감염증
저. 사람유두종바이러스 감염증	

03 감염병환자가 발생한 경우 그 발생규모를 파악하고 감염원을 추적하는 활동은?

① 역학조사　② 표본감시
③ 실태조사　④ 건강진단
⑤ 방역조치

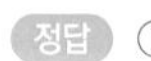 ①

해설 제2조(정의)

17. "역학조사"란 감염병환자, 감염병의사환자 또는 병원체보유자(이하 "감염병환자등"이라 한다)가 발생한 경우 감염병의 차단과 확산 방지 등을 위하여 감염병환자등의 발생 규모를 파악하고 감염원을 추적하는 등의 활동과 감염병 예방접종 후 이상반응 사례가 발생한 경우나 감염병 여부가 불분명하나 그 발병원인을 조사할 필요가 있는 사례가 발생한 경우 그 원인을 규명하기 위하여 하는 활동을 말한다.

04 감염병에 관한 신고를 받은 보건소장 등이 해야 할 조치로 알맞은 것은?

① 신고를 받은 보건소장은 그 내용을 관할 특별자치도지사 또는 시장·군수·구청장에게 보고하여야 한다.
② 보고를 받은 특별자치도지사 또는 시장·군수·구청장은 이를 질병관리청장에게 보고하여야 한다.
③ 신고를 받은 보건소장은 그 내용을 보건복지부장관에게 보고하여야 한다.
④ 신고를 받은 보건소장은 그 내용을 관할 경찰서장에게 보고하여야 한다.
⑤ 신고를 받은 보건소장은 그 내용을 질병관리청장에게 보고하여야 한다.

정답 ①

해설 제13조(보건소장 등의 보고 등)

① 제11조 및 제12조에 따라 신고를 받은 보건소장은 그 내용을 관할 특별자치도지사 또는 시장·군수·구청장에게 보고하여야 하며, 보고를 받은 특별자치도지사 또는 시장·군수·구청장은 이를 질병관리청장 및 시·도지사에게 각각 보고하여야 한다. [개정 2020.8.11] [시행일 2020.9.12]

05 「감염병의 예방 및 관리에 관한 법률」상 특별자치도지사 또는 시장·군수·구청장이 필수예방접종을 실시하여야 하는 질병은?

① 홍역, A형간염
② 공수병, 인플루엔자
③ 콜레라, 비브리오패혈증
④ B형간염, 중증 급성호흡기 증후군
⑤ 세균성이질, 장출혈성대장균감염증

정답 ①

해설 **제24조(필수예방접종)**

① 특별자치도지사 또는 시장·군수·구청장은 다음의 질병에 대하여 관할 보건소를 통하여 필수예방접종(이하 "필수예방접종"이라 한다)을 실시하여야 한다. [시행일 2023.6.29]

1. 디프테리아
2. 폴리오
3. 백일해
4. 홍역
5. 파상풍
6. 결핵
7. B형간염
8. 유행성이하선염
9. 풍진
10. 수두
11. 일본뇌염
12. b형헤모필루스인플루엔자
13. 폐렴구균
14. 인플루엔자
15. A형간염
16. 사람유두종바이러스 감염증
17. 그룹 A형 로타바이러스 감염증
18. 그 밖에 질병관리청장이 감염병의 예방을 위하여 필요하다고 인정하여 지정하는 감염병

06 감염병병원체가 인체에 침입한 것으로 의심이 되나 감염병환자로 확인되기 전 단계에 있는 사람을 무엇이라 하는가?

① 병원체보유자
② 감염병환자
③ 감염병의사환자
④ 감염병조사자
⑤ 감염병관리대상자

정답 ③

해설 **제2조(정의)**

14. "감염병의사환자"란 감염병병원체가 인체에 침입한 것으로 의심이 되나 감염병환자로 확인되기 전 단계에 있는 사람을 말한다.

05. ① 06. ③

07 **「감염병의 예방 및 관리에 관한 법률」 상 '고위험 병원체'에 의해 발생되는 감염병은?**

① 국내에서 새로 발생한 신종 감염병
② 국내 유입이 우려되는 해외 유행감염병
③ 동물과 사람 간에 상호 전파되는 감염병
④ 간헐적으로 유행할 가능성이 있어서 지속적으로 감시해야 하는 감염병
⑤ 생물테러 목적으로 이용될 경우 국민건강 위험을 초래할 수 있는 감염병

정답 ⑤

해설 **제2조(정의)**

19. "고위험병원체"란 생물테러의 목적으로 이용되거나 사고 등에 의하여 외부에 유출될 경우 국민건강에 심각한 위험을 초래할 수 있는 감염병병원체로서 보건복지부령으로 정하는 것을 말한다.

08 **산업체 의무실에서 근무하고 있는 의사가 예방접종 후 이상반응자를 진단하였다면 누구에게 신고하여야 하는가?**

① 보건소장
② 검역소장
③ 질병관리청장
④ 인근 병원의 병원장
⑤ 보건복지부장관

정답 ①

해설 **제11조(의사 등의 신고)**

① 의사, 치과의사 또는 한의사는 다음에 해당하는 사실(제16조제6항에 따라 표본감시 대상이 되는 제4급감염병으로 인한 경우는 제외한다)이 있으면 소속 의료기관의 장에게 보고하여야 하고, 해당 환자와 그 동거인에게 질병관리청장이 정하는 감염 방지 방법 등을 지도하여야 한다. 다만, 의료기관에 소속되지 아니한 의사, 치과의사 또는 한의사는 그 사실을 관할 보건소장에게 신고하여야 한다. [개정 2020.3.4, 2020.8.11] [시행일 2020.9.12]

09 **다음 인수공통감염병 중 질병관리청장에게 통보해야 하는 감염병은?**

① 두창
② 페스트
③ 광견병
④ 한센병
⑤ 일본뇌염

정답 ③

해설 **제14조(인수공통감염병의 통보)**

① 「가축전염병예방법」 제11조제1항제2호에 따라 신고를 받은 국립가축방역기관장, 신고대상 가축의 소재지를 관할하는 시장·군수·구청장 또는 시·도 가축방역기관의 장은 같은 법에 따른 가축전염병 중 다음에 해당하는 감염병의 경우에는 즉시 질병관리청장에게 통보하여야 한다. [개정 2020.8.11] [시행일 2020.9.12]

1. 탄저
2. 고병원성조류인플루엔자
3. 광견병
4. 그 밖에 대통령령으로 정하는 인수공통감염병 - 동물인플루엔자

10 중동 호흡기 증후군(MERS)을 진단한 군부대에 소속된 군의관이 해야 할 조치로 알맞은 것은?

① 7일 이내에 질병관리청장 또는 관할 보건소장에게 신고하여야 한다.
② 지체없이 질병관리청장 또는 관할 보건소장에게 신고하여야 한다.
③ 7일 이내에 질병관리청장에게 신고하여야 한다.
④ 소속 부대장에게 보고하여야 한다.
⑤ 지체없이 시장, 군수, 구청장에게 보고하여야 한다.

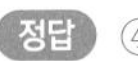 ④

해설 **제11조(의사 등의 신고)**

① 의사, 치과의사 또는 한의사는 다음에 해당하는 사실(제16조제6항에 따라 표본감시 대상이 되는 제4급감염병으로 인한 경우는 제외한다)이 있으면 소속 의료기관의 장에게 보고하여야 하고, 해당 환자와 그 동거인에게 질병관리청장이 정하는 감염 방지 방법 등을 지도하여야 한다. 다만, 의료기관에 소속되지 아니한 의사, 치과의사 또는 한의사는 그 사실을 관할 보건소장에게 신고하여야 한다. [개정 2010.1.18 제9932호(정부조직법), 2015.12.29, 2018.3.27, 2020.3.4, 2020.8.11 제17472호(정부조직법)] [[시행일 2020.9.12]]

1. 감염병환자등을 진단하거나 그 사체를 검안(檢案)한 경우
2. 예방접종 후 이상반응자를 진단하거나 그 사체를 검안한 경우
3. 감염병환자등이 제1급감염병부터 제3급감염병까지에 해당하는 감염병으로 사망한 경우
4. 감염병환자로 의심되는 사람이 감염병병원체 검사를 거부하는 경우

④ 육군, 해군, 공군 또는 국방부 직할 부대에 소속된 군의관은 제1항 각 호의 어느 하나에 해당하는 사실(제16조제6항에 따라 표본감시 대상이 되는 제4급감염병으로 인한 경우는 제외한다)이 있으면 소속 부대장에게 보고하여야 하고, 보고를 받은 소속 부대장은 제1급감염병의 경우에는 즉시, 제2급감염병 및 제3급감염병의 경우에는 24시간 이내에 관할 보건소장에게 신고하여야 한다. [시행일 2020.1.1]

10. ④

11 **생물테러감염병 또는 치명률이 높거나 집단 발생의 우려가 커서 발생 또는 유행 즉시 신고하여야 하고, 음압격리와 같은 높은 수준의 격리가 필요한 감염병은?**

① 1급감염병
② 2급감염병
③ 3급감염병
④ 4급감염병
⑤ 세계보건기구 감시대상 감염병

정답 ①

해설 **제2조(정의)**

2. "제1급감염병"이란 생물테러감염병 또는 치명률이 높거나 집단 발생의 우려가 커서 발생 또는 유행 즉시 신고하여야 하고, 음압격리와 같은 높은 수준의 격리가 필요한 감염병으로서 다음의 감염병을 말한다. 다만, 갑작스러운 국내 유입 또는 유행이 예견되어 긴급한 예방·관리가 필요하여 질병관리청장이 보건복지부장관과 협의하여 지정하는 감염병을 포함한다. [개정 2020.8.11] [시행일 2024.1.1]

가. 에볼라바이러스병	나. 마버그열	다. 라싸열
라. 크리미안콩고출혈열	마. 남아메리카출혈열	바. 리프트밸리열
사. 두창	아. 페스트	자. 탄저
차. 보툴리눔독소증	카. 야토병	타. 신종감염병증후군
파. 중증급성호흡기증후군(SARS)	하. 중동호흡기증후군(MERS)	
거. 동물인플루엔자 인체감염증	너. 신종인플루엔자	더. 디프테리아

12 **다음 중 전파가능성을 고려하여 발생 또는 유행 시 24시간 이내에 신고하여야 하고, 격리가 필요한 감염병으로 짝지어진 것은?**

① 결핵 — 파상풍
② A형간염 — B형 간염
③ 페스트 — 디프테리아
④ 장티푸스 — 파라티푸스
⑤ 일본뇌염 — MRSA

정답 11. ① 12. ④

정답 ④

해설 제2조(정의)

3. "제2급감염병"이란 전파가능성을 고려하여 발생 또는 유행 시 24시간 이내에 신고하여야 하고, 격리가 필요한 다음의 감염병을 말한다. 다만, 갑작스러운 국내 유입 또는 유행이 예견되어 긴급한 예방·관리가 필요하여 질병관리청장이 보건복지부장관과 협의하여 지정하는 감염병을 포함한다.

가. 결핵(結核) 나. 수두(水痘) 다. 홍역(紅疫) 라. 콜레라
마. 장티푸스 바. 파라티푸스 사. 세균성이질 아. 장출혈성대장균감증
자. A형간염 차. 백일해(百日咳) 카. 유행성이하선염(流行性耳下腺炎)
타. 풍진(風疹) 파. 폴리오 하. 수막구균 감염증
거. b형헤모필루스인플루엔자 너. 폐렴구균 감염증 더. 한센병
러. 성홍열 머. 반코마이신내성황색포도알균(VRSA) 감염증
버. 카바페넴내성장내세균속균종(CRE) 감염증 서. E형간염

13 다음 중 그 발생을 계속 감시할 필요가 있어 발생 또는 유행 시 24시간 이내에 신고하여야 하는 3급 감염병에 해당하는 것은?

① 파상풍
② 장티푸스
③ 한센병
④ 성홍열
⑤ 콜레라

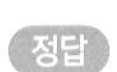 ①

해설 제2조(정의)

4. "제3급감염병"이란 그 발생을 계속 감시할 필요가 있어 발생 또는 유행 시 24시간 이내에 신고하여야 하는 다음의 감염병을 말한다. 다만, 갑작스러운 국내 유입 또는 유행이 예견되어 긴급한 예방·관리가 필요하여 질병관리청장이 보건복지부장관과 협의하여 지정하는 감염병을 포함한다.

가. 파상풍(破傷風) 나. B형간염 다. 일본뇌염 라. C형간염
마. 말라리아 바. 레지오넬라증 사. 비브리오패혈증 아. 발진티푸스
자. 발진열(發疹熱) 차. 쯔쯔가무시증 카. 렙토스피라증 타. 브루셀라증
파. 공수병(恐水病) 하. 신증후군출혈열(腎症侯群出血熱) 거. 후천성면역결핍증(AIDS)
너. 크로이츠펠트-야콥병(CJD) 및 변종크로이츠펠트-야콥병(vCJD) 더. 황열
러. 뎅기열 머. 큐열(Q熱) 버. 웨스트나일열 서. 라임병
어. 진드기매개뇌염 저. 유비저 처. 치쿤구니야열
커. 중증열성혈소판감소증후군(SFTS) 터. 지카바이러스 감염증 퍼.매독

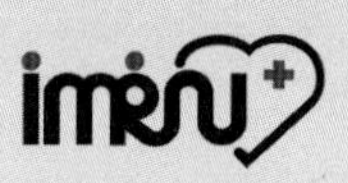

www.imrn.co.kr

간결 간호사 국가시험대비
보건의약관계법규

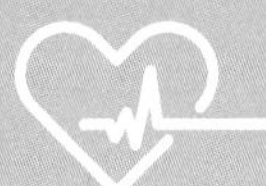

검역법

CHAPTER 03 검역법

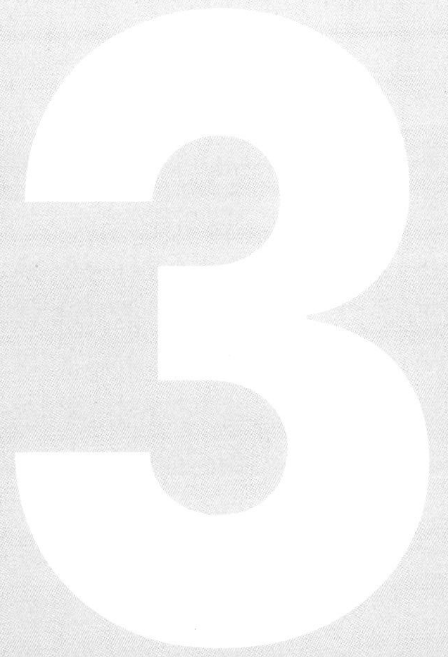

PART

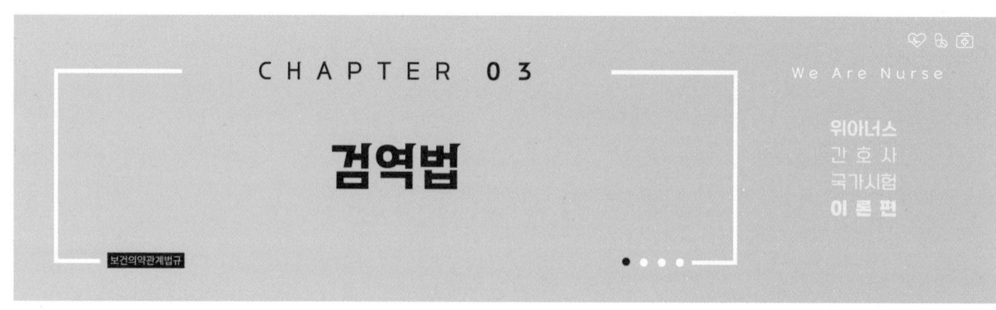

법률개정 제20323호 일부개정 2024.01.20

UNIT 01 제1장 총칙

제1조 (목적) ★★

이 법은 우리나라로 들어오거나 외국으로 나가는 사람, 운송수단 및 화물을 검역(檢疫)하는 절차와 감염병을 예방하기 위한 조치에 관한 사항을 규정하여 국내외로 감염병이 번지는 것을 방지함으로써 국민의 건강을 유지·보호하는 것을 목적으로 한다. [개정 2020.3.4] [시행일 2021.3.5]

제2조 (정의) ★★

이 법에서 사용하는 용어의 뜻은 다음과 같다. [개정 2020.3.4, 2020.8.11] [시행일 2021.3.5]

1. "검역감염병"이란 다음에 해당하는 것을 말한다.
   가. 콜레라
   나. 페스트
   다. 황열
   라. 중증 급성호흡기 증후군(SARS)
   마. 동물인플루엔자 인체감염증
   바. 신종인플루엔자
   사. 중동 호흡기 증후군(MERS)
   아. 에볼라바이러스병
   자. 가목에서 아목까지의 것 외의 감염병으로서 외국에서 발생하여 국내로 들어올 우려가 있거나 우리나라에서 발생하여 외국으로 번질 우려가 있어 질병관리청장이 긴급 검역조치가 필요하다고 인정하여 고시하는 감염병
2. "운송수단"이란 선박, 항공기, 열차 또는 자동차를 말한다.

2의2. "운송수단의 장"이란 운송수단을 운행·조종하는 사람이나 운행·조종의 책임자 또는 운

송수단의 소유자를 말한다.
3. "검역감염병 환자"란 검역감염병 병원체가 인체에 침입하여 증상을 나타내는 사람으로서 의사, 치과의사 또는 한의사의 진단 및 검사를 통하여 확인된 사람을 말한다.
4. "검역감염병 의사환자"란 검역감염병 병원체가 인체에 침입한 것으로 의심되나 검역감염병 환자로 확인되기 전 단계에 있는 사람을 말한다.
5. "검역감염병 접촉자"란 검역감염병 환자, 검역감염병 의사환자 및 병원체 보유자(이하 "검역감염병 환자등"이라 한다)와 접촉하거나 접촉이 의심되는 사람을 말한다.
6. "감염병 매개체"란 공중보건에 위해한 감염성 병원체를 전파할 수 있는 설치류나 해충으로서 보건복지부령으로 정하는 것을 말한다.
7. "검역관리지역"이란 검역감염병이 유행하거나 유행할 우려가 있어 국내로 유입될 가능성이 있는 지역으로서 제5조에 따라 지정된 지역을 말한다.
8. "중점검역관리지역"이란 검역관리지역 중 유행하거나 유행할 우려가 있는 검역감염병이 치명적이고 감염력이 높아 집중적인 검역이 필요한 지역으로서 제5조에 따라 지정된 지역을 말한다.

제3조 (국가의 책무)

① 국가는 검역 업무를 수행할 때에 검역 대상자의 인권을 보호하여야 한다.
② 국가는 검역감염병이 국내외로 번지는 것에 신속하게 대처하기 위한 대응 방안을 수립하여야 한다.
③ 삭제 [2020.3.4] [시행일 2021.3.5]

제3조의2 (국민의 권리와 의무)

① 국민은 검역감염병 발생상황, 예방 및 관리 등에 대한 정보와 대응 방법을 알 권리가 있다.
② 국민은 검역감염병으로 격리 등을 받은 경우 이로 인한 피해를 보상받을 수 있다.
③ 국민은 검역감염병이 국내외로 번지는 것을 막기 위한 국가와 지방자치단체의 시책에 적극 협력하여야 한다.

[본조신설 2020.3.4] [시행일 2021.3.5]

제5조 (검역관리지역등의 지정 및 해제)

① 질병관리청장은 검역전문위원회의 심의를 거쳐 검역관리지역 및 중점검역관리지역(이하 "검역관리지역등"이라 한다)을 지정 또는 해제할 수 있다. [개정 2020.3.4, 2020.8.11] [시행일 2020.9.12]
② 제1항에 따른 검역관리지역등의 지정·해제 기준 및 절차 등에 관하여 필요한 사항은 보건복지부령으로 정한다. [개정 2020.3.4]

[본조제목개정 2020.3.4]

UNIT 02 제2장 검역조사

제6조 (검역조사의 대상 등)

① 다음에 해당하는 사람과 운송수단 및 화물(운송수단 내의 컨테이너, 운송수단 내 비치용품, 소모용품 및 개인 소지 물품을 포함한다. 이하 같다)은 제12조에 따른 검역조사를 받아야 한다. [개정 2020.3.4, 2020.8.11] [시행일 2021.3.5]

1. 우리나라로 들어오거나 외국으로 나가는 승객, 승무원 등 모든 사람(이하 "출입국자"라 한다), 운송수단 및 보건복지부령으로 정하는 화물
2. 범죄의 예방, 수사 업무나 피의자 체포 업무 수행 등 대통령령으로 정하는 사유로 제1호에 해당하는 운송수단과 접촉한 사람과 운송수단 및 화물

※ 제6조제1항에 따른 검역조사를 받지 아니하고 우리나라로 들어오거나 외국으로 나간 사람, 운송수단의 장, 화물의 소유자 또는 관리자는 1년 이하의 징역 또는 1천만원 이하의 벌금에 처한다.

② 제1항에 따른 검역조사를 받지 아니한 운송수단과 사람 및 화물은 검역 절차가 끝나기 전에는 우리나라로 들어오거나 외국으로 나갈 수 없다.

③ 제1항과 제2항에도 불구하고 검역감염병 환자등과 사망자가 없는 운송수단으로서 다음에 해당하는 운송수단은 대통령령으로 정하는 바에 따라 검역조사의 전부 또는 일부를 생략할 수 있다. [개정 2020.3.4, 2020.8.11] [시행일 2021.3.5]

1. 외국으로 나가는 운송수단으로서 질병관리청장이 우리나라에서 검역감염병이 발생하여 국외로 번질 우려가 없다고 인정하는 운송수단(출입국자 및 화물을 포함한다)
2. 연료나 자재 및 생활필수품 등을 공급받을 목적으로 우리나라에 일시 머무르는 운송수단 중 보건복지부령으로 정하는 운송수단
3. 군용(軍用) 운송수단으로서 해당 운송수단의 장이 운송수단 안에 검역감염병 환자등과 감염병 매개체가 없다는 사실을 통보한 군용 운송수단
4. 「남북교류협력에 관한 법률」 제23조제2항에 따른 통일부장관이 요청하는 운송수단(이 경우 검역조사 또는 그 절차의 일부를 생략할 수 있다)
5. 관계 중앙행정기관의 장이 검역조사의 생략을 요청하는 운송수단으로서 질병관리청장이 인정하는 운송수단

[본조제목개정 2020.3.4] [시행일 2021.3.5]

규칙

제3조 (검역조사의 생략 등)

① 법 제6조제3항제2호에서 "보건복지부령으로 정하는 운송수단"이란 다음의 어느 하나의 사유로 우리나라에 일시 머무르는 운송수단을 말한다. [개정 2021.3.5]

1. 급유 또는 급수를 위한 경우
2. 운행에 필요한 물품을 공급받기 위한 경우

3. 도착 또는 출발 증명서를 받기 위한 경우
4. 운송수단을 수리하기 위한 경우
5. 태풍 등 기상악화의 경우

② 「검역법 시행령」 제3조제3항에 따른 검역조사 생략 신청서는 별지 제1호서식과 같다. 다만, 선박의 경우에는 별지 제2호서식의 외항선 입항·출항 통보서로 갈음할 수 있다. [개정 2021.3.5]

③ 삭제 [2021.3.5]

제9조 (검역 통보)

① 제6조에 따른 검역조사의 대상이 되는 운송수단의 장은 해당 운송수단이 검역 장소에 접근하였을 때에는 해당 검역 장소를 관할하는 검역소장에게 검역감염병 환자등의 유무와 위생 상태 등 보건복지부령으로 정하는 사항을 보건복지부령으로 정하는 바에 따라 통보하여야 한다. 다만, 운송수단이 긴급한 위난을 피하기 위하여 부득이하게 검역 장소가 아닌 곳에 도착한 경우에는 그 도착장소와 가장 가까운 검역구역을 관할하는 검역소장에게 통보하여야 한다. [개정 2020.3.4] [시행일 2021.3.5]

② 제1항 단서에 따른 통보를 받은 검역소장은 운송수단의 장에게 검역감염병 환자등에 대한 조치 등 필요한 조치를 하도록 지시할 수 있으며, 지시를 받은 운송수단의 장은 그 지시에 따라야 한다. [신설 2020.3.4] [시행일 2021.3.5]

③ 제1항에도 불구하고 나포(拿捕), 귀순 및 조난 등으로 들어오는 경우에는 조사 관련 기관의 장이 통보할 수 있다. [신설 2020.3.4] [시행일 2021.3.5]

④ 운송수단의 장 또는 조사 관련 기관의 장은 제1항 및 제3항에 따른 통보 이후 변경사항이 발생하면 즉시 그 내용을 검역소장에게 알려야 한다. [신설 2020.3.4] [시행일 2021.3.5]

⑤ 제1항부터 제4항까지의 통보 방법 및 절차 등에 관하여 필요한 사항은 보건복지부령으로 정한다. [신설 2020.3.4] [시행일 2021.3.5]

제10조 (검역 장소)

① 질병관리청장은 관계 중앙행정기관의 장과 협의하여 검역 장소를 정한다. [개정 2020.8.11] [시행일 2020.9.12]

② 검역을 받으려는 출입국자 및 운송수단은 검역 장소에 도착하여 검역조사를 받아야 한다. 다만, 검역 장소에서 검역조사를 받기 어렵거나 검역조사가 완료되기 어려운 경우 보건복지부령으로 정하는 검역구역에서 검역조사를 받을 수 있다. [개정 2020.3.4] [시행일 2021.3.5]

③ 제2항에도 불구하고 다음에 해당하는 경우는 검역소장이 정하는 장소에서 검역조사를 받을 수 있다. [개정 2020.3.4] [시행일 2021.3.5]

1. 나포, 귀순, 조난 및 응급환자 발생 등 부득이한 경우
2. 날씨나 그 밖의 부득이한 사유로 보건복지부령으로 정하는 경우

④ 삭제 [2020.3.4] [시행일 2021.3.5]

규칙

제5조 (검역 장소 등)

① 법 제10조제1항에 따른 검역 장소는 별표 1과 같다.

② 법 제10조제2항 단서에서 "보건복지부령으로 정하는 검역구역"이란 「질병관리청과 그 소속 기관 직제 시행규칙」 제23조제5항에 따른 검역구역을 말한다. [신설 2021.3.5]

③ 법 제10조제3항제2호에서 "보건복지부령으로 정하는 경우"란 다음의 경우를 말한다. [개정 2021.3.5]

1. 날씨가 나빠 검역 장소에서 검역을 하기 어려운 경우
2. 조수(潮水) 간만(干滿)의 차 또는 파고(波高)로 검역 장소에서 검역을 하기 어려운 경우
3. 운송수단이 고장 등으로 검역 장소에 정박·착륙 또는 도착할 수 없는 경우
4. 검역관이 검역 장소로 이동할 수단이 없어 검역 장소에서 검역을 하기 어려운 경우
5. 삭제 [2021.3.5]
6. 삭제 [2021.3.5]
7. 화물의 긴급 하역(荷役) 등 선박이 도착하는 즉시 신속한 검역이 필요한 경우
8. 그 밖에 제1호부터 제7호까지의 경우에 준하는 부득이한 사유가 있다고 검역소장이 인정하는 경우

④ 법 제12조제2항에 따라 검역조사를 받아야 하는 장소는 「남북교류협력에 관한 법률」 제2조제1호에 따른 출입장소로 한다.

제11조 (검역 시각)

① 삭제 [2020.3.4] [시행일 2021.3.5]

② 검역소장은 제6조에 따른 검역조사의 대상이 검역 장소에 도착하는 즉시 검역조사를 하여야 한다. 다만, 즉시 검역조사를 하지 못하는 보건복지부령으로 정하는 부득이한 사유가 있는 경우에는 검역 장소에 대기하거나 격리할 것을 조건으로 승객, 승무원 및 화물을 내리게 할 수 있다. [개정 2020.3.4] [시행일 2021.3.5]

③ 외국으로 나가는 운송수단의 장은 검역소장에게 출발 예정 시각을 통보하여야 한다.

④ 검역소장은 제3항에 따라 통보받은 출발 예정 시각 전에 검역조사를 마쳐야 한다.

제12조 (검역조사)

① 검역소장은 다음의 사항에 대하여 검역조사를 한다. 다만, 자동차의 경우에는 제2호 외의 사항을 생략할 수 있다. [개정 2020.3.4] [시행일 2021.3.5]

1. 운송수단 및 화물의 보건·위생 상태에 대한 경과(經過)와 현황
2. 출입국자의 검역감염병 감염·위험요인 여부 및 예방관리에 관한 사항
3. 운송수단의 식품 보관 상태
4. 감염병 매개체의 서식 유무와 번식 상태

② 육로를 통하여 들어오는 출입국자는 출입하기 전에 검역구역이나 보건복지부령으로 정하는 장소에서 검역조사를 받아야 한다. [개정 2020.3.4] [시행일 2021.3.5]

→ 자동차의 경우에는 생략

③ 검역소장은 제1항에 따른 검역조사를 하기 위하여 출입국자와 운송수단의 장에게 필요한 서류를 제출하거나 제시하도록 요구할 수 있으며, 필요한 사항을 질문하거나 검사·조사할 수 있다. [개정 2020.3.4] [시행일 2021.3.5]

④ 검역소장은 검역업무를 신속하고 정확하게 수행하기 위하여 정보화기기, 영상정보처리기기, 전자감지기 등 장비를 활용할 수 있다. [신설 2020.3.4] [시행일 2021.3.5]

⑤ 제1항부터 제4항까지의 규정에 따른 검역조사의 방법과 절차 등에 관하여 필요한 사항은 보건복지부령으로 정한다. [개정 2020.3.4] [시행일 2021.3.5]

제12조의2 (신고의무 및 조치 등)

① 다음에 해당하는 사람은 해당 검역관리지역 또는 중점검역관리지역을 출발한 후 제17조제3항에 따른 검역감염병의 최대 잠복기간이 경과하지 아니한 경우 그 사실을 보건복지부령으로 정하는 바에 따라 검역소장에게 건강 상태 등을 신고하여야 한다.

1. 검역관리지역에 체류하거나 그 지역을 경유하여 국내에 입국하는 사람 중 검역감염병을 의심할 수 있는 증상이 있는 사람
2. 중점검역관리지역에 체류하거나 그 지역을 경유하여 국내에 입국하는 사람

② 질병관리청장은 제1항 각 호의 어느 하나에 해당하는 사람이 건강 상태 등을 신고할 수 있도록 공항, 항만 및 육로의 입국장 등 보건복지부령으로 정하는 장소에 해외감염병신고센터를 설치하여야 한다. [개정 2022.6.22]

③ 검역소장은 검역감염병의 전파가 우려될 경우에는 제1항에 따라 신고하는 사람에게 다음의 조치를 할 수 있다.

1. 여행지역과 시기에 관한 정보의 요구
2. 검역감염병 관련 건강 상태에 관한 정보의 요구
3. 예방접종을 증명할 수 있는 서류의 요구
4. 검역감염병의 감염 여부를 파악하기 위한 검사 또는 검진
5. 그 밖에 검역감염병의 전파를 방지하기 위하여 필요한 조치로서 보건복지부령으로 정하는 조치

④ 검역감염병이 국내에서 발생하여 외국으로 전파될 위험이 있는 경우, 외국으로 나가는 사람 중 검역감염병을 의심할 수 있는 증상이 있는 사람은 제2항에 따른 해외감염병신고센터에 건강 상태 등을 신고하여야 한다. 이 경우, 검역소장은 건강 상태 등을 신고한 자에 대하여 제3항 각 호의 조치를 실시할 수 있다.

⑤ 제1항 및 제4항에 따른 신고 절차·방법 및 제2항에 따른 해외감염병신고센터 설치·운영 등에 필요한 사항은 보건복지부령으로 정한다.

[본조신설 2020.3.4] [시행일 2021.3.5]

제16조 (검역감염병 환자등의 격리)

① 질병관리청장은 제15조제1항제1호에 따라 검역감염병 환자등을 다음에 해당하는 시설에 격리한다. 다만, 사람 간 전파가능성이 낮은 경우 등 질병관리청장이 정하는 경우는 격리 대상에서 제외할 수 있다. [시행일 2022.6.22]

1. 검역소에서 관리하는 격리시설로서 질병관리청장이 지정한 시설
2. 「감염병의 예방 및 관리에 관한 법률」 제36조 또는 제37조에 따른 감염병관리기관, 격리소·요양소 또는 진료소
3. 자가(自家)
4. 「감염병의 예방 및 관리에 관한 법률」 제8조의2에 따른 감염병전문병원
5. 국내에 거주지가 없는 경우 질병관리청장이 지정하는 시설 또는 장소

② 질병관리청장은 검역감염병 환자등이 많이 발생하여 제1항에 따른 격리시설이나 감염병관리기관 등이 부족한 경우에는 보건복지부령으로 정하는 바에 따라 임시 격리시설을 설치·운영할 수 있다. [개정 2020.3.4, 2020.8.11] [시행일 2021.3.5]

③ 질병관리청장은 제1항에 따른 격리조치(이송을 포함한다)를 할 때에 필요하면 특별시장·광역시장·특별자치시장·도지사·특별자치도지사(이하 "시·도지사"라 한다) 또는 시장·군수·구청장(자치구의 구청장을 말한다. 이하 같다)에게 협조를 요청할 수 있다. 이 경우 시·도지사 또는 시장·군수·구청장은 특별한 사유가 없으면 협조하여야 한다. [개정 2020.3.4, 2020.8.11] [시행일 2021.3.5]

④ 검역감염병 환자등의 격리 기간은 검역감염병 환자등의 감염력이 없어질 때까지로 하고, 격리기간이 지나면 즉시 해제하여야 한다. [개정 2020.3.4] [시행일 2021.3.5]

⑤ 제4항에 따른 격리 기간 동안 격리된 사람은 검역소장의 허가를 받지 아니하고는 다른 사람과 접촉할 수 없다.

⑥ 검역소장은 검역감염병 환자등을 격리 수용하였을 때에는 보건복지부령으로 정하는 바에 따라 격리 사실을 격리 대상자 및 격리 대상자의 가족, 보호자 또는 격리 대상자가 지정한 사람에게 알려야 한다. [개정 2020.3.4] [시행일 2021.3.5]

제17조 (검역감염병 접촉자에 대한 감시 등)

① 질병관리청장은 제15조제1항제2호에 따라 검역감염병 접촉자 또는 검역감염병 위험요인에 노출된 사람이 입국 후 거주하거나 체류하는 지역의 특별자치도지사·시장·군수·구청장에게 건강 상태를 감시하거나 「감염병의 예방 및 관리에 관한 법률」 제49조제1항에 따라 격리시킬 것을 요청할 수 있다. [개정 2020.3.4, 2020.8.11] [시행일 2021.3.5]

② 특별자치도지사·시장·군수·구청장은 제1항에 따라 감시하는 동안 검역감염병 접촉자 또는 검역감염병 위험요인에 노출된 사람이 검역감염병 환자등으로 확인된 경우에는 지체 없이 격리 등 필요한 조치를 하고 즉시 그 사실을 해당 질병관리청장에게 통보하여야 한다. [개정 2020.3.4, 2020.8.11] [시행일 2021.3.5]

③ 제1항에 따른 감시 또는 격리 기간은 보건복지부령으로 정하는 해당 검역감염병의 최대 잠복기간을 초과할 수 없다. [개정 2020.3.4] [시행일 2021.3.5]

규칙

제14조 (임시 격리시설의 설치·운영 등)

법 제16조제2항에 따라 질병대응센터장은 다음의 시설에 임시 격리시설을 설치·운영할 수 있다. [개정 2021.3.5]

1. 검역소 내의 별도로 구획된 시설
2. 검역감염병 환자등이 발생한 운송수단
3. 국제공항 및 국제여객터미널 등 검역구역 내에 관계 행정기관의 장과 협의하여 지정하는 시설
4. 간이 진료시설 설치와 격리가 가능한 숙박시설로서 관계 행정기관의 장 및 특별시장·광역시장·특별자치시장·도지사·특별자치도지사 또는 시장·군수·구청장(자치구의 구청장을 말한다)과 협의하여 지정하는 시설

[본조제목개정 2021.3.5]

제20조 (검역감염병 외의 감염병에 대한 예방조치)

검역소장은 검역조사에서 다음을 발견한 경우에는 보건복지부령으로 정하는 바에 따라 진찰, 검사, 소독 및 그 밖에 필요한 예방조치를 할 수 있다. [개정 2020.3.4] [시행일 2021.3.5]

1. 검역감염병 외의 감염병 환자
2. 검역감염병 외의 감염병 의사환자
3. 검역감염병 외의 감염병으로 죽은 사람의 시체
4. 검역감염병 외의 감염병 병원체에 오염되었거나 오염되었을 가능성이 있는 운송수단

제22조 (검역증)

검역소장은 검역조사 결과 출입국자, 운송수단 또는 화물에 의하여 검역감염병이 국내외로 번질 우려가 없는 등 이상이 없는 것으로 인정되면 출입국자 또는 운송수단의 장에게 요구하는 경우 보건복지부령으로 정하는 바에 따라 검역증을 내주어야 한다. [개정 2020.3.4] [시행일 2021.3.5]

제24조 (출입국의 금지 또는 정지 요청)

질병관리청장은 공중보건상 큰 위해를 끼칠 염려가 있다고 인정되는 다음에 해당하는 사람에 대하여는 법무부장관에게 출국 또는 입국의 금지 또는 정지를 요청할 수 있다. 다만, 입국의 금지 또는 정지의 요청은 외국인의 경우에만 해당한다. [개정 2020.3.4, 2020.8.11] [시행일 2020.9.12]

1. 검역감염병 환자등
2. 검역감염병 접촉자
3. 검역감염병 위험요인에 노출된 사람
4. 검역관리지역등에서 입국하거나 이 지역을 경유하여 입국하는 사람

제28조의2 (국제공인예방접종)

① 질병관리청장은 외국으로 나가는 사람의 요청이 있을 경우에는 검역감염병의 예방접종을 실시하고 국제공인예방접종증명서를 내주어야 한다. [개정 2020.8.11] [시행일 2020.9.12]
② 질병관리청장은 검역감염병의 예방접종 후 이상반응에 대비하여 관련 응급처치 비상품을 구비하여야 한다. [개정 2020.8.11] [시행일 2020.9.12]
③ 제28조의3의 국제공인예방접종기관의 장은 검역감염병의 예방접종을 수행한 경우 예방접종증명서를 발급하여야 하며, 검역소장은 예방접종증명서의 사실을 확인한 후 국제공인예방접종증명서를 발급한다.
④ 제1항 및 제3항에 따른 국제공인예방접종증명서의 발급 절차와 제2항에 따른 이상반응 관리 등에 필요한 사항은 보건복지부령으로 정한다.

[본조신설 2020.3.4 종전의 제28조의2는 제28조의3으로 이동] [시행일 2021.3.5]

UNIT 03 제2장의2 자료제출 요청 등

제29조의7 (검역소의 설치)

① 검역감염병이 국내외로 전파되는 것을 방지하고 국민의 건강을 안전하게 보호하기 위하여 공항, 항만, 철도역 및 국경에 국립검역소(이하 "검역소"라 한다)를 설치하여 운영한다.
② 질병관리청장은 대통령령으로 정하는 기준에 따라 권역별 거점검역소를 운영할 수 있다. [개정 2020.8.11] [시행일 2020.9.12]

[본조신설 2020.3.4] [시행일 2021.3.5]

제29조의8 (검역소의 기능 및 업무)

검역소는 다음의 기능 및 업무를 수행한다.

1. 검역감염병의 국내유입 및 국외전파를 방지하기 위한 검역
2. 입국자 중 감염병 증상이 있는 자의 역학조사
3. 검역감염병 환자등 및 검역감염병 접촉자의 격리, 진단검사
4. 검역구역의 보건위생관리
5. 검역감염병의 예방교육 및 홍보
6. 그 밖에 검역과 관련하여 보건복지부령으로 정하는 업무

[본조신설 2020.3.4] [시행일 2021.3.5]

UNIT 04 제3장 검역공무원

제30조 (검역공무원)

① 이 법에 규정한 직무를 수행하기 위하여 검역소에 검역소장, 검역관 및 그 밖의 공무원(이하 "검역공무원"이라 한다)을 둔다. [개정 2020.3.4] [시행일 2021.3.5]
② 질병관리청장은 검역공무원에 대하여 정기적으로 업무수행에 관한 교육·훈련을 실시하여야 한다. [신설 2020.3.4] [시행일 2020.9.12]
③ 검역공무원의 자격 등에 관하여 필요한 사항은 보건복지부령으로 정한다. [개정 2020.3.4] [시행일 2021.3.5]

제31조 (검역공무원의 권한)

① 검역공무원은 이 법에 규정된 직무를 수행하기 위하여 검역 대상이 되는 운송수단과 그 밖에 필요한 장소에 출입할 수 있으며, 운송수단의 운행과 관련된 서류나 시설·장비 등을 검사·조사할 수 있다. [개정 2020.3.4] [시행일 2021.3.5]
② 검역공무원은 출입국자와 운송수단의 장에게 검역조사를 위한 질문이나 그 밖에 필요한 자료를 제출하거나 제시하도록 요구할 수 있다. [신설 2020.3.4] [시행일 2021.3.5]

검역법 문제

01 다음 중 검역감염병에 해당하는 것이 아닌 것은?

① 콜레라
② 후천성면역결핍증
③ 페스트
④ 황열
⑤ 신종인플루엔자

정답 ②

해설 **제2조(정의)**

1. "검역감염병"이란 다음에 해당하는 것을 말한다.
   가. 콜레라
   나. 페스트
   다. 황열
   라. 중증 급성호흡기 증후군(SARS)
   마. 동물인플루엔자 인체감염증
   바. 신종인플루엔자
   사. 중동 호흡기 증후군(MERS)
   아. 에볼라바이러스병
   자. 가목에서 아목까지의 것 외의 감염병으로서 외국에서 발생하여 국내로 들어올 우려가 있거나 우리나라에서 발생하여 외국으로 번질 우려가 있어 질병관리청장이 긴급 검역조치가 필요하다고 인정하여 고시하는 감염병

02 다음 중 검역조사를 생략할 수 있는 경우가 아닌 것은 무엇인가?

① 급유 또는 급수를 위한 경우
② 운행에 필요한 물품을 공급받기 위한 경우
③ 범죄의 예방, 수사 업무나 피의자 체포 업무를 수행하기 위한 경우
④ 도착 또는 출발 증명서를 받기 위한 경우
⑤ 운송수단을 수리하기 위한 경우

정답 01. ② 02. ③

정답 ③

해설 **규칙 제3조(검역조사의 생략 등)**

① 법 제6조제3항제2호에서 "보건복지부령으로 정하는 운송수단"이란 다음의 사유로 우리나라에 일시 머무르는 운송수단을 말한다. [개정 2021.3.5]

1. 급유 또는 급수를 위한 경우
2. 운행에 필요한 물품을 공급받기 위한 경우
3. 도착 또는 출발 증명서를 받기 위한 경우
4. 운송수단을 수리하기 위한 경우
5. 태풍 등 기상악화의 경우

03 검역감염병 병원체가 인체에 침입하여 증상을 나타내는 사람으로서 의사, 치과의사 또는 한의사의 진단 및 검사를 통하여 확인된 사람에 대한 용어는 무엇인가?

① 감염병 환자
② 검역감염병 환자
③ 검역감염병 의심자
④ 검역감염병 보균자
⑤ 검염감염병 확진자

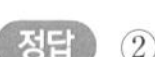
정답 ②

해설 ※ 검역감염병

콜레라, 페스트, 황열, 중증 급성호흡기 증후군(SARS), 동물인플루엔자 인체감염증, 신종인플루엔자, 중동 호흡기 증후군(MERS), 에볼라바이러스병, 이외의 감염병으로서 외국에서 발생하여 국내로 들어올 우려가 있거나 우리나라에서 발생하여 외국으로 번질 우려가 있어 질병관리청장이 긴급 검역조치가 필요하다고 인정하여 고시하는 감염병

제2조(정의)

3. "검역감염병 환자"란 검역감염병 병원체가 인체에 침입하여 증상을 나타내는 사람으로서 의사, 치과의사 또는 한의사의 진단 및 검사를 통하여 확인된 사람을 말한다.

04 다음 중 검역에 대한 업무나 검역감염병이 국외로 번지는 것을 대처하기 위한 책무를 가진 자는 누구인가?

① 국가
② 대통령
③ 보건복지부장관
④ 검역소장
⑤ 질병관리청장

정답 ①

해설 국가는 검역감염병이 국외로 번지는 것을 대처하기 위한 책무를 갖는다.
제3조(국가의 책무)
② 국가는 검역감염병이 국내외로 번지는 것에 신속하게 대처하기 위한 대응 방안을 수립하여야 한다.

05 **우리나라로 들어오거나 외국으로 나가는 사람, 운송수단 및 화물을 검역(檢疫)하는 절차와 감염병을 예방하기 위한 조치에 관한 사항을 규정하여 국내외로 감염병이 번지는 것을 방지함으로써 국민의 건강을 유지·보호하는 것을 목적으로 하는 법은?**

① 의료법
② 감염병의 예방 및 관리에 관한 법률
③ 검역법
④ 후천성면역결핍증 예방법
⑤ 보건의료기본법

정답 ③

해설 **제1조(목적)**
이 법은 우리나라로 들어오거나 외국으로 나가는 사람, 운송수단 및 화물을 검역(檢疫)하는 절차와 감염병을 예방하기 위한 조치에 관한 사항을 규정하여 국내외로 감염병이 번지는 것을 방지함으로써 국민의 건강을 유지·보호하는 것을 목적으로 한다. [개정 2020.3.4] [시행일 2021.3.5]

06 **다음 중 검역이 필요한 대상에 해당하지 않는 것은?**

① 국내로 들어오는 사람
② 국내로 들어오는 운송수단
③ 국내로 들어오는 화물
④ 국내로 급유를 위한 경우
⑤ 외국으로 나가는 승객

정답 ④

해설 국내로 급유를 위한 경우는 해당되지 않는다.
제6조(검역조사의 대상 등)
① 다음에 해당하는 사람과 운송수단 및 화물(운송수단 내의 컨테이너, 운송수단 내 비치용품, 소모용품 및 개인 소지 물품을 포함한다. 이하 같다)은 제12조에 따른 검역조사를 받아야 한다. [개정 2020.3.4, 2020.8.11] [시행일 2021.3.5]
1. 우리나라로 들어오거나 외국으로 나가는 승객, 승무원 등 모든 사람(이하 "출입국자"라 한다), 운송수단 및 보건복지부령으로 정하는 화물
2. 범죄의 예방, 수사 업무나 피의자 체포 업무 수행 등 대통령령으로 정하는 사유로 제1호에 해당하는 운송수단과 접촉한 사람과 운송수단 및 화물

[본조제목개정 2020.3.4] [시행일 2021.3.5]

07 **검역소장은 운송수단의 장이 감염병 매개체에 대한 어떤 서류를 신청하면 해당 운송수단에 대하여 보건복지부령으로 정하는 바에 따라 해당 운송수단의 감염병 매개체 구제 여부를 확인하고 그 증명서를 내주어야 하는가?**

① 선박위생증명서　② 검역증
③ 조건부검역증　④ 구제증명서
⑤ 매개체 음성확인증

정답 ④

해설 **제28조(그 밖의 증명서 발급)**

① 검역소장은 운송수단의 장이 감염병 매개체 구제증명서(驅除證明書) 발급을 신청하면 해당 운송수단에 대하여 보건복지부령으로 정하는 바에 따라 해당 운송수단의 감염병 매개체 구제 여부를 확인하고 그 증명서를 내주어야 한다. [개정 2020.3.4] [시행일 2021.3.5]

08 **운송수단의 장은 언제 검역 장소를 관할하는 검역소장에게 검역감염병의 환자의 유무와 위생 상태 등에 대해서 통보하여야 하나?**

① 검역장소 도착 약 24시간 이전　② 검역장소 접근 시
③ 검역장소 도착 시　④ 검역장소 도착 후 1시간 이내
⑤ 검역장소 도착 후 24시간 이후

정답 ②

해설 **제9조(검역통보)**

① 제6조에 따른 검역조사의 대상이 되는 운송수단의 장은 해당 운송수단이 검역 장소에 접근하였을 때에는 해당 검역 장소를 관할하는 검역소장에게 검역감염병 환자등의 유무와 위생 상태 등 보건복지부령으로 정하는 사항을 보건복지부령으로 정하는 바에 따라 통보하여야 한다. 다만, 운송수단이 긴급한 위난을 피하기 위하여 부득이하게 검역 장소가 아닌 곳에 도착한 경우에는 그 도착장소와 가장 가까운 검역구역을 관할하는 검역소장에게 통보하여야 한다. [개정 2020.3.4] [시행일 2021.3.5]

09 **검역감염병 환자 등의 격리는 언제까지 이루어지는가?**

① 병원균이 없어질 때까지　② 항체가 생성될 때까지
③ 감염력이 없어질 때까지　④ 항생체 치료가 끝 날 때까지
⑤ 병원에 입원 할 때까지

07. ④　08. ②　09. ③

정답 ③

해설 **제16조(검역감염병 환자등의 격리)**

④ 검역감염병 환자등의 격리 기간은 검역감염병 환자등의 감염력이 없어질 때까지로 하고, 격리기간이 지나면 즉시 해제하여야 한다. [개정 2020.3.4] [시행일 2021.3.5]

10 질병관리청장이 검역감염병 환자등을 격리하는 시설로 알맞지 않은 것은?

① 검역소 내 격리시설
② 감염병 관리기관
③ 환자가 편한 장소
④ 감염병 전문병원
⑤ 자가(自家)

정답 ③

해설 **제16조(검역감염병 환자등의 격리)**

① 질병관리청장은 제15조제1항제1호에 따라 검역감염병 환자등을 다음에 해당하는 시설에 격리한다. 다만, 사람 간 전파가능성이 낮은 경우 등 질병관리청장이 정하는 경우는 격리 대상에서 제외할 수 있다. [개정 2020.3.4, 2020.8.11] [시행일 2021.3.5]

1. 질병관리청장이 지정한 검역소 내 격리시설
2. 감염병 관리기관, 격리소·요양소 또는 진료소
3. 자가(自家)
4. 감염병 전문병원

11 검역소장은 검역조사 결과 출입국자, 운송수단 또는 화물에 의하여 검역감염병이 국내외로 번질 우려가 없는 등 이상이 없는 것으로 인정되면 출입국자 또는 운송수단의 장이 요구하는 경우 보건복지부령으로 정하는 바에 따라 무엇을 내주어야 하는가?

① 확인증
② 허가증
③ 검역증
④ 통과증
⑤ 자격증

정답 ③

해설 **제22조(검역증)**

검역소장은 검역조사 결과 출입국자, 운송수단 또는 화물에 의하여 검역감염병이 국내외로 번질 우려가 없는 등 이상이 없는 것으로 인정되면 출입국자 또는 운송수단의 장이 요구하는 경우 보건복지부령으로 정하는 바에 따라 검역증을 내주어야 한다. [개정 2020.3.4] [시행일 2021.3.5]

정답 10. ③ 11. ③

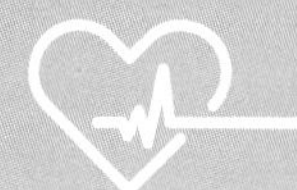

후천성면역결핍증 예방법

CHAPTER 04 후천성면역결핍증 예방법

제1장 총칙
제2장 신고 및 보고
제3장 검진
제4장 감염인의 보호·지원

4
PART

CHAPTER 04

후천성면역결핍증 예방법

보건의약관계법규

법률 제17472호 일부개정 2020.8.11

UNIT 01 제1장 총칙

제1조 (목적)

이 법은 후천성면역결핍증의 예방·관리와 그 감염인의 보호·지원에 필요한 사항을 정함으로써 국민건강의 보호에 이바지함을 목적으로 한다.

제2조 (정의)

이 법에서 사용하는 용어의 뜻은 다음과 같다.

1. "감염인"이란 인체면역결핍바이러스에 감염된 사람을 말한다.
2. "후천성면역결핍증환자"란 감염인 중 대통령령으로 정하는 후천성면역결핍증 특유의 임상증상이 나타난 사람을 말한다.

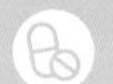

제2조 (임상증상)

「후천성면역결핍증 예방법」(이하 "법"이라 한다) 제2조제2호에서 "대통령령으로 정하는 후천성면역결핍증 특유의 임상증상"이란 세포면역기능에 결함이 있고, 주폐포자충폐렴(住肺胞子蟲肺炎), 결핵 등의 기회감염 또는 기회질환이 있는 경우를 말한다.

제3조 (국가·지방자치단체 및 국민의 의무)

① 국가와 지방자치단체는 후천성면역결핍증의 예방·관리와 감염인의 보호·지원을 위한 대책을 수립·시행하고 감염인에 대한 차별 및 편견의 방지와 후천성면역결핍증의 예방을 위한 교육과 홍보를 하여야 한다.

② 국가와 지방자치단체는 국제사회와 협력하여 후천성면역결핍증의 예방과 치료를 위한 활동에 이바지하여야 한다.

③ 국민은 후천성면역결핍증에 관한 올바른 지식을 가지고 예방을 위한 주의를 하여야 하며, 국

가나 지방자치단체가 이 법에 따라 하는 조치에 적극 협력하여야 한다.

④ 제1항부터 제3항까지의 경우에 국가·지방자치단체 및 국민은 감염인의 인간으로서의 존엄과 가치를 존중하고 그 기본적 권리를 보호하며, 이 법에서 정한 사항 외의 불이익을 주거나 차별대우를 하여서는 아니 된다.

⑤ 사용자는 근로자가 감염인이라는 이유로 근로관계에 있어서 법률에서 정한 사항 외의 불이익을 주거나 차별대우를 하여서는 아니 된다.

UNIT 02 제2장 신고 및 보고

제5조 (의사 또는 의료기관 등의 신고) ★★★★

① 감염인을 진단하거나 감염인의 사체를 검안한 의사 또는 의료기관은 보건복지부령으로 정하는 바에 따라 24시간 이내에 진단·검안 사실을 관할 보건소장에게 신고하고, 감염인과 그 배우자(사실혼 관계에 있는 사람을 포함한다. 이하 같다) 및 성 접촉자에게 후천성면역결핍증의 전파 방지에 필요한 사항을 알리고 이를 준수하도록 지도하여야 한다. 이 경우 가능하면 감염인의 의사(意思)를 참고하여야 한다. [시행일 2020.1.1]

② 학술연구 또는 제9조에 따른 혈액 및 혈액제제(血液製劑)에 대한 검사에 의하여 감염인을 발견한 사람이나 해당 연구 또는 검사를 한 기관의 장은 보건복지부령으로 정하는 바에 따라 24시간 이내에 질병관리청장에게 신고하여야 한다. [개정 2020.8.11] [시행일 2020.9.12]

③ 감염인이 사망한 경우 이를 처리한 의사 또는 의료기관은 보건복지부령으로 정하는 바에 따라 24시간 이내에 관할 보건소장에게 신고하여야 한다. [시행일 2020.1.1]

④ 제1항 및 제3항에 따라 신고를 받은 보건소장은 특별자치시장·특별자치도지사·시장·군수 또는 구청장(자치구의 구청장을 말한다. 이하 같다)에게 이를 보고하여야 하고, 보고를 받은 특별자치시장·특별자치도지사는 질병관리청장에게, 시장·군수·구청장은 특별시장·광역시장 또는 도지사를 거쳐 질병관리청장에게 이를 보고하여야 한다. [개정 2020.8.11] [시행일 2020.9.12]

규칙

제2조 (의사 또는 의료기관 등의 신고)

① 보건소장에게 신고할 내용

1. 감염인에 대한 진단방법, 주요 증상 및 주요 감염경로
2. 감염인에 대한 진단 및 초진연월일
3. 검사물번호
4. 감염인의 사망 및 검안연월일과 검안 내용(사체를 검안한 경우로 한정한다)
5. 진단한 의사의 성명과 그가 종사하는 의료기관의 주소 및 명칭

② 질병관리청장에게 신고해야 하는 사항 [개정 2020.9.11]

1. 연구 또는 검사의 방법 및 연구 또는 검사연월일
2. 연구 또는 검사자의 성명과 그가 종사하는 기관의 주소 및 명칭

③ 감염인이 사망한 경우 이를 처리한 의사 또는 의료기관이 보건소장에게 신고할 내용
1. 사망자의 성명·주민등록번호 및 주소
2. 사망연월일 및 사망 전의 주요증상
3. 사망 전 감염인을 진단한 의료기관의 명칭 및 소재지와 진단한 의사의 성명

④ ~~필요한 경우 구두·전화 등의 방법으로 신고할 수 있되, 신고 후 지체 없이 서식에 따라 신고서를 제출하여야 한다.~~ 삭제 [2019.12.31]

제7조 (비밀 누설 금지)

다음에 해당하는 사람은 이 법 또는 이 법에 따른 명령이나 다른 법령에서 정하고 있는 경우 또는 본인의 동의가 있는 경우를 제외하고는 재직 중에는 물론 퇴직 후에도 감염인에 대하여 업무상 알게 된 비밀을 누설하여서는 아니 된다.

1. 국가 또는 지방자치단체에서 후천성면역결핍증의 예방·관리와 감염인의 보호·지원에 관한 사무에 종사하는 사람
2. 감염인의 진단·검안·진료 및 간호에 참여한 사람
3. 감염인에 관한 기록을 유지·관리하는 사람

UNIT 03 제3장 검진

제8조 (검진) ★★

① 질병관리청장, 시·도지사, 시장·군수·구청장은 공중(公衆)과 접촉이 많은 업소에 종사하는 사람으로서 제2항에 따른 검진 대상이 되는 사람에 대하여 후천성면역결핍증에 관한 정기검진 또는 수시검진을 하여야 한다. [개정 2020.8.11] [시행일 2020.9.12]

② 질병관리청장, 시·도지사, 시장·군수·구청장은 후천성면역결핍증에 감염되었다고 판단되는 충분한 사유가 있는 사람 또는 후천성면역결핍증에 감염되기 쉬운 환경에 있는 사람으로서 다음에 해당하는 사람에 대하여 후천성면역결핍증에 관한 검진을 할 수 있다. [개정 2020.8.11] [시행일 2020.9.12]

1. 감염인의 배우자 및 성 접촉자
2. 그 밖에 후천성면역결핍증의 예방을 위하여 검진이 필요하다고 질병관리청장이 인정하는 사람

③ 해외에서 입국하는 외국인 중 대통령령으로 정하는 장기체류자는 입국 전 1개월 이내에 발급받은 후천성면역결핍증 음성확인서를 질병관리청장에게 보여주어야 한다. 이를 보여주지 못하는 경우에는 입국 후 72시간 이내에 검진을 받아야 한다. [개정 2020.8.11] [시행일 2020.9.12]

④ 후천성면역결핍증에 관한 검진을 하는 자는 검진 전에 검진 대상자에게 이름·주민등록번호·

주소 등을 밝히지 아니하거나 가명을 사용하여 검진할 수 있다는 사실을 알려 주어야 하고, 익명검진을 신청하는 경우에도 검진을 하여야 한다.

⑤ 검진을 하는 자는 검진 결과 감염인으로 밝혀진 사람이 있는 경우에는 보건복지부령으로 정하는 바에 따라 관할 보건소장에게 신고하여야 한다. 이 경우 감염인의 정보는 익명으로 관리하여야 한다.

시행령

제10조 (검진대상자)

① ~~법 제8조제1항에 따른 정기 또는 수시검진 대상자는 「전염병예방법」 제8조에 따라 성병에 관한 건강진단을 받아야 할 사람으로 한다.~~ 삭제 [2020.1.29]

② 법 제8조제3항 전단에서 "대통령령이 정하는 장기체류자"란 「출입국관리법」 제16조에 따른 재난상륙허가의 대상자로서 질병관리청장이 후천성면역결핍증의 예방을 위하여 필요하다고 인정하는 사람을 말한다. 다만, 배우자를 동반하는 사람은 제외한다. [개정 2020.1.29, 2020.9.11]

③ 법 제8조제3항에 따른 후천성면역결핍증 음성확인서(이하 "검사음성확인서"라 한다)는 각국의 공공검사기관이나 의료기관에서 영문으로 발급한 것이어야 한다.

시행령

제10조의2 (관계부처의 협조)

제10조제2항에 따른 외국인의 입국시 검사음성확인서의 소지여부확인과 미소지자에 대한 검진의 원활한 수행을 위하여 법무부장관은 다음에서 정하는 바에 따라 협조하여야 한다.

1. 제10조제2항에 따른 외국인에 대하여 입국사증 발급의 결정을 통보할 때에는 검사음성확인서를 소지하고 입국하여야 하고 검사음성확인서를 소지하지 아니하고 입국하는 경우에는 입국후 72시간이내에 검진을 받아야 함을 고지한다.
2. 제10조제2항에 따른 외국인에 대하여 입국심사를 할 때, 거류신고를 접수할 때, 체류자격을 변경할 때 또는 상륙허가를 할 때에 검사음성확인서의 소지여부를 확인하고, 이를 소지하지 아니한 자가 있을 경우에는 미소지자의 국적·성명·연령·성별·체류지등을 체류지 관할보건소장에게 통지한다. 다만, 재난상륙허가대상자의 경우에는 관할검역소장에게 통지한다.

시행령

제11조 (정기검진)

법 제8조제1항에 따른 정기검진은 6개월 간격으로 1년에 2회 실시한다.

제8조의2 (검진 결과의 통보) ★

① 후천성면역결핍증에 관한 검진을 한 자는 검진 대상자 본인 외의 사람에게 검진 결과를 통보할 수 없다. 다만, 검진 대상자가 군(軍), 교정시설 등 공동생활자인 경우에는 해당 기관의 장에게 통보하고, 미성년자, 심신미약자, 심신상실자인 경우에는 그 법정대리인에게 통보한다.

② 제1항에 따른 검진 결과 통보의 경우 감염인으로 판정을 받은 사람에게는 면접통보 등 검진 결과의 비밀이 유지될 수 있는 방법으로 하여야 한다.

③ 사업주는 근로자에게 후천성면역결핍증에 관한 검진결과서를 제출하도록 요구할 수 없다.

제9조 (혈액·장기·조직 등의 검사) ★

① 혈액원(血液院)과 혈액제제를 수입하는 자는 해당 혈액원에서 채혈된 혈액이나 수입 혈액제제에 대하여 보건복지부령으로 정하는 바에 따라 인체면역결핍바이러스의 감염 여부를 검사하여야 한다. 다만, 인체면역결핍바이러스에 감염되어 있지 아니하다는 해당 제품 수출국가의 증명서류가 첨부되어 있는 수입 혈액제제로서 질병관리청장이 그 검사가 필요 없다고 인정하는 경우에는 그러하지 아니하다. [개정 2020.8.11] [시행일 2020.9.12]

② 의사 또는 의료기관은 다음에 해당하는 행위를 하기 전에 보건복지부령으로 정하는 바에 따라 인체면역결핍바이러스의 감염 여부를 검사하여야 한다.

1. 장기(인공장기 포함)·조직의 이식
2. 정액의 제공
3. 그 밖에 인체면역결핍바이러스 감염의 위험이 있는 매개체(이하 "매개체"라 한다)의 사용

③ 검사를 받지 아니하거나 검사를 한 결과 인체면역결핍바이러스에 감염된 것으로 나타난 혈액·수입 혈액제제·장기·조직·정액·매개체는 이를 유통·판매하거나 사용하여서는 아니 된다.

제10조 (역학조사)

질병관리청장, 시·도지사, 시장·군수·구청장은 감염인 및 감염이 의심되는 충분한 사유가 있는 사람에 대하여 후천성면역결핍증에 관한 검진이나 전파 경로의 파악 등을 위한 역학조사를 할 수 있다. [개정 2020.8.11] [시행일 2020.9.12]

제11조 (증표 제시)

제8조에 따른 검진 및 제10조에 따른 역학조사를 하는 사람은 그 권한을 나타내는 증표를 지니고 이를 관계인에게 보여주어야 한다.

제12조 (증명서 발급)

제8조에 따른 검진 및 제10조에 따른 역학조사를 받은 사람에게는 보건복지부령으로 정하는 바에 따라 그 결과를 나타내는 증명서를 발급하여야 한다.

UNIT 04 제4장 감염인의 보호·지원

제13조 (전문진료기관 등의 설치) ★

① 질병관리청장은 후천성면역결핍증의 예방·관리와 그 감염인의 보호·지원 또는 치료를 위하여 필요한 전문진료기관 또는 연구기관을 설치·운영할 수 있다. [개정 2020.8.11] [시행일 2020.9.12]

② 제1항에 따른 전문진료기관 또는 연구기관의 설치 및 운영에 필요한 사항은 대통령령으로 정

한다.

제14조 (치료 권고)

질병관리청장, 시·도지사 또는 시장·군수·구청장은 인체면역결핍바이러스의 전염을 방지하기 위하여 감염인 중 다른 사람에게 감염시킬 우려가 있는 사람 등 다음으로 정하는 감염인에게 제13조에 따른 전문진료기관 또는 제16조에 따른 요양시설에서 치료를 받거나 요양을 하도록 권고할 수 있다. [개정 2020.8.11] [시행일 2020.9.12]

1. 검진 결과 감염인으로 판명된 사람으로서 검진을 받아야 할 업소에 종사하거나 종사할 가능성이 높은 감염인
2. 주의 능력과 주위 환경 등으로 보아 다른 사람에게 감염시킬 우려가 있다고 인정되는 감염인
3. 생계유지 능력이 없고, 다른 사람에 의하여 부양 또는 보호를 받고 있지 아니한 감염인

제15조 (치료 및 보호조치 등) ★

① 질병관리청장, 시·도지사 또는 시장·군수·구청장은 제14조에 따른 치료 권고에 따르지 아니하는 감염인 중 감염인의 주의 능력과 주위 환경 등으로 보아 다른 사람에게 감염시킬 우려가 높다고 인정되는 감염인에 대하여는 치료 및 보호조치를 강제할 수 있다. [개정 2020.8.11] [시행일 2020.9.12]

② 제1항에 따라 강제할 경우 이를 집행하는 사람은 그 권한을 나타내는 증표를 지니고 이를 관계인에게 보여주어야 한다.

제16조 (요양시설 등의 설치·운영)

① 질병관리청장 또는 시·도지사는 감염인의 요양 및 치료 등을 위한 시설(이하 "요양시설"이라 한다)과 감염인에 대한 정보 제공, 상담 및 자활 등을 위한 시설(이하 "쉼터"라 한다)을 설치·운영할 수 있다. [개정 2020.8.11] [시행일 2020.9.12]

② 요양시설 및 쉼터의 설치·운영에 필요한 사항은 보건복지부령으로 정한다.

제17조의2 (예방치료기술의 확보 등)

① 질병관리청장은 후천성면역결핍증의 예방과 치료를 위한 의약품 및 기술을 확보하기 위하여 노력하여야 한다. [개정 2020.8.11] [시행일 2020.9.12]

② 질병관리청장은 제1항에 따른 의약품 및 기술 확보를 위한 연구 사업을 지원할 수 있다. [개정 2020.8.11] [시행일 2020.9.12]

제18조 (취업의 제한) ★

① 감염인은 제8조제1항에 따라 그 종사자가 정기검진을 받아야 하는 업소에 종사할 수 없다.

※ 제18조제1항 위반 시 1년 이하의 징역 또는 1천만원 이하의 벌금에 처한다.

② 제8조제1항에 따른 업소를 경영하는 자는 감염인 또는 검진을 받지 아니한 사람을 그 업소에 종사하게 하여서는 아니 된다.

※ 제18조제2항 위반 시 3년 이하의 징역 또는 3천만원 이하의 벌금에 처한다.

제19조 (전파매개행위의 금지)

감염인은 혈액 또는 체액을 통하여 다른 사람에게 전파매개행위를 하여서는 아니 된다.

※ 제19조 위반 시 3년 이하의 징역에 처한다.

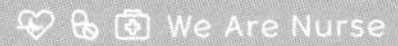

후천성면역결핍증 예방법 문제

01 「후천성면역결핍증 예방법」상 후천성면역결핍증 예방법의 목적에 해당되지 않는 것은?

① 후천성면역결핍증의 예방
② 후천성면역결핍증의 확산 방지
③ 후천성면역결핍증의 관리
④ 감염인의 보호
⑤ 감염인의 지원

정답 ②

해설 **제1조(목적)**
이 법은 후천성면역결핍증의 예방·관리와 그 감염인의 보호·지원에 관하여 필요한 사항을 정함으로써 국민건강의 보호에 이바지함을 목적으로 한다.

02 「후천성면역결핍증 예방법」상 질병관리청장, 시·도지사, 시장·군수·구청장은 검진대상이 되는 사람에 대하여 후천성면역결핍증에 관한 어떠한 검진을 하여야 하는가?

① 정기검진
② 수시검진
③ 특별검진
④ 정기검진 또는 수시검진
⑤ 수시검진 또는 특별검진

정답 ④

해설 **제8조(검진)**
① 질병관리청장, 특별시장·광역시장·특별자치시장·도지사 또는 특별자치도지사(이하 "시·도지사"라 한다), 시장·군수·구청장은 공중과 접촉이 많은 업소에 종사하는 사람으로서 제2항에 따른 검진대상이 되는 사람에 대하여 후천성면역결핍증에 관한 정기검진 또는 수시검진을 하여야 한다. [개정 2020.8.11] [시행일 2020.9.12]

03 「후천성면역결핍증 예방법」상 해외에서 입국하는 외국인 중 대통령령으로 정하는 장기체류자는 입국 전 얼마 이내에 발급받은 후천성면역결핍증 음성확인서를 질병관리청장에게 보여주어야 하는가?

① 1주
② 2주
③ 3주
④ 1개월
⑤ 3개월

정답 ④

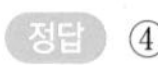
제8조(검진)

③ 해외에서 입국하는 외국인 중 대통령령으로 정하는 장기체류자는 입국 전 1월 이내에 발급받은 후천성면역결핍증 음성확인서를 질병관리청장에게 보여주어야 한다. 이를 보여주지 못하는 경우에는 입국 후 72시간 이내에 검진을 받아야 한다. [개정 2020.8.11] [시행일 2020.9.12]

04 「후천성면역결핍증 예방법」상 후천성면역결핍증환자에 대한 정의는 무엇인가?

① HIV에 감염된 사람
② HIV에 감염되고 10년이 지난 사람
③ HIV에 감염되고 항체가 형성된 사람
④ 후천성면역결핍증 특유의 임상증상이 나타난 사람
⑤ 후천성면역결핍증에 감염된 사람

정답 ④

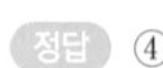
제2조(정의)

2. "후천성면역결핍증환자"란 감염인 중 대통령령으로 정하는 후천성면역결핍증 특유의 임상증상이 나타난 사람을 말한다.

05 「후천성면역결핍증 예방법」상 외국인에 대하여 입국사증 발급의 결정을 통보할 때에는 검사음성확인서를 소지하고 입국하여야 하고 검사음성확인서를 소지하지 아니하고 입국하는 경우에는 입국 후 얼마 이내 검진을 받아야 함을 고지하는가?

① 12시간
② 24시간
③ 36시간
④ 48시간
⑤ 72시간

정답 03. ④ 04. ④ 05. ⑤

정답 ⑤

해설 **영 제10조의2(관계부처의 협조)**

제10조제2항에 따른 외국인의 입국시 검사음성확인서의 소지여부확인과 미소지자에 대한 검진의 원활한 수행을 위하여 법무부장관은 다음에서 정하는 바에 따라 협조하여야 한다.

1. 제10조제2항에 따른 외국인에 대하여 입국사증 발급의 결정을 통보할 때에는 검사음성확인서를 소지하고 입국하여야 하고 검사음성확인서를 소지하지 아니하고 입국하는 경우에는 입국 후 72시간 이내에 검진을 받아야 함을 고지한다.

06 「후천성면역결핍증 예방법」상 장기체류자란 재난상륙허가의 대상자로서 (　　)이 후천성면역결핍증의 예방을 위하여 필요하다고 인정하는 사람을 말한다. 다음 괄호의 내용으로 옳은 것은?

① 보건복지부장관
② 검역소장
③ 보건소장
④ 시·도지사
⑤ 질병관리청장

정답 ⑤

해설 **영 제10조(검진대상자)**

② 법 제8조제3항 전단에서 "대통령령으로 정하는 장기체류자"란 「출입국관리법」 제16조에 따른 재난상륙허가의 대상자로서 질병관리청장이 후천성면역결핍증의 예방을 위하여 필요하다고 인정하는 사람을 말한다. 다만, 배우자를 동반하는 사람은 제외한다. [개정 2020.1.29., 2020.9.11]

07 「후천성면역결핍증 예방법」상 감염인을 진단하거나 감염인의 사체를 검안한 의사 또는 의료기관은 보건복지부령으로 정하는 바에 따라 언제 진단·검안사실을 보건소장에게 신고해야 하는가?

① 즉시
② 24시간 이내
③ 3일 이내
④ 5일 이내
⑤ 7일 이내

정답 ②

해설 **제5조(의사 또는 의료기관등의 신고)**

① 감염인을 진단하거나 감염인의 사체를 검안한 의사 또는 의료기관은 보건복지부령으로 정하는 바에 따라 24시간 이내에 진단·검안 사실을 관할 보건소장에게 신고하고, 감염인과 그 배우자(사실혼 관계에 있는 사람을 포함한다.) 및 성 접촉자에게 후천성면역결핍증의 전파 방지에 필요한 사항을 알리고 이를 준수하도록 지도하여야 한다. 이 경우 가능하면 감염인의 의사(意思)를 참고하여야 한다. [시행일 2020.1.1]

06. ⑤　07. ②

08 **「후천성면역결핍증 예방법」상 감염인을 진단하거나 감염인의 사체를 검안한 의사 또는 의료기관은 보건복지부령으로 정하는 바에 따라 즉시 진단·검안 사실을 누구에게 신고하여야 하는가?**

① 관할 보건소장
② 시장, 군수, 구청장
③ 시·도지사
④ 보건복지부장관
⑤ 질병관리청장

정답 ①

해설 **제5조(의사 또는 의료기관등의 신고)**

① 감염인을 진단하거나 감염인의 사체를 검안한 의사 또는 의료기관은 보건복지부령으로 정하는 바에 따라 24시간 이내에 진단·검안 사실을 관할 보건소장에게 신고하고, 감염인과 그 배우자(사실혼 관계에 있는 사람을 포함한다.) 및 성 접촉자에게 후천성면역결핍증의 전파 방지에 필요한 사항을 알리고 이를 준수하도록 지도하여야 한다. 이 경우 가능하면 감염인의 의사(意思)를 참고하여야 한다. [시행일 2020.1.1]

09 **「후천성면역결핍증 예방법」상 질병관리청장, 시·도지사, 시장·군수·구청장은 후천성면역결핍증에 감염되었다고 판단되는 충분한 사유가 있는 사람 또는 후천성면역결핍증에 감염되기 쉬운 환경에 있는 사람으로서 후천성면역결핍증에 관한 검진을 할 수 있는 사람은 다음 중 누구인가?**

① 감염인의 자녀
② 감염인의 동거 가족
③ 감염인의 직장동료
④ 감염인의 성접촉자
⑤ 감염인의 친척

정답 ④

해설 **제8조(검진)**

② 질병관리청장, 시·도지사, 시장·군수·구청장은 후천성면역결핍증에 감염되었다고 판단되는 충분한 사유가 있는 사람 또는 후천성면역결핍증에 감염되기 쉬운 환경에 있는 사람으로서 다음에 해당하는 사람에 대하여 후천성면역결핍증에 관한 검진을 할 수 있다. [개정 2020.8.11] [시행일 2020.9.12]

1. 감염인의 배우자 및 성 접촉자
2. 그 밖에 후천성면역결핍증의 예방을 위하여 검진이 필요하다고 질병관리청장이 인정하는 사람

정답 08. ① 09. ④

10 후천성면역결핍증 검진 결과 감염인으로 밝혀진 사람이 있는 경우에는 보건복지부령으로 정하는 바에 따라 누구에게 신고하여야 하는가?

① 관할 보건소장
② 시장, 군수, 구청장
③ 시·도지사
④ 보건복지부장관
⑤ 질병관리청장

정답 ①

해설 **제8조(검진)**

⑤ 제4항에 따른 검진을 하는 자는 검진 결과 감염인으로 밝혀진 사람이 있는 경우에는 보건복지부령으로 정하는 바에 따라 관할 보건소장에게 신고하여야 한다. 이 경우 감염인의 정보는 익명으로 관리하여야 한다.

11 후천성면역결핍증에 관한 검진을 하는 자가 검진 전에 검진대상자에게 반드시 밝혀야 하는 사항은 무엇인가?

① 이름
② 이름, 주민등록번호
③ 이름, 주민등록번호, 주소
④ 이름, 주소
⑤ 해당사항 없음

정답 ⑤

해설 **제8조(검진)**

④ 후천성면역결핍증에 관한 검진을 하는 자는 검진 전에 검진대상자에게 이름·주민등록번호·주소등을 밝히지 아니하거나 가명을 사용하여 검진(이하 "익명검진"이라 한다)할 수 있다는 사실을 알려주어야 하고, 익명검진을 신청하는 경우에도 검진을 하여야 한다.

12 「후천성면역결핍증 예방법」상 정기검진은 얼마 간격으로 실시되는가?

① 매달
② 2달 마다
③ 3달 마다
④ 6달 마다
⑤ 1년 마다

정답 ④

해설 **영 제11조(정기검진)**

법 제8조제1항에 따른 정기검진은 6개월 간격으로 1년에 2회 실시한다.

10. ① 11. ⑤ 12. ④

13 후천성면역결핍증에 관한 검진결과에 대해 사업주가 근로자의 검진결과를 요청한 경우, 요청에 대한 대응으로 옳은 것은?

① 바로 제출한다.
② 7일 이내 제출한다.
③ 14일 이내 제출한다.
④ 한 달 이내 제출한다.
⑤ 사업주는 제출을 요구할 수 없다.

정답 ⑤

해설 **제8조의2(검진 결과의 통보)**
③ 사업주는 근로자에게 후천성면역결핍증에 관한 검진결과서를 제출하도록 요구할 수 없다.

14 질병관리청장, 시·도지사, 시장·군수·구청장은 감염인 및 감염이 의심되는 충분한 사유가 있는 사람에 대하여 후천성면역결핍증에 관한 검진이나 전파경로의 파악 등을 위해 무엇을 실시하여야 하는가?

① 건강검진　② 수시검진
③ 특별검진　④ 역학조사
⑤ 임시검진

정답 ④

해설 **제10조(역학조사)**
질병관리청장, 시·도지사, 시장·군수·구청장은 감염인 및 감염이 의심되는 충분한 사유가 있는 사람에 대하여 후천성면역결핍증에 관한 검진이나 전파 경로의 파악 등을 위한 역학조사를 할 수 있다. [개정 2020.8.11] [시행일 2020.9.12]

15 후천성면역결핍증의 예방·관리와 그 감염인의 보호·지원 또는 치료를 위하여 필요한 전문진료기관 또는 연구기관을 설치·운영할 수 있는 자는 누구인가?

① 질병관리청장　② 시·도지사
③ 시장, 군수, 구청장　④ 보건소장
⑤ 보건복지부장관

정답 13. ⑤ 14. ④ 15. ①

정답 ①

해설 **제13조(전문진료기관 등의 설치)**

① 질병관리청장은 후천성면역결핍증의 예방·관리와 그 감염인의 보호·지원 또는 치료를 위하여 필요한 전문진료기관 또는 연구기관을 설치·운영할 수 있다. [개정 2020.8.11] [시행일 2020.9.12]

② 제1항에 따른 전문진료기관 또는 연구기관의 설치 및 운영에 필요한 사항은 대통령령으로 정한다.

16 후천성면역결핍증 감염인은 (   )을 받아야 하는 (   )에 종사할 수 없다. 다음 (   )에 해당하는 용어는?

① 정기검진 — 사업장
② 정기검진 — 업소
③ 수시검진 — 사업장
④ 수시검진 — 업소
⑤ 임시검진 — 업소

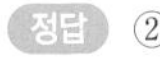

정답 ②

해설 **제18조(취업의 제한)**

① 감염인은 제8조제1항에 따라 그 종사자가 정기검진을 받아야 하는 업소에 종사할 수 없다.

17 「후천성면역결핍증 예방법」상 후천성면역결핍증의 예방·관리와 그 감염인의 보호·지원에 필요한 협조를 요구할 수 있는 자는?

① 보건소장
② 시장, 군수, 구청장
③ 시·도지사
④ 질병관리청장
⑤ 질병관리청장

정답 ⑤

해설 **제21조(협조의무)**

① 질병관리청장은 후천성면역결핍증의 예방·관리와 그 감염인의 보호·지원에 필요한 협조를 관계기관의 장에게 요구할 수 있다. [개정 2020.8.11] [시행일 2020.9.12]

18 후천성면역결핍증 감염인은 ( ) 또는 ( )을/를 통하여 다른 사람에게 전파매개행위를 하여서는 아니 된다. ( ) 안에 해당하는 용어는?

① 성행위 — 혈액
② 성행위 — 체액
③ 혈액 — 체액
④ 수혈행위 — 성행위
⑤ 수혈행위 — 체액

정답 ③

해설 **제19조(전파매개행위의 금지)**
감염인은 혈액 또는 체액을 통하여 다른 사람에게 전파매개행위를 하여서는 아니 된다.

19 다음 중 「후천성면역결핍증 예방법」 상 요양시설 등의 설치·운영을 할 수 있는 자는?

① 질병관리청장
② 보건복지부장관
③ 시장, 군수, 구청장
④ 보건소장
⑤ 보건지소장

정답 ①

해설 **제16조(요양시설 등의 설치, 운영)**
① 질병관리청장 또는 시·도지사는 감염인의 요양 및 치료 등을 위한 시설(이하 "요양시설"이라 한다)과 감염인에 대한 정보제공, 상담 및 자활 등을 위한 시설(이하 "쉼터"라 한다)을 설치·운영할 수 있다. [개정 2020.8.11] [시행일 2020.9.12]
② 요양시설 및 쉼터의 설치·운영에 필요한 사항은 보건복지부령으로 정한다.

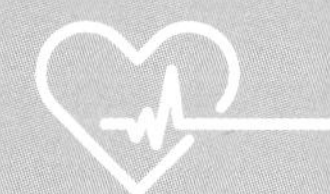

국민건강보험법

CHAPTER 05 국민건강보험법

PART

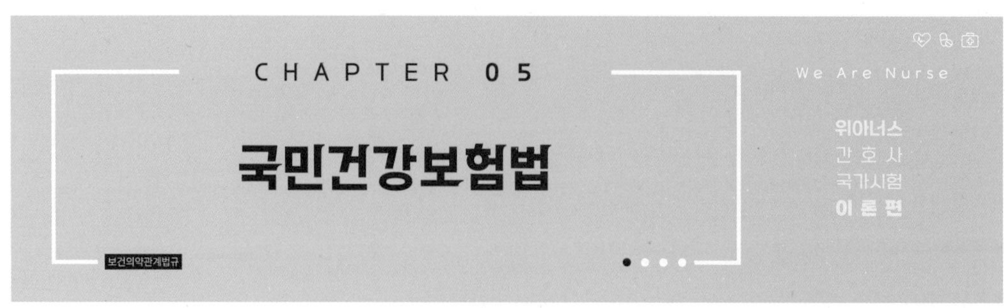

법률 제20505호 일부개정 2024.10.22

UNIT 01 제1장 총칙

제1조 (목적)

이 법은 국민의 질병·부상에 대한 예방·진단·치료·재활과 출산·사망 및 건강증진에 대하여 보험급여를 실시함으로써 국민보건 향상과 사회보장 증진에 이바지함을 목적으로 한다.

제2조 (관장)

이 법에 따른 건강보험사업은 보건복지부장관이 맡아 주관한다.

제3조 (정의)

이 법에서 사용하는 용어의 뜻은 다음과 같다.

1. "근로자"란 직업의 종류와 관계없이 근로의 대가로 보수를 받아 생활하는 사람(법인의 이사와 그 밖의 임원을 포함한다)으로서 공무원 및 교직원을 제외한 사람을 말한다.
2. "사용자"란 다음에 해당하는 자를 말한다.
   가. 근로자가 소속되어 있는 사업장의 사업주
   나. 공무원이 소속되어 있는 기관의 장으로서 대통령령으로 정하는 사람
   다. 교직원이 소속되어 있는 사립학교(「사립학교교직원 연금법」 제3조에 규정된 사립학교를 말한다. 이하 이 조에서 같다)를 설립·운영하는 자
3. "사업장"이란 사업소나 사무소를 말한다.
4. "공무원"이란 국가나 지방자치단체에서 상시 공무에 종사하는 사람을 말한다.
5. "교직원"이란 사립학교나 사립학교의 경영기관에서 근무하는 교원과 직원을 말한다.

제3조의2 (국민건강보험종합계획의 수립 등)

① 보건복지부장관은 이 법에 따른 건강보험의 건전한 운영을 위하여 제4조에 따른 건강보험정책심의위원회의 심의를 거쳐 5년마다 국민건강보험종합계획(이하 "종합계획"이라 한다)을 수립하여야 한다. 수립된 종합계획을 변경할 때도 또한 같다.

② 종합계획에는 다음의 사항이 포함되어야 한다.

1. 건강보험정책의 기본목표 및 추진방향
2. 건강보험 보장성 강화의 추진계획 및 추진방법
3. 건강보험의 중장기 재정 전망 및 운영
4. 보험료 부과체계에 관한 사항
5. 요양급여비용에 관한 사항
6. 건강증진 사업에 관한 사항
7. 취약계층 지원에 관한 사항
8. 건강보험에 관한 통계 및 정보의 관리에 관한 사항
9. 그 밖에 건강보험의 개선을 위하여 필요한 사항으로 대통령령으로 정하는 사항

③ 보건복지부장관은 종합계획에 따라 매년 연도별 시행계획을 건강보험정책심의위원회의 심의를 거쳐 수립·시행하여야 한다.

④ 보건복지부장관은 매년 시행계획에 따른 추진실적을 평가하여야 한다.

⑤ 보건복지부장관은 다음의 사유가 발생한 경우 관련 사항에 대한 보고서를 작성하여 지체 없이 국회 소관 상임위원회에 보고하여야 한다.

1. 제1항에 따른 종합계획의 수립 및 변경
2. 제3항에 따른 시행계획의 수립
3. 제4항에 따른 시행계획에 따른 추진실적의 평가

⑥ 보건복지부장관은 종합계획의 수립, 시행계획의 수립·시행 및 시행계획에 따른 추진실적의 평가를 위하여 필요하다고 인정하는 경우 관계 기관의 장에게 자료의 제출을 요구할 수 있다. 이 경우 자료의 제출을 요구받은 자는 특별한 사유가 없으면 이에 따라야 한다.

⑦ 그 밖에 제1항에 따른 종합계획의 수립 및 변경, 제3항에 따른 시행계획의 수립·시행 및 제4항에 따른 시행계획에 따른 추진실적의 평가 등에 필요한 사항은 대통령령으로 정한다.

[본조신설 2016.2.3]

UNIT 02 제2장 가입자

제5조 (적용 대상 등) ★★★★

① 국내에 거주하는 국민은 건강보험의 가입자 또는 피부양자가 된다.

※ 건강보험 제외 대상자

1. 「의료급여법」에 따라 의료급여를 받는 사람(수급권자)
2. 의료보호를 받는 사람(유공자등 의료보호대상자)

   다만, 다음에 해당하는 사람은 가입자 또는 피부양자가 된다.

   가. 유공자등 의료보호대상자 중 건강보험의 적용을 보험자에게 신청한 사람

   나. 건강보험을 적용받고 있던 사람이 유공자등 의료보호대상자로 되었으나 건강보험의 적용배제신청을 보험자에게 하지 아니한 사람

② 피부양자 : 다음에 해당하는 사람 중 직장가입자에게 주로 생계를 의존하는 사람으로서 보수나 소득 및 재산이 보건복지부령으로 정하는 기준 이하에 해당하는 사람

※ 피부양자의 종류 ★

1. 직장가입자의 배우자
2. 직장가입자의 직계존속(배우자의 직계존속을 포함한다)
3. 직장가입자의 직계비속(배우자의 직계비속을 포함한다)과 그 배우자
4. 직장가입자의 형제·자매

③ 피부양자 자격의 인정 기준, 취득·상실시기 및 그 밖에 필요한 사항은 보건복지부령으로 정한다.

※ 관련 용어 정리

- 친족 : 자기의 배우자, 혈족 및 인척
- 인척 : 자기의 혈족의 배우자, 배우자의 혈족, 배우자의 혈족의 배우자
- 존속 : 자기보다 세대가 위에 있는 자
- 비속 : 자기보다 세대가 아래에 있는 자
- 직계 : 자기의 선조와 자손
- 방계 : 자기와 같은 선조에서 갈라진 자
- 혈족 : 자기와 혈통으로 이어져 있는 자

제6조 (가입자의 종류)

① 가입자는 직장가입자와 지역가입자로 구분한다.

② 모든 사업장의 근로자 및 사용자와 공무원 및 교직원은 직장가입자가 된다.
다만, 다음에 해당하는 사람은 제외한다. [시행일 2016.11.30]

1. 고용 기간이 1개월 미만인 일용근로자
2. 「병역법」에 따른 현역병(지원에 의하지 아니하고 임용된 하사를 포함한다), 전환복무된 사람 및 군간부후보생
3. 선거에 당선되어 취임하는 공무원으로서 매월 보수 또는 보수에 준하는 급료를 받지 아니하는 사람
4. 그 밖에 사업장의 특성, 고용 형태 및 사업의 종류 등을 고려하여 대통령령으로 정하는 사

업장의 근로자 및 사용자와 공무원 및 교직원

③ 지역가입자는 직장가입자와 그 피부양자를 제외한 가입자를 말한다.

시행령

제9조 (직장가입자에서 제외되는 사람)

법 제6조제2항제4호에서 "대통령령으로 정하는 사업장의 근로자 및 사용자와 공무원 및 교직원"이란 다음에 해당하는 사람을 말한다.

1. 비상근 근로자 또는 1개월 동안의 소정(所定)근로시간이 60시간 미만인 단시간근로자
2. 비상근 교직원 또는 1개월 동안의 소정근로시간이 60시간 미만인 시간제공무원 및 교직원
3. 소재지가 일정하지 아니한 사업장의 근로자 및 사용자
4. 근로자가 없거나 제1호에 해당하는 근로자만을 고용하고 있는 사업장의 사업주

제7조 (사업장의 신고)

사업장의 사용자는 다음에 해당하게 되면 그 때부터 14일 이내에 보건복지부령으로 정하는 바에 따라 보험자에게 신고하여야 한다. 제1호에 해당되어 보험자에게 신고한 내용이 변경된 경우에도 또한 같다.

1. 제6조제2항에 따라 직장가입자가 되는 근로자·공무원 및 교직원을 사용하는 사업장(이하 "적용대상사업장"이라 한다)이 된 경우
2. 휴업·폐업 등 보건복지부령으로 정하는 사유가 발생한 경우

제8조 (자격의 취득 시기 등) ★★★★

① 가입자는 국내에 거주하게 된 날에 직장가입자 또는 지역가입자의 자격을 얻는다.

※ 다만, 다음에 해당하는 사람은 그 해당되는 날에 각각 자격을 얻는다.

1. 수급권자이었던 사람은 그 대상자에서 제외된 날
2. 직장가입자의 피부양자이었던 사람은 그 자격을 잃은 날
3. 유공자등 의료보호대상자이었던 사람은 그 대상자에서 제외된 날
4. 제5조제1항제2호가목에 따라 보험자에게 건강보험의 적용을 신청한 유공자등 의료보호대상자는 그 신청한 날

② 제1항에 따라 자격을 얻은 경우 그 직장가입자의 사용자 및 지역가입자의 세대주는 그 명세를 보건복지부령으로 정하는 바에 따라 자격을 취득한 날부터 14일 이내에 보험자에게 신고하여야 한다.

제9조 (자격의 변동 시기 등) ★★

① 가입자는 다음에 해당하게 된 날에 그 자격이 변동된다.

1. 지역가입자가 적용대상사업장의 사용자로 되거나, 근로자·공무원 또는 교직원(이하 "근로자등"이라 한다)으로 사용된 날
2. 직장가입자가 다른 적용대상사업장의 사용자로 되거나 근로자등으로 사용된 날

3. 직장가입자인 근로자등이 그 사용관계가 끝난 날의 다음 날
4. 적용대상사업장에 제7조제2호에 따른 사유가 발생한 날의 다음 날
5. 지역가입자가 다른 세대로 전입한 날

② 자격이 변동된 경우 직장가입자의 사용자와 지역가입자의 세대주는 다음에 따라 그 명세를 보건복지부령으로 정하는 바에 따라 자격이 변동된 날부터 14일 이내에 보험자에게 신고하여야 한다.

1. 제1항제1호 및 제2호에 따라 자격이 변동된 경우: 직장가입자의 사용자
2. 제1항제3호부터 제5호까지의 규정에 따라 자격이 변동된 경우: 지역가입자의 세대주

③ 법무부장관 및 국방부장관은 직장가입자나 지역가입자가 제54조제3호 또는 제4호에 해당하면 보건복지부령으로 정하는 바에 따라 그 사유에 해당된 날부터 1개월 이내에 보험자에게 알려야 한다.

제10조 (자격의 상실 시기 등) ★★★★

① 가입자는 다음에 해당하게 된 날에 그 자격을 잃는다.

1. 사망한 날의 다음 날
2. 국적을 잃은 날의 다음 날
3. 국내에 거주하지 아니하게 된 날의 다음 날
4. 직장가입자의 피부양자가 된 날
5. 수급권자가 된 날
6. 건강보험을 적용받고 있던 사람이 유공자등 의료보호대상자가 되어 건강보험의 적용배제 신청을 한 날

② 자격을 잃은 경우 직장가입자의 사용자와 지역가입자의 세대주는 그 명세를 보건복지부령으로 정하는 바에 따라 자격을 잃은 날부터 14일 이내에 보험자에게 신고하여야 한다.

UNIT 03 국민건강보험공단

제13조 (보험자)

건강보험의 보험자는 국민건강보험공단(이하 "공단"이라 한다)으로 한다.

제14조 (업무 등) ★

① 국민건강보험공단의 업무

1. 가입자 및 피부양자의 자격 관리
2. 보험료와 그 밖에 이 법에 따른 징수금의 부과·징수
3. 보험급여의 관리

4. 가입자 및 피부양자의 질병의 조기발견·예방 및 건강관리를 위하여 요양급여 실시 현황과 건강검진 결과 등을 활용하여 실시하는 예방사업으로서 대통령령으로 정하는 사업
5. 보험급여 비용의 지급
6. 자산의 관리·운영 및 증식사업
7. 의료시설의 운영
8. 건강보험에 관한 교육훈련 및 홍보
9. 건강보험에 관한 조사연구 및 국제협력
10. 이 법에서 공단의 업무로 정하고 있는 사항
11. 「국민연금법」, 「고용보험 및 산업재해보상보험의 보험료징수 등에 관한 법률」, 「임금채권보장법」 및 「석면피해구제법」(이하 "징수위탁근거법"이라 한다)에 따라 위탁받은 업무
12. 그 밖에 이 법 또는 다른 법령에 따라 위탁받은 업무
13. 그 밖에 건강보험과 관련하여 보건복지부장관이 필요하다고 인정한 업무

② 제1항제6호에 따른 자산의 관리·운영 및 증식사업은 안정성과 수익성을 고려하여 다음의 방법에 따라야 한다.
1. 체신관서 또는 「은행법」에 따른 은행에의 예입 또는 신탁
2. 국가·지방자치단체 또는 「은행법」에 따른 은행이 직접 발행하거나 채무이행을 보증하는 유가증권의 매입
3. 특별법에 따라 설립된 법인이 발행하는 유가증권의 매입
4. 「자본시장과 금융투자업에 관한 법률」에 따른 신탁업자가 발행하거나 같은 법에 따른 집합투자업자가 발행하는 수익증권의 매입
5. 공단의 업무에 사용되는 부동산의 취득 및 일부 임대
6. 그 밖에 공단 자산의 증식을 위하여 대통령령으로 정하는 사업

③ 공단은 특정인을 위하여 업무를 제공하거나 공단 시설을 이용하게 할 경우 공단의 정관으로 정하는 바에 따라 그 업무의 제공 또는 시설의 이용에 대한 수수료와 사용료를 징수할 수 있다.

④ 공단은 「공공기관의 정보공개에 관한 법률」에 따라 건강보험과 관련하여 보유·관리하고 있는 정보를 공개한다.

UNIT 04 제4장 보험급여

제41조 (요양급여)

① 가입자와 피부양자의 질병, 부상, 출산 등에 대하여 다음의 요양급여를 실시한다.
1. 진찰·검사

2. 약제(藥劑)·치료재료의 지급
3. 처치·수술 및 그 밖의 치료
4. 예방·재활
5. 입원
6. 간호
7. 이송(移送)

② 제1항에 따른 요양급여의 범위(이하 "요양급여대상"이라 한다)는 다음과 같다. [신설 2016.2.3]
1. 제1항 각 호의 요양급여(제1항제2호의 약제는 제외): 제4항에 따라 보건복지부장관이 비급여대상으로 정한 것을 제외한 일체의 것
2. 제1항제2호의 약제: 요양급여대상으로 보건복지부장관이 결정하여 고시한 것

③ 요양급여의 방법·절차·범위·상한 등의 기준은 보건복지부령으로 정한다.

④ 보건복지부장관은 제3항에 따라 요양급여의 기준을 정할 때 업무나 일상생활에 지장이 없는 질환에 대한 치료 등 보건복지부령으로 정하는 사항은 요양급여대상에서 제외되는 사항(이하 "비급여대상"이라 한다)으로 정할 수 있다.

제41조의5 (방문요양급여)

가입자 또는 피부양자가 질병이나 부상으로 거동이 불편한 경우 등 보건복지부령으로 정하는 사유에 해당하는 경우에는 가입자 또는 피부양자를 직접 방문하여 제41조에 따른 요양급여를 실시할 수 있다.

제42조 (요양기관)

① 요양급여(간호와 이송은 제외한다)는 다음의 요양기관에서 실시한다. 이 경우 보건복지부장관은 공익이나 국가정책에 비추어 요양기관으로 적합하지 아니한 대통령령으로 정하는 의료기관 등은 요양기관에서 제외할 수 있다.
1. 「의료법」에 따라 개설된 의료기관
2. 「약사법」에 따라 등록된 약국
3. 「약사법」 제91조에 따라 설립된 한국희귀·필수의약품센터
4. 「지역보건법」에 따른 보건소·보건의료원 및 보건지소
5. 「농어촌 등 보건의료를 위한 특별조치법」에 따라 설치된 보건진료소

② 보건복지부장관은 효율적인 요양급여를 위하여 필요하면 보건복지부령으로 정하는 바에 따라 시설·장비·인력 및 진료과목 등 보건복지부령으로 정하는 기준에 해당하는 요양기관을 전문요양기관으로 인정할 수 있다. 이 경우 해당 전문요양기관에 인정서를 발급하여야 한다.

③ 보건복지부장관은 제2항에 따라 인정받은 요양기관이 다음에 해당하는 경우에는 그 인정을 취소한다.
1. 제2항 전단에 따른 인정기준에 미달하게 된 경우

2. 제2항 후단에 따라 발급받은 인정서를 반납한 경우

④ 제2항에 따라 전문요양기관으로 인정된 요양기관 또는 「의료법」 제3조의4에 따른 상급종합병원에 대하여는 제41조제3항에 따른 요양급여의 절차 및 제45조에 따른 요양급여비용을 다른 요양기관과 달리 할 수 있다.

⑤ 제1항·제2항 및 제4항에 따른 요양기관은 정당한 이유 없이 요양급여를 거부하지 못한다.

※ 제42조제5항을 위반하여 요양비 명세서나 요양 명세를 적은 영수증을 내주지 아니한 자는 500만원 이하의 벌금에 처한다.

제49조 (요양비) ★★

① 공단은 가입자나 피부양자가 보건복지부령으로 정하는 긴급하거나 그 밖의 부득이한 사유로 요양기관과 비슷한 기능을 하는 기관으로서 보건복지부령으로 정하는 기관(제98조제1항에 따라 업무정지기간 중인 요양기관을 포함한다. 이하 "준요양기관"이라 한다)에서 질병·부상·출산 등에 대하여 요양을 받거나 요양기관이 아닌 장소에서 출산한 경우에는 그 요양급여에 상당하는 금액을 보건복지부령으로 정하는 바에 따라 가입자나 피부양자에게 요양비로 지급한다. [개정 2020.12.29] [시행일 2021.6.30]

② 준요양기관은 보건복지부장관이 정하는 요양비 명세서나 요양 명세를 적은 영수증을 요양을 받은 사람에게 내주어야 하며, 요양을 받은 사람은 그 명세서나 영수증을 공단에 제출하여야 한다. [개정 2020.12.29] [시행일 2021.6.30]

③ 제1항 및 제2항에도 불구하고 준요양기관은 요양을 받은 가입자나 피부양자의 위임이 있는 경우 공단에 요양비의 지급을 직접 청구할 수 있다. 이 경우 공단은 지급이 청구된 내용의 적정성을 심사하여 준요양기관에 요양비를 지급할 수 있다. [신설 2020.12.29] [시행일 2021.6.30]

④ 제3항에 따른 준요양기관의 요양비 지급 청구, 공단의 적정성 심사 등에 필요한 사항은 보건복지부령으로 정한다. [신설 2020.12.29] [시행일 2021.6.30]

제50조 (부가급여) ★★

공단은 이 법에서 정한 요양급여 외에 대통령령으로 정하는 바에 따라 임신·출산 진료비, 장제비, 상병수당, 그 밖의 급여를 실시할 수 있다.

시행령

제23조 (부가급여)

① 법 제50조에 따른 부가급여는 임신·출산(유산 및 사산을 포함한다. 이하 같다) 진료비로 한다.

② 제1항에 따른 임신·출산 진료비 지원 대상은 다음과 같다. [개정 2021.6.29] [시행일 2022.1.1]

1. 임신·출산한 가입자 또는 피부양자
2. 1세 미만인 가입자 또는 피부양자(이하 "1세 미만 영유아"라 한다)의 법정대리인(출산한 가입자 또는 피부양자가 사망한 경우에 한정한다))

③ 공단은 제2항 각 호의 어느 하나에 해당하는 사람에게 다음의 구분에 따른 비용을 결제할 수 있는 임신·출산 진료비 이용권(이하 "이용권"이라 한다)을 발급할 수 있다. [개정 2020.6.2, 2021.6.29] [시행일 2022.1.1]

1. 임신·출산한 가입자 또는 피부양자의 진료에 드는 비용
2. 임신·출산한 가입자 또는 피부양자의 약제·치료재료의 구입에 드는 비용
3. 2세 미만 영유아의 진료에 드는 비용
4. 2세 미만 영유아에게 처방된 약제·치료재료의 구입에 드는 비용

④ 이용권을 발급받으려는 사람(이하 이 조에서 "신청인"이라 한다)은 보건복지부령으로 정하는 발급 신청서에 제2항 각 호의 어느 하나에 해당한다는 사실을 확인할 수 있는 증명서를 첨부해 공단에 제출해야 한다.

⑤ 제4항에 따라 이용권 발급 신청을 받은 공단은 신청인이 제2항 각 호의 어느 하나에 해당하는지를 확인한 후 신청인에게 이용권을 발급해야 한다.

⑥ 이용권을 사용할 수 있는 기간은 제5항에 따라 이용권을 발급받은 날부터 다음의 구분에 따른 날까지로 한다. [개정 2021.6.29] [시행일 2022.1.1]

1. 임신·출산한 가입자 또는 피부양자: 출산일(유산 및 사산의 경우 그 해당일)부터 2년이 되는 날
2. 2세 미만 영유아의 법정대리인: 2세 미만 영유아의 출생일부터 2년이 되는 날

⑦ 이용권으로 결제할 수 있는 금액의 상한은 다음 각 호의 구분에 따른다. 다만, 보건복지부장관이 필요하다고 인정하여 고시하는 경우에는 다음의 상한을 초과하여 결제할 수 있다. [개정 2021.6.29] [시행일 2022.1.1]

1. 하나의 태아를 임신·출산한 경우: 100만원
2. 둘 이상의 태아를 임신·출산한 경우: 140만원

⑧ 제2항부터 제7항까지에서 규정한 사항 외에 임신·출산 진료비의 지급 절차와 방법, 이용권의 발급과 사용 등에 필요한 사항은 보건복지부령으로 정한다.

제51조 (장애인에 대한 특례)

① 공단은 「장애인복지법」에 따라 등록한 장애인인 가입자 및 피부양자에게는 「장애인·노인 등을 위한 보조기기 지원 및 활용촉진에 관한 법률」 제3조제2호에 따른 보조기기에 대하여 보험급여를 할 수 있다.

② 장애인인 가입자 또는 피부양자에게 보조기기를 판매한 자는 가입자나 피부양자의 위임이 있는 경우 공단에 보험급여를 직접 청구할 수 있다. 이 경우 공단은 지급이 청구된 내용의 적정성을 심사하여 보조기기를 판매한 자에게 보조기기에 대한 보험급여를 지급할 수 있다. [신설 2020.12.29] [시행일 2021.6.30]

③ 제1항에 따른 보조기기에 대한 보험급여의 범위·방법·절차, 제2항에 따른 보조기기 판매업자의 보험급여 청구, 공단의 적정성 심사 및 그 밖에 필요한 사항은 보건복지부령으로 정한다. [개정 2020.12.29] [시행일 2021.6.30]

제52조 (건강검진)

① 공단은 가입자와 피부양자에 대하여 질병의 조기 발견과 그에 따른 요양급여를 하기 위하여 건강검진을 실시한다.

② 제1항에 따른 건강검진의 종류 및 대상은 다음과 같다.

1. 일반건강검진: 직장가입자, 세대주인 지역가입자, 20세 이상인 지역가입자 및 20세 이상인 피부양자
2. 암검진: 「암관리법」 제11조제2항에 따른 암의 종류별 검진주기와 연령 기준 등에 해당하는 사람
3. 영유아건강검진: 6세 미만의 가입자 및 피부양자

③ 제1항에 따른 건강검진의 검진항목은 성별, 연령 등의 특성 및 생애 주기에 맞게 설계되어야 한다. [신설 2018.12.11]

④ 제1항에 따른 건강검진의 횟수·절차와 그 밖에 필요한 사항은 대통령령으로 정한다.

시행령

제25조 (건강검진)

① 법 제52조에 따른 건강검진(이하 "건강검진"이라 한다)은 2년마다 1회 이상 실시하되, 사무직에 종사하지 않는 직장가입자에 대해서는 1년에 1회 실시한다. 다만, 암검진은 「암관리법 시행령」에서 정한 바에 따르며, 영유아건강검진은 영유아의 나이 등을 고려하여 보건복지부장관이 정하여 고시하는 바에 따라 검진주기와 검진횟수를 다르게 할 수 있다.

② 건강검진은 「건강검진기본법」 제14조에 따라 지정된 건강검진기관(이하 "검진기관"이라 한다)에서 실시해야 한다.

③ 공단은 건강검진을 실시하려면 건강검진의 실시에 관한 사항을 다음의 구분에 따라 통보해야 한다.

1. 일반건강검진 및 암검진: 직장가입자에게 실시하는 건강검진의 경우에는 해당 사용자에게, 직장가입자의 피부양자 및 지역가입자에게 실시하는 건강검진의 경우에는 검진을 받는 사람에게 통보
2. 영유아건강검진: 직장가입자의 피부양자인 영유아에게 실시하는 건강검진의 경우에는 그 직장가입자에게, 지역가입자인 영유아에게 실시하는 건강검진의 경우에는 해당 세대주에게 통보

④ 건강검진을 실시한 검진기관은 공단에 건강검진의 결과를 통보해야 하며, 공단은 이를 건강검진을 받은 사람에게 통보해야 한다. 다만, 검진기관이 건강검진을 받은 사람에게 직접 통보한 경우에는 공단은 그 통보를 생략할 수 있다.

⑤ 건강검진의 검사항목, 방법, 그에 드는 비용, 건강검진 결과 등의 통보 절차, 그 밖에 건강검진을 실시하는 데 필요한 사항은 보건복지부장관이 정하여 고시한다.

※ 암 관리법 시행령

[별표1] 암의 종류별 검진주기와 연령 기준 등(제8조제2항 관련)

암의 종류	검진주기	연령 기준 등
위암	2년	40세 이상의 남·여
간암	6개월	40세 이상의 남·여 중 간암 발생 고위험군
대장암	1년	50세 이상의 남·여
유방암	2년	40세 이상의 여성
자궁경부암	2년	20세 이상의 여성
폐암	2년	54세 이상 74세 이하의 남·여 중 폐암 발생 고위험군

1. "간암 발생 고위험군"이란 간경변증, B형간염 항원 양성, C형간염 항체 양성, B형 또는 C형 간염 바이러스에 의한 만성 간질환 환자를 말한다.
2. "폐암 발생 고위험군"이란 30갑년[하루 평균 담배소비량(갑) × 흡연기간(년)] 이상의 흡연력(吸煙歷)을 가진 현재 흡연자와 폐암 검진의 필요성이 높아 보건복지부장관이 정하여 고시하는 사람을 말한다.

제54조 (급여의 정지) ★★★★★

보험급여를 받을 수 있는 사람이 다음에 해당하면 그 기간에는 보험급여를 하지 아니한다. 다만, 제3호 및 제4호의 경우에는 제60조에 따른 요양급여를 실시한다. [개정 2020.4.7] [시행일 2020.7.8]

1. ~~국외에 여행 중인 경우~~ 삭제 [2020.4.7] [시행일 2020.7.8]
2. 국외에 체류하는 경우
3. 현역병(지원에 의하지 아니하고 임용된 하사를 포함), 전환복무된 사람 및 군간부후보생에 해당하게 된 경우
4. 교도소, 그 밖에 이에 준하는 시설에 수용되어 있는 경우

UNIT 05 제5장 건강보험심사평가원

제62조 (설립)

요양급여비용을 심사하고 요양급여의 적정성을 평가하기 위하여 건강보험심사평가원을 설립한다.

제63조 (심사평가원의 업무) ★★

① 심사평가원은 다음의 업무를 관장한다.
1. 요양급여비용의 심사
2. 요양급여의 적정성 평가
3. 심사기준 및 평가기준의 개발
4. 제1호부터 제3호까지의 규정에 따른 업무와 관련된 조사연구 및 국제협력
5. 다른 법률에 따라 지급되는 급여비용의 심사 또는 의료의 적정성 평가에 관하여 위탁받은 업무
6. 건강보험과 관련하여 보건복지부장관이 필요하다고 인정한 업무
7. 그 밖에 보험급여 비용의 심사와 보험급여의 적정성 평가와 관련하여 대통령령으로 정하는 업무

② 제1항제2호 및 제7호에 따른 요양급여 등의 적정성 평가의 기준·절차·방법 등에 필요한 사항은 보건복지부장관이 정하여 고시한다.

UNIT 06 제6장 보험료

제69조 (보험료)

① 공단은 건강보험사업에 드는 비용에 충당하기 위하여 제77조에 따른 보험료의 납부의무자로부터 보험료를 징수한다.

② 제1항에 따른 보험료는 가입자의 자격을 취득한 날이 속하는 달의 다음 달부터 가입자의 자격을 잃은 날의 전날이 속하는 달까지 징수한다. 다만, 가입자의 자격을 매월 1일에 취득한 경우 또는 제5조제1항제2호가목에 따른 건강보험 적용 신청으로 가입자의 자격을 취득하는 경우에는 그 달부터 징수한다. [시행일 2020.6.4]

③ 제1항 및 제2항에 따라 보험료를 징수할 때 가입자의 자격이 변동된 경우에는 변동된 날이 속하는 달의 보험료는 변동되기 전의 자격을 기준으로 징수한다. 다만, 가입자의 자격이 매월 1일에 변동된 경우에는 변동된 자격을 기준으로 징수한다.

④ 직장가입자의 월별 보험료액은 다음에 따라 산정한 금액으로 한다.
1. 보수월액보험료: 제70조에 따라 산정한 보수월액에 제73조제1항 또는 제2항에 따른 보험료율을 곱하여 얻은 금액
2. 소득월액보험료: 제71조에 따라 산정한 소득월액에 제73조제1항 또는 제2항에 따른 보험료율을 곱하여 얻은 금액

⑤ 지역가입자의 월별 보험료액은 세대 단위로 산정하되, 지역가입자가 속한 세대의 월별 보험료액은 제72조에 따라 산정한 보험료부과점수에 제73조제3항에 따른 보험료부과점수당 금

액을 곱한 금액으로 한다.

⑥ 제4항 및 제5항에 따른 월별 보험료액은 가입자의 보험료 평균액의 일정비율에 해당하는 금액을 고려하여 대통령령으로 정하는 기준에 따라 상한 및 하한을 정한다. [신설 2017.4.18]

제70조 (보수월액)

① 제69조제4항제1호에 따른 직장가입자의 보수월액은 직장가입자가 지급받는 보수를 기준으로 하여 산정한다.

② 휴직이나 그 밖의 사유로 보수의 전부 또는 일부가 지급되지 아니하는 가입자(이하 "휴직자등"이라 한다)의 보수월액보험료는 해당 사유가 생기기 전 달의 보수월액을 기준으로 산정한다.

③ 제1항에 따른 보수는 근로자등이 근로를 제공하고 사용자·국가 또는 지방자치단체로부터 지급받는 금품(실비변상적인 성격을 갖는 금품은 제외한다)으로서 대통령령으로 정하는 것을 말한다. 이 경우 보수 관련 자료가 없거나 불명확한 경우 등 대통령령으로 정하는 사유에 해당하면 보건복지부장관이 정하여 고시하는 금액을 보수로 본다.

④ 제1항에 따른 보수월액의 산정 및 보수가 지급되지 아니하는 사용자의 보수월액의 산정 등에 필요한 사항은 대통령령으로 정한다.

제71조 (소득월액)

① 소득월액은 제70조에 따른 보수월액의 산정에 포함된 보수를 제외한 직장가입자의 소득(이하 "보수외소득"이라 한다)이 대통령령으로 정하는 금액을 초과하는 경우 다음의 계산식에 따라 산정한다.

(연간 보수외소득 — 대통령령으로 정하는 금액) × 1/12

② 소득월액을 산정하는 기준, 방법 등 소득월액의 산정에 필요한 사항은 대통령령으로 정한다.

제72조 (보험료부과점수)

① 제69조제5항에 따른 보험료부과점수는 지역가입자의 소득 및 재산을 기준으로 산정한다.

② 제1항에 따라 보험료부과점수의 산정방법과 산정기준을 정할 때 법령에 따라 재산권의 행사가 제한되는 재산에 대하여는 다른 재산과 달리 정할 수 있다.

③ 보험료부과점수의 산정방법·산정기준 등에 필요한 사항은 대통령령으로 정한다.

시행령

제42조 (보험료부과점수의 산정기준)

① 법 제72조제1항에 따른 보험료부과점수는 다음의 사항을 고려하여 산정하되, 구체적인 산정방법은 별표 4와 같다.

1. 소득
2. 재산
3. 삭제 [2018.3.6] [시행일 2018.7.1]

제74조 (보험료의 면제)

① 공단은 직장가입자가 다음에 해당하는 경우에 그 가입자의 보험료를 면제한다.

※ 가입자 중 보험료가 면제되는 경우 [개정 2020.4.7] [시행일 2020.7.8]

- 국외에 체류하는 경우(1개월 이상의 기간으로서 대통령령으로 정하는 기간 이상 국외에 체류하는 경우에 한정한다. 이하 이 조에서 같다)
- 현역병(지원에 의하지 아니하고 임용된 하사를 포함), 전환복무된 사람 및 군간부후보생에 해당하게 된 경우
- 교도소, 그 밖에 이에 준하는 시설에 수용되어 있는 경우

※ 다만, 국외에서 업무에 종사하고 있는 직장가입자의 경우에는 국내에 거주하는 피부양자가 없을 때에만 보험료를 면제한다.

② 지역가입자가 제54조제2호부터 제4호까지의 어느 하나에 해당하면 그 가입자가 속한 세대의 보험료를 산정할 때 그 가입자의 제72조에 따른 보험료부과점수를 제외한다.

③ 제1항에 따른 보험료의 면제나 제2항에 따라 보험료의 산정에서 제외되는 보험료부과점수에 대하여는 제54조제2호부터 제4호까지의 어느 하나에 해당하는 급여정지 사유가 생긴 날이 속하는 달의 다음 달부터 사유가 없어진 날이 속하는 달까지 적용한다. 다만, 다음에 해당하는 경우에는 그 달의 보험료를 면제하지 아니하거나 보험료의 산정에서 보험료부과점수를 제외하지 아니한다. [개정 2020.4.7] [시행일 2020.7.8]

1. 급여정지 사유가 매월 1일에 없어진 경우
2. 제54조제2호에 해당하는 가입자 또는 그 피부양자가 국내에 입국하여 입국일이 속하는 달에 보험급여를 받고 그 달에 출국하는 경우

제75조 (보험료의 경감 등)

① 보건복지부령으로 그 가입자 또는 그 가입자가 속한 세대의 보험료의 일부를 경감할 수 있는 대상자

1. 섬·벽지(僻地)·농어촌 등 대통령령으로 정하는 지역에 거주하는 사람
2. 65세 이상인 사람
3. 「장애인복지법」에 따라 등록한 장애인
4. 「국가유공자 등 예우 및 지원에 관한 법률」 제4조제1항제4호, 제6호, 제12호, 제15호 및 제17호에 따른 국가유공자
5. 휴직자
6. 그 밖에 생활이 어렵거나 천재지변 등의 사유로 보험료를 경감할 필요가 있다고 보건복지부장관이 정하여 고시하는 사람

② 제77조에 따른 보험료 납부의무자가 다음에 해당하는 경우에는 대통령령으로 정하는 바에 따라 보험료를 감액하는 등 재산상의 이익을 제공할 수 있다.

1. 제79조제2항에 따라 보험료의 납입 고지를 전자문서로 받는 경우

2. 보험료를 계좌 또는 신용카드 자동이체의 방법으로 내는 경우

③ 제1항에 따른 보험료 경감의 방법·절차 등에 필요한 사항은 보건복지부장관이 정하여 고시한다.

제76조 (보험료의 부담)

① 직장가입자의 보수월액보험료는 직장가입자와 다음의 구분에 따른 자가 각각 보험료액의 100분의 50씩 부담한다. 다만, 직장가입자가 교직원으로서 사립학교에 근무하는 교원이면 보험료액은 그 직장가입자가 100분의 50을, 제3조제2호다목에 해당하는 사용자가 100분의 30을, 국가가 100분의 20을 각각 부담한다.

1. 직장가입자가 근로자인 경우에는 제3조제2호가목에 해당하는 사업주
2. 직장가입자가 공무원인 경우에는 그 공무원이 소속되어 있는 국가 또는 지방자치단체
3. 직장가입자가 교직원(사립학교에 근무하는 교원은 제외한다)인 경우에는 제3조제2호다목에 해당하는 사용자

② 직장가입자의 소득월액보험료는 직장가입자가 부담한다.

③ 지역가입자의 보험료는 그 가입자가 속한 세대의 지역가입자 전원이 연대하여 부담한다.

④ 직장가입자가 교직원인 경우 제3조제2호다목에 해당하는 사용자가 부담액 전부를 부담할 수 없으면 그 부족액을 학교에 속하는 회계에서 부담하게 할 수 있다.

제77조 (보험료 납부의무)

① 직장가입자의 보험료는 다음의 구분에 따라 그 각 호에서 정한 자가 납부한다.

1. 보수월액보험료: 사용자. 이 경우 사업장의 사용자가 2명 이상인 때에는 그 사업장의 사용자는 해당 직장가입자의 보험료를 연대하여 납부한다.
2. 소득월액보험료: 직장가입자

② 지역가입자의 보험료는 그 가입자가 속한 세대의 지역가입자 전원이 연대하여 납부한다. 다만, 소득 및 재산이 없는 미성년자와 소득 및 재산 등을 고려하여 대통령령으로 정하는 기준에 해당하는 미성년자는 납부의무를 부담하지 아니한다.

시행령

제46조 (지역가입자의 보험료 연대납부의무 면제 대상 미성년자)

법 제77조제2항 단서에서 "대통령령으로 정하는 기준에 해당하는 미성년자"란 다음에 해당하는 미성년자를 말한다. 다만, 제41조제1항제2호의 배당소득 또는 같은 항 제3호의 사업소득으로서 「소득세법」 제168조제1항에 따른 사업자등록을 한 사업에서 발생하는 소득이 있는 미성년자는 제외한다.

1. 다음의 요건을 모두 갖춘 미성년자
   가. 제42조제1항제1호에 따른 소득의 합이 연간 100만원 이하일 것
   나. 제42조제1항제2호에 따른 재산 중 같은 조 제3항제1호 및 제3호에 해당하는 재산이 없을 것
2. 부모가 모두 사망한 미성년자로서 제1호가목의 요건을 갖춘 미성년자

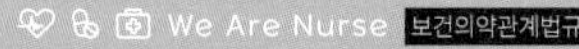

국민건강보험법 문제

01 국민의 질병·부상에 대한 예방·진단·치료·재활과 출산·사망 및 건강증진에 대하여 보험급여를 실시함으로써 국민보건 향상과 사회보장 증진에 이바지함을 목적으로 하는 법은?

① 의료법
② 의료기본법
③ 지역보건법
④ 국민건강보험법
⑤ 의료기사등에 관한 법

정답 ④

해설 제1조(목적)
이 법은 국민의 질병·부상에 대한 예방·진단·치료·재활과 출산·사망 및 건강증진에 대하여 보험급여를 실시함으로써 국민보건 향상과 사회보장 증진에 이바지함을 목적으로 한다.

02 「국민건강보험법」 상 국민건강보험종합계획은 몇 년마다 수립되는가?

① 1년
② 2년
③ 3년
④ 4년
⑤ 5년

정답 ⑤

해설 제3조의2(국민건강보험종합계획의 수립 등)
① 보건복지부장관은 이 법에 따른 건강보험(이하 "건강보험"이라 한다)의 건전한 운영을 위하여 제4조에 따른 건강보험정책심의위원회(이하 이 조에서 "건강보험정책심의위원회"라 한다)의 심의를 거쳐 5년마다 국민건강보험종합계획(이하 "종합계획"이라 한다)을 수립하여야 한다. 수립된 종합계획을 변경할 때도 또한 같다.
[본조신설 2016.2.3]

03 「국민건강보험법」상 건강보험정책에 관한 사항을 심의·의결하기 위하여 보건복지부장관 소속으로 무엇을 설치하는가?

① 국민건강보험종합계획
② 건강보험정책심의위원회
③ 국민건강보험계획
④ 건강보험정책계획
⑤ 국민건강보험종합운영계획

정답 ②

해설 **제4조(건강보험정책심의위원회)**

① 건강보험정책에 관한 다음의 사항을 심의·의결하기 위하여 보건복지부장관 소속으로 건강보험정책심의위원회(이하 "심의위원회"라 한다)를 둔다.

04 「국민건강보험법」상 건강보험사업은 누가 맡아 주관하는가?

① 대통령
② 국무총리
③ 질병관리청장
④ 보건복지부장관
⑤ 건강보험관리장

정답 ④

해설 **제2조(관장)**

이 법에 따른 건강보험사업은 보건복지부장관이 맡아 주관한다.

05 「국민건강보험법」상 요양급여비용을 심사하고 요양급여의 적정성을 평가하기 위하여 무엇을 설립하였는가?

① 국민건강보험종합계획원
② 건강보험정책심의위원회
③ 국민건강보험정책원
④ 건강보험정책원
⑤ 건강보험심사평가원

정답 ⑤

해설 **제62조(설립)**

요양급여비용을 심사하고 요양급여의 적정성을 평가하기 위하여 건강보험심사평가원을 설립한다.

정답 03. ② 04. ④ 05. ⑤

06 「국민건강보험법」상 직장가입자에게 주로 생계를 의존하는 사람으로서 소득 및 재산이 보건복지부령으로 정하는 기준 이하에 해당하는 사람을 일컫는 용어는?

① 건강보험가입자
② 건강보험사업자
③ 지역건강보험가입자
④ 피부양자
⑤ 직장건강보험가입자

정답 ④

해설 제5조(적용 대상 등)
② 제1항의 피부양자는 다음에 해당하는 사람 중 직장가입자에게 주로 생계를 의존하는 사람으로서 소득 및 재산이 보건복지부령으로 정하는 기준 이하에 해당하는 사람을 말한다.

07 「국민건강보험법」상 가입자의 종류는?

① 직장가입자, 지역가입자
② 직장가입자, 기초생활수급자
③ 직장가입자, 기초생활수급자, 지역가입자
④ 기초생활수급자, 생활보호대상자, 직장가입자, 지역가입자
⑤ 지역가입자, 피부양자

정답 ①

해설 제6조(가입자의 종류)
① 가입자는 직장가입자와 지역가입자로 구분한다.

08 「국민건강보험법」상 가입자의 자격이 상실되는 시기로 옳지 않은 것은?

① 사망한 날의 다음 날
② 국적을 잃은 날의 다음 날
③ 국내에 거주하지 아니하게 된 날의 다음 날
④ 직장가입자의 피부양자가 된 다음 날
⑤ 수급권자가 된 날

정답 ④

해설 직장가입자의 피부양자가 된 날

제10조(자격의 상실 시기 등)

① 가입자는 다음에 해당하게 된 날에 그 자격을 잃는다.

1. 사망한 날의 다음 날
2. 국적을 잃은 날의 다음 날
3. 국내에 거주하지 아니하게 된 날의 다음 날
4. 직장가입자의 피부양자가 된 날
5. 수급권자가 된 날
6. 건강보험을 적용받고 있던 사람이 유공자등 의료보호대상자가 되어 건강보험의 적용배제신청을 한 날

09 「국민건강보험법」 상 자격이 변동된 경우 직장가입자의 사용자와 지역가입자의 세대주는 자격 변동이 된 후 몇 주 이내에 보험자에게 신고해야 하는가?

① 1주
② 2주
③ 3주
④ 4주
⑤ 5주

정답 ②

해설 **제9조(자격의 변동 시기 등)**

② 제1항에 따라 자격이 변동된 경우 직장가입자의 사용자와 지역가입자의 세대주는 다음의 구분에 따라 그 명세를 보건복지부령으로 정하는 바에 따라 자격이 변동된 날부터 14일 이내에 보험자에게 신고하여야 한다.

10 「국민건강보험법」 상 건강보험의 보험자는 누구인가?

① 대통령
② 보건복지부장관
③ 국민건강보험공단
④ 사업주
⑤ 건강보험심사평가원

정답 ③

해설 **제13조(보험자)**

건강보험의 보험자는 국민건강보험공단(이하 "공단"이라 한다)으로 한다.

정답 09. ② 10. ③

11 **「국민건강보험법」상 국민건강보험공단의 업무가 아닌 것은?**

① 보험자 및 피부양자의 자격관리
② 보험료와 그 밖에 이 법에 따른 징수금의 부과·징수
③ 보험급여의 관리
④ 가입자 및 피부양자의 질병의 조기발견·예방 및 건강관리를 위하여 요양급여 실시 현황과 건강검진 결과 등을 활용하여 실시하는 예방사업으로서 대통령령으로 정하는 사업
⑤ 보험급여 비용의 지급

정답 ①

해설 가입자 및 피부양자의 자격관리

제14조(업무 등)

① 공단은 다음의 업무를 관장한다.

1. 가입자 및 피부양자의 자격 관리
2. 보험료와 그 밖에 이 법에 따른 징수금의 부과·징수
3. 보험급여의 관리
4. 가입자 및 피부양자의 질병의 조기발견·예방 및 건강관리를 위하여 요양급여 실시 현황과 건강검진 결과 등을 활용하여 실시하는 예방사업으로서 대통령령으로 정하는 사업
5. 보험급여 비용의 지급
6. 자산의 관리·운영 및 증식사업
7. 의료시설의 운영
8. 건강보험에 관한 교육훈련 및 홍보
9. 건강보험에 관한 조사연구 및 국제협력
10. 이 법에서 공단의 업무로 정하고 있는 사항
11. 「국민연금법」, 「고용보험 및 산업재해보상보험의 보험료징수 등에 관한 법률」, 「임금채권보장법」 및 「석면피해구제법」(이하 "징수위탁근거법"이라 한다)에 따라 위탁 받은 업무
12. 그 밖에 이 법 또는 다른 법령에 따라 위탁 받은 업무
13. 그 밖에 건강보험과 관련하여 보건복지부장관이 필요하다고 인정한 업무

12 **「국민건강보험법」상 국민건강보험공단은 보건복지부령으로 정한 긴급하거나 그 밖의 부득이한 사유로 요양기관이 아닌 장소에서 출산한 경우 무엇을 가입자나 피부양자에게 지급하는가?**

① 보험료
② 요양비
③ 부가급여
④ 출산비
⑤ 응급출산비

11. ① 12. ②

정답 ②

해설 **제49조(요양비)**

① 공단은 가입자나 피부양자가 보건복지부령으로 정하는 긴급하거나 그 밖의 부득이한 사유로 요양기관과 비슷한 기능을 하는 기관으로서 보건복지부령으로 정하는 기관(제98조제1항에 따라 업무정지기간 중인 요양기관을 포함한다. 이하 "준요양기관"이라 한다)에서 질병·부상·출산 등에 대하여 요양을 받거나 요양기관이 아닌 장소에서 출산한 경우에는 그 요양급여에 상당하는 금액을 보건복지부령으로 정하는 바에 따라 가입자나 피부양자에게 요양비로 지급한다. [개정 2020.12.29] [시행일 2021.6.30]

13 「국민건강보험법」 상 국민건강보험공단에서는 하나의 태아를 임신한 가입자 또는 피부양자가 지정된 요양기관에서 받는 임신과 출산에 관련된 진료등에 관한 부가급여를 얼마 지급하는가?

① 30만원
② 40만원
③ 50만원
④ 100만원
⑤ 140만원

정답 ④

해설 **영 제23조(부가급여)**

② 제1항에 따른 임신·출산 진료비 지원 대상은 다음과 같다. [개정 2021.6.29] [시행일 2022.1.1]
1. 임신·출산한 가입자 또는 피부양자
2. 1세 미만인 가입자 또는 피부양자(이하 "1세 미만 영유아"라 한다)의 법정대리인(출산한 가입자 또는 피부양자가 사망한 경우에 한정한다)

⑦ 이용권으로 결제할 수 있는 금액의 상한은 다음 각 호의 구분에 따른다. 다만, 보건복지부장관이 필요하다고 인정하여 고시하는 경우에는 다음의 상한을 초과하여 결제할 수 있다. [개정 2021.6.29] [시행일 2022.1.1]
1. 하나의 태아를 임신·출산한 경우: 100만원
2. 둘 이상의 태아를 임신·출산한 경우: 140만원

14 「국민건강보험법」 상 공단에서 보험급여를 제공하지 않는 경우가 아닌 것은?

① 고의 또는 중대한 과실로 인한 범죄행위에 그 원인이 있거나 고의로 사고를 일으킨 경우
② 의료보험료를 납부하지 않은 경우
③ 고의 또는 중대한 과실로 공단이나 요양기관의 요양에 관한 지시에 따르지 아니한 경우
④ 고의 또는 중대한 과실로 급여확인에 따른 문서와 그 밖의 물건의 제출을 거부하거나 질문 또는 진단을 기피한 경우

정답 13. ④ 14. ②

⑤ 업무 또는 공무로 생긴 질병·부상·재해로 다른 법령에 따른 보험급여나 보상(報償) 또는 보상(補償)을 받게 되는 경우

정답 ②

해설 의료보험료를 납부하지 않은 경우 체납횟수가 일정 수 이상인 경우에만 급여제한 가능

제53조(급여의 제한)

① 공단은 보험급여를 받을 수 있는 사람이 다음에 해당하면 보험급여를 하지 아니한다.

1. 고의 또는 중대한 과실로 인한 범죄행위에 그 원인이 있거나 고의로 사고를 일으킨 경우
2. 고의 또는 중대한 과실로 공단이나 요양기관의 요양에 관한 지시에 따르지 아니한 경우
3. 고의 또는 중대한 과실로 제55조(급여의 확인)에 따른 문서와 그 밖의 물건의 제출을 거부하거나 질문 또는 진단을 기피한 경우
4. 업무 또는 공무로 생긴 질병·부상·재해로 다른 법령에 따른 보험급여나 보상(報償) 또는 보상(補償)을 받게 되는 경우

15 **「국민건강보험법」상 요양급여비용을 심사하고 요양급여의 적정성을 평가하기 위하여 무엇을 설립하였는가?**

① 국민건강보험종합계획원
② 건강보험정책심의위원회
③ 국민건강보험정책원
④ 건강보험정책원
⑤ 건강보험심사평가원

정답 ⑤

해설 **제62조(설립)**

요양급여비용을 심사하고 요양급여의 적정성을 평가하기 위하여 건강보험심사평가원을 설립한다.

16 **「국민건강보험법」상 직장가입자의 보수월액은 무엇을 기준으로 산정하는가?**

① 가족 수
② 보수
③ 재산
④ 부동산
⑤ 보수를 제외한 소득

정답 ②

해설 **제70조(보수월액)**

① 제69조제4항제1호에 따른 직장가입자의 보수월액은 직장가입자가 지급받는 보수를 기준으로 하여 산정한다.

15. ⑤ 16. ②

17 **「국민건강보험법」 상 직장가입자의 소득월액은 무엇을 기준으로 산정하는가?**

① 가족 수
② 보수
③ 재산
④ 부동산
⑤ 보수를 제외한 소득

정답 ⑤

해설 **제71조(소득월액)**

① 소득월액은 제70조에 따른 보수월액의 산정에 포함된 보수를 제외한 직장가입자의 소득(이하 "보수외소득"이라 한다)이 대통령령으로 정하는 금액을 초과하는 경우 다음의 계산식에 따라 산정한다.

(연간 보수외소득 — 대통령령으로 정하는 금액) × 1/12

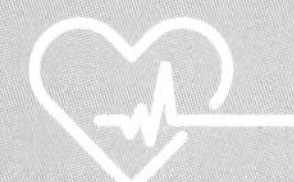

지역보건법

CHAPTER 06 지역보건법

PART

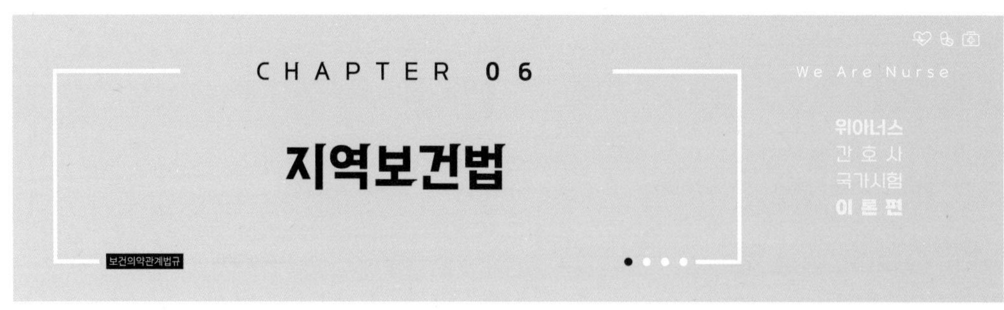

법률 제17893호 일부개정 2024.09.20

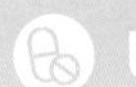

UNIT 01 제1장 총칙

제1조 (목적)

이 법은 보건소 등 지역보건의료기관의 설치·운영에 관한 사항과 보건의료 관련기관·단체와의 연계·협력을 통하여 지역보건의료기관의 기능을 효과적으로 수행하는 데 필요한 사항을 규정함으로써 지역보건의료정책을 효율적으로 추진하여 지역주민의 건강 증진에 이바지함을 목적으로 한다.

제2조 (정의)

1. "지역보건의료기관"이란 지역주민의 건강을 증진하고 질병을 예방·관리하기 위하여 이 법에 따라 설치·운영하는 보건소, 보건의료원, 보건지소 및 건강생활지원센터를 말한다.
2. "지역보건의료서비스"란 지역주민의 건강을 증진하고 질병을 예방·관리하기 위하여 지역보건의료기관이 직접 제공하거나 보건의료 관련기관·단체를 통하여 제공하는 서비스로서 보건의료인이 행하는 모든 활동을 말한다.
3. "보건의료 관련기관·단체"란 지역사회 내에서 공중(公衆) 또는 특정 다수인을 위하여 지역보건의료서비스를 제공하는 의료기관, 약국, 보건의료인 단체 등을 말한다.

제3조 (국가와 지방자치단체의 책무)

① 국가 및 지방자치단체는 지역보건의료에 관한 조사·연구, 정보의 수집·관리·활용·보호, 인력의 양성·확보 및 고용 안정과 자질 향상 등을 위하여 노력하여야 한다.
② 국가 및 지방자치단체는 지역보건의료 업무의 효율적 추진을 위하여 기술적·재정적 지원을 하여야 한다.
③ 국가 및 지방자치단체는 지역주민의 건강 상태에 격차가 발생하지 아니하도록 필요한 방안을

마련하여야 한다.

제4조 (지역사회 건강실태조사)

① 질병관리청장과 특별자치시장·특별자치도지사·시장·군수·구청장(구청장은 자치구의 구청장을 말하며, 이하 "시장·군수·구청장"이라 한다)은 지역주민의 건강 상태 및 건강 문제의 원인 등을 파악하기 위하여 매년 지역사회 건강실태조사를 실시하여야 한다. [개정 2023.3.28]

② 질병관리청장은 제1항에 따라 지역사회 건강실태조사를 실시할 때에는 미리 보건복지부장관과 협의하여야 한다. [신설 2023.3.28]

③ 제1항에 따른 지역사회 건강실태조사의 방법, 내용 등에 관하여 필요한 사항은 대통령령으로 정한다. [개정 2023.3.28.]

시행령

제2조 (지역사회 건강실태조사의 방법 및 내용)

① 질병관리청장은 보건복지부장관과 협의하여 「지역보건법」(이하 "법"이라 한다) 제4조제1항에 따른 지역사회 건강실태조사(이하 "지역사회 건강실태조사"라 한다)를 매년 지방자치단체의 장에게 협조를 요청하여 실시한다. [개정 2020.9.11]

② 제1항에 따라 협조 요청을 받은 지방자치단체의 장은 매년 보건소(보건의료원을 포함한다. 이하 같다)를 통하여 지역 주민을 대상으로 지역사회 건강실태조사를 실시하여야 한다. 이 경우 지방자치단체의 장은 지역사회 건강실태조사의 결과를 질병관리청장에게 통보하여야 한다. [개정 2020.9.11]

③ 지역사회 건강실태조사는 표본조사를 원칙으로 하되, 필요한 경우에는 전수조사를 할 수 있다.

④ 지역사회 건강실태조사의 내용에는 다음의 사항이 포함되어야 한다. [개정 2020.9.11]

1. 흡연, 음주 등 건강 관련 생활습관에 관한 사항
2. 건강검진 및 예방접종 등 질병 예방에 관한 사항
3. 질병 및 보건의료서비스 이용 실태에 관한 사항
4. 사고 및 중독에 관한 사항
5. 활동의 제한 및 삶의 질에 관한 사항
6. 그 밖에 지역사회 건강실태조사에 포함되어야 한다고 질병관리청장이 정하는 사항

UNIT 02 제2장 지역보건의료계획의 수립·시행

제7조 (지역보건의료계획의 수립 등)

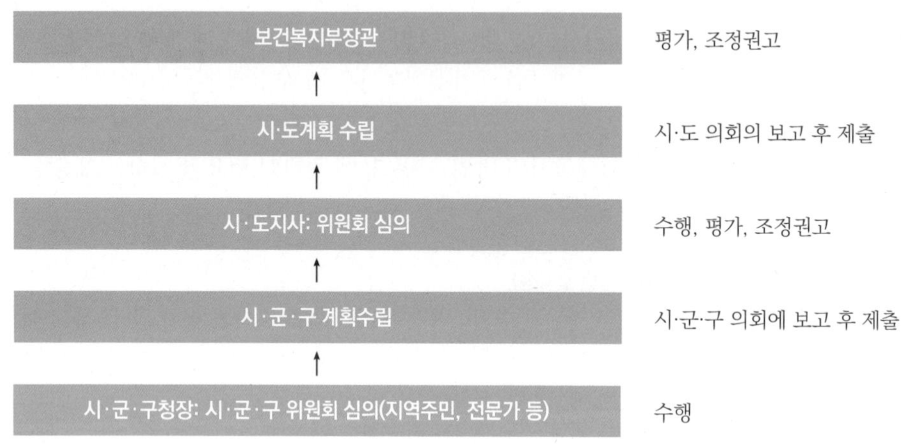

[그림] 지역보건의료계획의 수립

① 시·도지사 및 시장·군수·구청장은 지역주민의 건강 증진을 위하여 다음 사항이 포함된 지역보건의료계획을 4년마다 제3항 및 제4항에 따라 수립하여야 한다. [개정 2023.3.28]

1. 보건의료 수요의 측정
2. 지역보건의료서비스에 관한 장기·단기 공급대책
3. 인력·조직·재정 등 보건의료자원의 조달 및 관리
4. 지역보건의료서비스의 제공을 위한 전달체계 구성 방안
5. 지역보건의료에 관련된 통계의 수집 및 정리

시행령

제4조 (지역보건의료계획의 세부 내용)

① 특별시장·광역시장·도지사(이하 "시·도지사"라 한다) 및 특별자치시장·특별자치도지사는 법 제7조제1항에 따라 수립하는 지역보건의료계획에 다음의 내용을 포함시켜야 한다.

1. 지역보건의료계획의 달성 목표
2. 지역현황과 전망
3. 지역보건의료기관과 보건의료 관련기관·단체 간의 기능 분담 및 발전 방향
4. 보건소의 기능 및 업무의 추진계획과 추진현황
5. 지역보건의료기관의 인력·시설 등 자원 확충 및 정비 계획
6. 취약계층의 건강관리 및 지역주민의 건강 상태 격차 해소를 위한 추진계획
7. 지역보건의료와 사회복지사업 사이의 연계성 확보 계획
8. 의료기관의 병상(病床)의 수요·공급

9. 정신질환 등의 치료를 위한 전문치료시설의 수요·공급
10. 특별자치시·특별자치도·시·군·구(구는 자치구를 말하며, 이하 "시·군·구"라 한다) 지역보건의료기관의 설치·운영 지원
11. 시·군·구 지역보건의료기관 인력의 교육훈련
12. 지역보건의료기관과 보건의료 관련기관·단체 간의 협력·연계
13. 그 밖에 시·도지사 및 특별자치시장·특별자치도지사가 지역보건의료계획을 수립함에 있어서 필요하다고 인정하는 사항

② 시장·군수·구청장은 지역보건의료계획에 다음의 내용을 포함시켜야 한다.
1. 제1항제1호부터 제7호까지의 내용
2. 그 밖에 시장·군수·구청장이 지역보건의료계획을 수립함에 있어서 필요하다고 인정하는 사항

② 시·도지사 또는 시장·군수·구청장은 매년 제1항에 따른 지역보건의료계획에 따라 연차별 시행계획을 수립하여야 한다.
③ 시장·군수·구청장은 해당 시·군·구위원회의 심의를 거쳐 지역보건의료계획을 수립한 후 해당 시·군·구의회에 보고하고 시·도지사에게 제출하여야 한다.
④ 특별자치시장·특별자치도지사 및 제3항에 따라 관할 시·군·구의 지역보건의료계획을 받은 시·도지사는 해당 위원회의 심의를 거쳐 시·도의 지역보건의료계획을 수립한 후 해당 시·도의회에 보고하고 보건복지부장관에게 제출하여야 한다.
⑤ 제3항 및 제4항에 따른 지역보건의료계획은 「사회보장기본법」 제16조에 따른 사회보장 기본계획, 「사회보장급여의 이용·제공 및 수급권자 발굴에 관한 법률」에 따른 지역사회보장계획 및 「국민건강증진법」 제4조에 따른 국민건강증진종합계획과 연계되도록 하여야 한다.
⑥ 특별자치시장·특별자치도지사, 시·도지사 또는 시장·군수·구청장은 제3항 또는 제4항에 따라 지역보건의료계획을 수립하는 데에 필요하다고 인정하는 경우에는 보건의료 관련기관·단체, 학교, 직장 등에 중복·유사 사업의 조정 등에 관한 의견을 듣거나 자료의 제공 및 협력을 요청할 수 있다. 이 경우 요청을 받은 해당 기관은 정당한 사유가 없으면 그 요청에 협조하여야 한다.
⑦ 지역보건의료계획의 내용에 관하여 필요하다고 인정하는 경우 보건복지부장관은 특별자치시장·특별자치도지사 또는 시·도지사에게, 시·도지사는 시장·군수·구청장에게 각각 보건복지부령으로 정하는 바에 따라 그 조정을 권고할 수 있다.

규칙

제2조 (지역보건의료계획의 조정 권고)

① 「지역보건법」(이하 "법"이라 한다) 제7조제7항에 따라 같은 조 제1항에 따른 지역보건의료계획(같은 조 제2항에 따른 연차별 시행계획을 포함한다. 이하 이 조에서 같다)의 내용에 대한 조정 권고가 필요한 경우는 다음에 해당하는 경우로 한다.

1. 지역보건의료계획의 내용이 관계 법령을 위반한 경우
2. 지역보건의료계획의 내용이 국가 또는 특별시·광역시·특별자치시·특별자치도·도의 보건의료정책에 부합하지 아니하는 경우
3. 지방자치단체의 생활권역과 행정구역이 서로 다름에도 불구하고 해당 지방자치단체에서 그 사실을 고려하지 아니한 경우
4. 2개 이상의 지방자치단체에 걸친 광역보건의료행정에 대하여 해당 지방자치단체에서 그 사정을 고려하지 아니한 경우
5. 지방자치단체 간 지역보건의료계획의 내용에 현저한 불균형이 있는 경우

② 보건복지부장관 또는 특별시장·광역시장·도지사(이하 "시·도지사"라 한다)는 법 제7조제7항에 따라 지역보건의료계획의 조정 권고를 하는 경우에는 해당 지방자치단체의 장에게 관련 자료의 제출을 요구할 수 있다.

⑧ 제1항부터 제7항까지에서 규정한 사항 외에 지역보건의료계획의 세부 내용, 수립 방법·시기 등에 관하여 필요한 사항은 대통령령으로 정한다.

시행령

제5조 (지역보건의료계획의 수립 방법 등)

① 시·도지사 또는 특별자치시장·특별자치도지사·시장·군수·구청장(이하 "시장·군수·구청장"이라 한다)은 지역보건의료계획을 수립하기 전에 지역 내 보건의료실태와 지역주민의 보건의료의식·행동양상 등에 대하여 조사하고 자료를 수집하여야 한다.

② 시·도지사 또는 시장·군수·구청장은 제1항에 따른 지역 내 보건의료실태 조사 결과에 따라 해당 지역에 필요한 사업 계획을 포함하여 지역보건의료계획을 수립하되 국가 또는 특별시·광역시·도(이하 "시·도"라 한다)의 보건의료시책에 맞춰 수립하여야 한다.

③ 시·도지사 또는 시장·군수·구청장은 지역보건의료계획을 수립하는 경우에 그 주요 내용을 시·도 또는 시·군·구의 홈페이지 등에 2주 이상 공고하여 지역주민의 의견을 수렴하여야 한다.

시행령

제6조 (지역보건의료계획의 제출 시기 등)

① 시장·군수·구청장은 지역보건의료계획을 계획 시행연도 1월 31일까지 시·도지사에게 제출하여야 한다.

② 시·도지사는 지역보건의료계획을 계획 시행연도 2월 말일까지 보건복지부장관에게 제출하여야 한다.

③ 시장·군수·구청장은 지역 내 인구의 급격한 변화 등 예측하지 못한 보건의료환경 변화에 따라 지역보건의료계획을 변경할 필요가 있는 경우에는 시·군·구 위원회의 심의를 거쳐 변경한 후 시·군·구 의회에 변경 사실 및 변경 내용을 보고하고, 시·도지사에게 지체 없이 변경 사실 및 변경 내용을 제출하여야 한다.

④ 시·도지사는 지역 내 인구의 급격한 변화 등 예측하지 못한 보건의료환경 변화에 따라 지역보건의료계획을 변경할 필요가 있는 경우에는 시·도 위원회의 심의를 거쳐 변경한 후 시·도 의회에 변경 사실 및 변경 내용을 보고하고, 보건복지부장관에게 지체 없이 변경 사실 및 변경 내용을 제출하여야 한다.

제8조 (지역보건의료계획의 시행)

① 시·도지사 또는 시장·군수·구청장은 지역보건의료계획을 연차별 시행계획에 따라 시행하여야 한다.
② 시·도지사 또는 시장·군수·구청장은 지역보건의료계획을 시행하는 데에 필요하다고 인정하는 경우에는 보건의료 관련기관·단체 등에 인력·기술 및 재정 지원을 할 수 있다.

제9조 (지역보건의료계획 시행 결과의 평가)

① 지역보건의료계획을 시행한 때에는 보건복지부장관은 시·도의 지역보건의료계획의 시행결과를, 시·도지사는 시·군·구의 지역보건의료계획의 시행 결과를 대통령령으로 정하는 바에 따라 각각 평가할 수 있다.
② 보건복지부장관 또는 시·도지사는 필요한 경우 평가 결과를 비용의 보조에 반영할 수 있다.

시행령

제7조 (지역보건의료계획 시행 결과의 평가)

① 시장·군수·구청장은 법 제9조제1항에 따른 지역보건의료계획 시행 결과의 평가를 위하여 해당 시·군·구 지역보건의료계획의 연차별 시행계획에 따른 시행 결과를 매 시행연도 다음 해 1월 31일까지 시·도지사에게 제출하여야 한다.
② 시·도지사(특별자치시장·특별자치도지사를 포함한다)는 법 제9조제1항에 따른 지역보건의료계획 시행 결과의 평가를 위하여 해당 시·도 지역보건의료계획의 연차별 시행계획에 따른 시행 결과를 매 시행연도 다음 해 2월 말일까지 보건복지부장관에게 제출하여야 한다.
③ 보건복지부장관 또는 시·도지사는 제1항 또는 제2항에 따라 제출받은 지역보건의료계획의 연차별 시행계획에 따른 시행 결과를 평가하려는 경우에는 다음의 기준에 따라 평가하여야 한다.
1. 지역보건의료계획 내용의 충실성
2. 지역보건의료계획 시행 결과의 목표달성도
3. 보건의료자원의 협력 정도
4. 지역주민의 참여도와 만족도
5. 그 밖에 지역보건의료계획의 연차별 시행계획에 따른 시행 결과를 평가하기 위하여 보건복지부장관이 필요하다고 정하는 기준

④ 보건복지부장관 또는 시·도지사는 제3항에 따라 지역보건의료계획의 연차별 시행계획에 따른 시행 결과를 평가한 경우에는 그 평가 결과를 공표할 수 있다.

UNIT 03 제3장 지역보건의료기관의 설치·운영

제10조 (보건소의 설치) ★★★★★★

① 지역주민의 건강을 증진하고 질병을 예방·관리하기 위하여 시·군·구에 1개소의 보건소(보건

의료원을 포함)를 설치한다. 다만, 시·군·구의 인구가 30만 명을 초과하는 등 지역주민의 보건의료를 위하여 특별히 필요하다고 인정되는 경우에는 대통령령으로 정하는 기준에 따라 해당 지방자치단체의 조례로 보건소를 추가로 설치할 수 있다. [개정 2021.8.17]

② 동일한 시·군·구에 2개 이상의 보건소가 설치되어 있는 경우 해당 지방자치단체의 조례로 정하는 바에 따라 업무를 총괄하는 보건소를 지정하여 운영할 수 있다.

시행령

시행령 제8조 (보건소의 추가 설치) ★

① 보건소를 추가로 설치할 수 있는 경우는 다음의 어느 하나에 해당하는 경우로 한다. [개정 2022.8.9] [시행일 2022.8.18]

1. 해당 시·군·구의 인구가 30만명을 초과하는 경우
2. 해당 시·군·구의 「보건의료기본법」에 따른 보건의료기관 현황 등 보건의료 여건과 아동·여성·노인·장애인 등 보건의료 취약계층의 보건의료 수요 등을 고려하여 보건소를 추가로 설치할 필요가 있다고 인정되는 경우

② 법 제10조제1항 단서 및 이 조 제1항에 따라 보건소를 추가로 설치하려는 경우에는 「지방자치법 시행령」 제73조에 따른다. 이 경우 해당 지방자치단체의 장은 보건복지부장관과 미리 협의해야 한다. [시행일 2023.5.2]

제11조 (보건소의 기능 및 업무) ★

① 보건소의 기능 및 업무 [시행일 2020.6.4]

1. 건강 친화적인 지역사회 여건의 조성
2. 지역보건의료정책의 기획, 조사·연구 및 평가
3. 보건의료인 및 보건의료기관 등에 대한 지도·관리·육성과 국민보건 향상을 위한 지도·관리
4. 보건의료 관련기관·단체, 학교, 직장 등과의 협력체계 구축
5. 지역주민의 건강증진 및 질병예방·관리를 위한 지역보건의료서비스의 제공

가. 국민건강증진·구강건강·영양관리사업 및 보건교육
나. 감염병의 예방 및 관리
다. 모성과 영유아의 건강유지·증진
라. 여성·노인·장애인 등 보건의료 취약계층의 건강유지·증진
마. 정신건강증진 및 생명존중에 관한 사항
바. 지역주민에 대한 진료, 건강검진 및 만성질환 등의 질병관리에 관한 사항
사. 가정 및 사회복지시설 등을 방문하여 행하는 보건의료 및 건강관리사업
아. 난임의 예방 및 관리

② 보건복지부장관이 지정하여 고시하는 의료취약지의 보건소는 제1항제5호아목 중 대통령령으로 정하는 업무를 수행할 수 있다. [신설 2019.12.3] [시행일 2020.6.4]

③ 제1항 및 제2항에 따른 보건소 기능 및 업무 등에 관하여 필요한 세부 사항은 대통령령으로 정한다.

시행령

제13조 (보건소장)

① 보건소에 보건소장 1명을 두되, 의사 면허가 있는 사람 중에서 보건소장을 임용한다.
※ 다만, 의사 면허가 있는 사람 중에서 임용하기 어려운 경우에는 보건·식품위생·의료기술·의무·약무·간호·보건진료(이하 "보건등"이라 한다) 직렬의 공무원을 보건소장으로 임용할 수 있다.

② 보건등 직렬의 공무원을 보건소장으로 임용하려는 경우에 해당 보건소에서 실제로 보건등과 관련된 업무를 하는 보건 등 직렬의 공무원으로서 보건소장으로 임용되기 이전 최근 5년 이상 보건등의 업무와 관련하여 근무한 경험이 있는 사람 중에서 임용하여야 한다.

③ 보건소장은 시장·군수·구청장의 지휘·감독을 받아 보건소의 업무를 관장하고 소속 공무원을 지휘·감독하며, 관할 보건지소, 건강생활지원센터 및 보건진료소의 직원 및 업무에 대하여 지도·감독한다.

제12조 (보건의료원)

보건소 중 병원의 요건을 갖춘 보건소는 보건의료원이라는 명칭을 사용할 수 있다.

제13조 (보건지소의 설치)

지방자치단체는 보건소의 업무수행을 위하여 필요하다고 인정하는 경우에는 대통령령으로 정하는 기준에 따라 해당 지방자치단체의 조례로 보건소의 지소(이하 "보건지소"라 한다)를 설치할 수 있다.

시행령

제10조 (보건지소의 설치) ★

① 보건지소는 읍·면마다 1개씩 설치할 수 있다.

② 지역주민의 보건의료를 위하여 특별히 필요하다고 인정되는 경우에는 필요한 지역에 보건지소를 설치·운영하거나 여러 개의 보건지소를 통합하여 설치·운영할 수 있다.

시행령

제14조 (보건지소장)

① 보건지소에 보건지소장 1명을 두되, 지방의무직공무원 또는 임기제공무원을 보건지소장으로 임용한다.

② 보건지소장은 보건소장의 지휘·감독을 받아 보건지소의 업무를 관장하고 소속 직원을 지휘·감독하며, 보건진료소의 직원 및 업무에 대하여 지도·감독한다.

제14조 (건강생활지원센터의 설치)

지방자치단체는 보건소의 업무 중에서 특별히 지역주민의 만성질환 예방 및 건강한 생활습관 형성을 지원하는 건강생활지원센터를 대통령령으로 정하는 기준에 따라 해당 지방자치단체의 조례로 설치할 수 있다.

시행령

제11조 (건강생활지원센터의 설치)

건강생활지원센터는 읍·면·동(보건소가 설치된 읍·면·동은 제외)마다 1개씩 설치할 수 있다.

제16조의2 (방문건강관리 전담공무원)

① 제11조제1항제5호사목의 방문건강관리사업을 담당하게 하기 위하여 지역보건의료기관에 보건복지부령으로 정하는 전문인력을 방문건강관리 전담공무원으로 둘 수 있다.

② 국가는 제1항에 따른 방문건강관리 전담공무원의 배치에 필요한 비용의 전부 또는 일부를 보조할 수 있다.

[본조신설 2019.1.15]

UNIT 04 제4장 지역보건의료서비스의 실시

제23조 (건강검진 등의 신고)

① 「의료법」 제27조제1항 각 호의 어느 하나에 해당하는 사람이 지역주민 다수를 대상으로 건강검진 또는 순회 진료 등 주민의 건강에 영향을 미치는 행위(이하 "건강검진등"이라 한다)를 하려는 경우에는 보건복지부령으로 정하는 바에 따라 건강검진 등을 하려는 지역을 관할하는 보건소장에게 신고하여야 한다.

② 의료기관이 「의료법」 제33조제1항 각 호의 어느 하나에 해당하는 사유로 의료기관 외의 장소에서 지역주민 다수를 대상으로 건강검진등을 하려는 경우에도 제1항에 따른 신고를 하여야 한다.

③ 보건소장은 제1항 및 제2항에 따른 신고를 받은 경우에는 그 내용을 검토하여 이 법에 적합하면 신고를 수리하여야 한다. [신설 2019.1.15]

규칙

제9조 (건강검진 등의 신고)

① 법 제23조에 따른 신고는 건강검진 등을 실시하기 10일 전까지 별지 제1호서식의 건강검진 등 신고서를 관할 보건소장(보건의료원장을 포함)에게 제출하는 방법으로 해야 한다. 이 경우 관할 보건소장은 행정정보의 공동이용을 통하여 의료기관 개설허가증 또는 의료기관 개설신고증명서(의료기관만 해당)와 의사·치과의사 또는 한의사 면허증을 확인할 수 있는 경우에는 그 확인으로 첨부자료의 제공을 갈음할 수 있고, 신고인이 자료 확인에 동의하지 않는 경우에는 해당 자료를 첨부하도록 해야 한다.

② 보건소장은 제1항에 따른 건강검진 등 신고서를 제출받은 날부터 7일 이내에 신고의 수리 여부를 신고인에게 통지해야 한다. 이 경우 신고를 수리하는 때에는 별지 제1호의2서식의 건강검진 등 신고확인서를 발급해야 한다. [신설 2019.8.19]

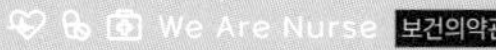

지역보건법 문제

01 가정 및 사회복지시설 등을 방문하여 행하는 보건의료사업을 위해 지역보건의료기관에 보건복지부령을 정하는 전문인력은?

① 보건의료 전담공무원
② 방문건강관리 전담공무원
③ 요양보호사
④ 방문간호사
⑤ 가정전문간호사

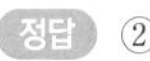

②

해설 **제16조의2(방문건강관리 전담공무원)**

① 제11조제1항제5호사목의 방문건강관리사업을 담당하게 하기 위하여 지역보건의료기관에 보건복지부령으로 정하는 전문인력을 방문건강관리 전담공무원으로 둘 수 있다.

[본조신설 2019.1.15]

> ※ 제11조(보건소의 기능 및 업무)
> ① 보건소는 해당 지방자치단체의 관할 구역에서 다음의 기능 및 업무를 수행한다. [시행일 2020.6.4]
> 5. 지역주민의 건강증진 및 질병예방·관리를 위한 다음의 지역보건의료서비스의 제공
> 사. 가정 및 사회복지시설 등을 방문하여 행하는 보건의료 및 건강관리사업

02 「지역보건법」상 지역보건의료계획은 몇 년 마다 수립되는가?

① 1년
② 2년
③ 3년
④ 4년
⑤ 5년

01. ② 02. ④

정답 ④

해설 **제7조(지역보거의료의 수립 등)**

① 특별시장·광역시장·도지사(이하 "시·도지사"라 한다) 또는 특별자치시장·특별자치도지사·시장·군수·구청장(구청장은 자치구의 구청장을 말하며, 이하 "시장·군수·구청장"이라 한다)은 지역주민의 건강 증진을 위하여 다음의 사항이 포함된 지역보건의료계획을 4년마다 제3항 및 제4항에 따라 수립하여야 한다.

03 「지역보건법」상 보건복지부장관 또는 시·도지사는 지역보건의료계획의 연차별 시행계획에 따른 시행 결과를 평가해야 한다. 다음 중 평가에 해당하는 사항이 아닌 것은?

① 지역보건의료계획 내용의 충실성
② 지역보건의료계획 시행 결과의 목표달성도
③ 보건의료자원의 협력 정도
④ 지역주민의 참여도와 만족도
⑤ 시행 결과를 평가하기 위하여 대통령이 필요하다고 정하는 기준

정답 ⑤

해설 **영 제7조(지역보건의료계획 시행 결과의 평가)**

③ 보건복지부장관 또는 시·도지사는 제1항 또는 제2항에 따라 제출받은 지역보건의료계획의 연차별 시행계획에 따른 시행 결과를 평가하려는 경우에는 다음의 기준에 따라 평가하여야 한다.

1. 지역보건의료계획 내용의 충실성
2. 지역보건의료계획 시행 결과의 목표달성도
3. 보건의료자원의 협력 정도
4. 지역주민의 참여도와 만족도
5. 그 밖에 지역보건의료계획의 연차별 시행계획에 따른 시행 결과를 평가하기 위하여 보건복지부장관이 필요하다고 정하는 기준

04 「지역보건법」상 동일한 시·군·구에 2개 이상의 보건소가 설치되어 있는 경우 해당 지방자치단체의 조례로 정하는 바에 따라 업무를 총괄하는 (　　)을 지정하여 운영한다. (　　)에 해당하는 기관은?

① 보건소
② 권역의료센터
③ 의료기관
④ 보건의료기관
⑤ 건강증진센터

정답 ①

해설 제10조(보건소의 설치)

② 동일한 시·군·구에 2개 이상의 보건소가 설치되어 있는 경우 해당 지방자치단체의 조례로 정하는 바에 따라 업무를 총괄하는 보건소를 지정하여 운영할 수 있다.

05 「지역보건법」상 보건등 직렬의 공무원을 보건소장으로 임용하려는 경우에 해당 보건소에서 실제로 보건등과 관련된 업무를 하는 보건등 직렬의 공무원으로서 보건소장으로 임용되기 이전 최근 몇 년 이상 보건등의 업무와 관련하여 근무한 경험이 있어야 하는가?

① 1년
② 2년
③ 3년
④ 4년
⑤ 5년

정답 ⑤

해설 영 제13조(보건소장)

② 제1항 단서에 따라 보건등 직렬의 공무원을 보건소장으로 임용하려는 경우에 해당 보건소에서 실제로 보건등과 관련된 업무를 하는 보건등 직렬의 공무원으로서 보건소장으로 임용되기 이전 최근 5년 이상 보건등의 업무와 관련하여 근무한 경험이 있는 사람 중에서 임용하여야 한다.

06 지역보건의료에 관한 실험 또는 검사를 위하여 의사·치과의사·한의사·약사 등에게 그 시설을 이용하게 하거나, 타인의 의뢰를 받아 실험 또는 검사를 할 수 있는 곳은?

① 보건소
② 보건지소
③ 건강생활지원센터
④ 지역보건의료기관
⑤ 의료기관

정답 ④

해설 제18조(시설의 이용)

지역보건의료기관은 보건의료에 관한 실험 또는 검사를 위하여 의사·치과의사·한의사·약사 등에게 그 시설을 이용하게 하거나, 타인의 의뢰를 받아 실험 또는 검사를 할 수 있다.

07 「지역보건법」에 의해 보건소를 1개소씩 설치해야 하는 행정단위는 무엇인가?

① 시, 도
② 읍, 면
③ 도서산간지역
④ 시, 군, 구
⑤ 읍, 면, 시, 군, 구

정답 ④

해설 보건소(보건의료원을 포함)는 시·군·구 별로 1개소씩 설치한다(여기서는 구가 설치되지 아니한 시를 말한다).

제10조(보건소의 설치)

① 지역주민의 건강을 증진하고 질병을 예방·관리하기 위하여 시·군·구에 1개소의 보건소(보건의료원을 포함한다.)를 설치한다. 다만, 시·군·구의 인구가 30만 명을 초과하는 등 지역주민의 보건의료를 위하여 특별히 필요하다고 인정되는 경우에는 대통령령으로 정하는 기준에 따라 해당 지방자치단체의 조례로 보건소를 추가로 설치할 수 있다. [개정 2021.8.17] [시행일 2022.8.18]

② 동일한 시·군·구에 2개 이상의 보건소가 설치되어 있는 경우 해당 지방자치단체의 조례로 정하는 바에 따라 업무를 총괄하는 보건소를 지정하여 운영할 수 있다.

08 「지역보건법」상 지역보건의료기관에 해당하지 않은 것은?

① 의료기관
② 보건소
③ 보건지소
④ 보건의료원
⑤ 건강생활지원센터

정답 ①

해설 **제2조(정의)**

1. "지역보건의료기관"이란 지역주민의 건강을 증진하고 질병을 예방·관리하기 위하여 이 법에 따라 설치·운영하는 보건소, 보건의료원, 보건지소 및 건강생활지원센터를 말한다.

09 국가와 지방자치단체는 지역주민의 건강상태 및 건강문제의 원인을 파악하기 위한 지역사회 건강실태조사를 몇 년마다 실시하여야 하는가?

① 1년
② 2년
③ 3년
④ 4년
⑤ 5년

정답 07. ④ 08. ① 09. ①

정답 ①

해설 **제4조(지역사회 건강실태조사)**

① 국가와 지방자치단체는 지역주민의 건강 상태 및 건강 문제의 원인 등을 파악하기 위하여 매년 지역사회 건강실태조사를 실시하여야 한다.

10 「지역보건법」상 지역보건의료계획의 세부 내용, 수립 방법·시기 등에 관하여 필요한 사항을 정하는 자는?

① 보건소장
② 시장, 군수, 구청장
③ 시·도지사
④ 보건복지부장관
⑤ 대통령

정답 ⑤

해설 **제7조(지역보건의료의 수립 등)**

⑧ 제1항부터 제7항까지에서 규정한 사항 외에 지역보건의료계획의 세부 내용, 수립 방법·시기 등에 관하여 필요한 사항은 대통령령으로 정한다.

11 「지역보건법」상 건강실태조사에 포함되는 사항이 아닌 것은?

① 흡연, 음주 등 건강 관련 생활습관에 관한 사항
② 건강검진 및 예방접종 등 질병 예방에 관한 사항
③ 만성질환 예방, 치료 등에 관한 사항
④ 질병 및 보건의료서비스 이용 실태에 관한 사항
⑤ 사고 및 중독에 관한 사항

정답 ③

해설 **영 제2조(지역사회 건강실태조사의 방법 및 내용)**

④ 지역사회 건강실태조사의 내용에는 다음의 사항이 포함되어야 한다. [개정 2020.9.11]

1. 흡연, 음주 등 건강 관련 생활습관에 관한 사항
2. 건강검진 및 예방접종 등 질병 예방에 관한 사항
3. 질병 및 보건의료서비스 이용 실태에 관한 사항
4. 사고 및 중독에 관한 사항
5. 활동의 제한 및 삶의 질에 관한 사항
6. 그 밖에 지역사회 건강실태조사에 포함되어야 한다고 질병관리청장이 정하는 사항

10. ⑤ 11. ③

12 **「지역보건법」상 동일한 시·군·구에 2개 이상의 보건소가 설치되어 있는 경우 해당 지방자치단체의 조례로 정하는 바에 따라 업무를 총괄하는 (　　)을/를 지정하여 운영한다. (　　)에 해당하는 기관은?**

① 보건소　　② 권역의료센터
③ 의료기관　　④ 보건의료기관
⑤ 보건지소

정답 ①

해설 **제10조(보건소의 설치)**
② 동일한 시·군·구에 2개 이상의 보건소가 설치되어 있는 경우 해당 지방자치단체의 조례로 정하는 바에 따라 업무를 총괄하는 보건소를 지정하여 운영할 수 있다.

13 **「지역보건법」상 보건소를 추가로 설치할 경우 보건복지부장관은 누구에게 미리 협의해야 하는가?**

① 보건소장　　② 시장, 군수, 구청장
③ 시·도지사　　④ 지방자치단체의 장
⑤ 행정안전부장관

정답 ④

해설 **영 제8조(보건소의 설치)**
① 법 제10조제1항 단서에 따라 보건소를 추가로 설치할 수 있는 경우는 다음 각 호의 어느 하나에 해당하는 경우로 한다. [개정 2022.8.9] [시행일 2022.8.18]
1. 해당 시·군·구의 인구가 30만명을 초과하는 경우
2. 해당 시·군·구의 「보건의료기본법」에 따른 보건의료기관 현황 등 보건의료 여건과 아동·여성·노인·장애인 등 보건의료 취약계층의 보건의료 수요 등을 고려하여 보건소를 추가로 설치할 필요가 있다고 인정되는 경우
② 보건소를 추가로 설치하려는 경우에 지방자치단체의 장은 보건복지부장관과 미리 협의해야 한다. [시행일 2023.5.2]

14 **「지역보건법」상 보건소의 기능이 아닌 것은?**

① 건강 친화적인 지역사회 여건의 조성
② 지역보건의료정책의 기획, 조사·연구 및 평가
③ 지역주민의 건강의 형평성 고려를 위한 방안 모색

정답 12. ① 13. ④ 14. ③

④ 보건의료 관련기관·단체, 학교, 직장 등과의 협력체계 구축
⑤ 지역주민의 건강증진 및 질병예방·관리를 위한 지역보건의료서비스의 제공

정답 ③

해설 **제11조(보건소의 기능 및 업무)**

① 보건소는 해당 지방자치단체의 관할 구역에서 다음의 기능 및 업무를 수행한다. [시행일 2020.6.4]

1. 건강 친화적인 지역사회 여건의 조성
2. 지역보건의료정책의 기획, 조사·연구 및 평가
3. 보건의료인 및 「보건의료기본법」 제3조제4호에 따른 보건의료기관 등에 대한 지도·관리·육성과 국민보건 향상을 위한 지도·관리
4. 보건의료 관련기관·단체, 학교, 직장 등과의 협력체계 구축
5. 지역주민의 건강증진 및 질병예방·관리를 위한 다음의 지역보건의료서비스의 제공

15 「지역보건법」 상 병원요건을 갖춘 보건소가 사용할 수 있는 명칭은?

① 의원 ② 병원
③ 보건의료원 ④ 보건지소
⑤ 지역보건의료기관

정답 ③

해설 **제12조(보건의료원)**

보건소 중 병원의 요건을 갖춘 보건소는 보건의료원이라는 명칭을 사용할 수 있다.

16 「지역보건법」 상 보건지소는 읍, 면마다 원칙상 몇 개씩 설치할 수 있는가?

① 1개 ② 2개
③ 3개 ④ 4개
⑤ 5개

정답 ①

해설 **영 제10조(보건지소의 설치)**

법 제13조에 따른 보건지소는 읍·면(보건소가 설치된 읍·면은 제외한다)마다 1개씩 설치할 수 있다. 다만, 지역주민의 보건의료를 위하여 특별히 필요하다고 인정되는 경우에는 필요한 지역에 보건지소를 설치·운영하거나 여러 개의 보건지소를 통합하여 설치·운영할 수 있다.

15. ③ 16. ①

17 「지역보건법」상 건강생활지원센터에서 지역주민에게 특별히 지원하는 사업으로 정해진 것은?

① 국민건강증진
② 건강한 생활습관 형성
③ 구강건강
④ 정신건강
⑤ 급성질환 예방

정답 ②

해설 **제14조(건강생활지원센터의 설치)**
지방자치단체는 보건소의 업무 중에서 특별히 지역주민의 만성질환 예방 및 건강한 생활습관 형성을 지원하는 건강생활지원센터를 대통령령으로 정하는 기준에 따라 해당 지방자치단체의 조례로 설치할 수 있다.

18 다음 중 「지역보건법」상 보건소장으로 임용될 수 있는 자는 누구인가?

① 약무, 간호직렬에 해당하는 공무원
② 지방공무원 임용령에 따른 보건직렬의 공무원
③ 의사면허가 있는 사람
④ 행정직렬에 3년 이상 근무한 공무원
⑤ 사회복지사면허사 있는 사람

정답 ③

해설 **제15조(지역보건의료기관의 조직)**
① 보건소에 보건소장(보건의료원의 경우에는 원장을 말한다. 이하 같다) 1명을 두되, 의사 면허가 있는 사람 중에서 보건소장을 임용한다. 다만, 의사 면허가 있는 사람 중에서 임용하기 어려운 경우에는 치과의사, 한의사, 조산사, 간호사, 약사 또는 보건소에서 실제로 보건 등과 관련된 업무를 하는 공무원을 보건소장으로 임용할 수 있다.

19 「지역보건법」상 보건지소에 보건지소장을 두는 경우 몇 명을 두는가?

① 1명
② 2명
③ 3명
④ 4명
⑤ 5명

정답 ①

해설 **영 제14조(보건지소장)**
① 보건지소에 보건지소장 1명을 두되, 지방의무직공무원 또는 임기제공무원을 보건지소장으로 임용한다.

20 **「지역보건법」상 건강생활지원센터장은 누구의 지휘·감독을 받아 센터의 업무를 관장하고 소속 직원을 지휘·감독하는가?**

① 보건소장
② 시장, 군수, 구청장
③ 시·도지사
④ 보건복지부장관
⑤ 질병관리청장

정답 ①

해설 **영 제15조(건강생활지원센터장)**
② 건강생활지원센터장은 보건소장의 지휘·감독을 받아 건강생활지원센터의 업무를 관장하고 소속 직원을 지휘·감독한다.

21 **「지역보건법」상 지역주민 다수를 대상으로 건강검진 또는 순회 진료 등 주민의 건강에 영향을 미치는 행위를 하려는 경우 신고는 건강검진 등을 실시하기 며칠 전에 신고해야 하는가?**

① 1일
② 5일
③ 7일
④ 10일
⑤ 14일

정답 ④

해설 **규칙 제9조(건강검진 등의 신고)**
① 법 제23조에 따른 신고는 건강검진 등을 실시하기 10일 전까지 별지 제1호서식의 건강검진 등 신고서를 관할 보건소장(보건의료원장을 포함한다. 이하 같다)에게 제출하는 방법으로 하여야 한다.

22 **「지역보건법」에 명시된 보건소의 업무로 옳지 않은 것은?**

① 장애인의 치료사업
② 건강친화적인 지역사회 여건 조성
③ 모성과 영유아의 건강증진
④ 지역보건의료정책의 기획
⑤ 보건의료기관 등에 대한 지도·관리

정답 ①

해설 **제11조(보건소의 기능 및 업무)**
① 보건소는 해당 지방자치단체의 관할 구역에서 다음의 기능 및 업무를 수행한다. [시행일 2020.6.4]
1. 건강친화적인 지역사회 여건 조성
2. 지역보건의료정책의 기획, 조사·연구 및 평가
3. 보건의료인 및 보건의료기관 등에 대한 지도·관리·육성과 국민보건 향상을 위한 지도·관리

20. ① 21. ④ 22. ①

4. 보건의료 관련기관·단체, 학교, 직장 등과의 협력체계 구축
5. 지역주민의 건강증진 및 질병예방·관리를 위한 다음의 지역보건의료서비스의 제공
   가. 국민건강증진·구강건강·영양관리사업 및 보건교육
   나. 감염병의 예방 및 관리
   다. 모성과 영유아의 건강유지·증진
   라. 여성·노인·장애인 등 보건의료 취약계층의 건강유지·증진
   마. 정신건강증진 및 생명존중에 관한 사항
   바. 지역주민에 대한 진료, 건강검진, 만성질환 등의 질병관리에 대한 사항
   사. 가정 및 사회복지시설 등을 방문하여 행하는 보건의료사업 및 건강관리사업
   아. 난임의 예방 및 관리

23 **「지역보건법」상 시·도지사 또는 시장·군수·구청장은 지역보건의료계획을 수립하는 경우에 그 주요 내용을 시·도 또는 시·군·구의 홈페이지 등에 몇 주 이상 공고하여 지역주민의 의견을 수렴하여야 하는가?**

① 1주
② 2주
③ 3주
④ 4주
⑤ 6주

정답 ②

해설 **영 제5조(지역보건의료계획의 수립 방법 등)**
③ 시·도지사 또는 시장·군수·구청장은 지역보건의료계획을 수립하는 경우에 그 주요 내용을 시·도 또는 시·군·구의 홈페이지 등에 2주 이상 공고하여 지역주민의 의견을 수렴하여야 한다.

24 **「지역보건법」상 지역주민 다수를 대상으로 건강검진 또는 순회 진료 등 주민의 건강에 영향을 미치는 행위를 하려는 경우에는 이에 대한 사항을 누구에게 신고하여야 하는가?**

① 보건소장
② 보건지소장
③ 시장, 군수, 구청장
④ 시·도지사
⑤ 보건복지부장관

정답 ①

해설 **제23조(건강검진 등의 신고)**
①「의료법」 제27조제1항 각 호의 어느 하나에 해당하는 사람이 지역주민 다수를 대상으로 건강검진 또는 순회 진료 등 주민의 건강에 영향을 미치는 행위(이하 "건강검진 등"이라 한다)를 하려는 경우에는 보건복지부령으로 정하는 바에 따라 건강검진등을 하려는 지역을 관할하는 보건소장에게 신고하여야 한다.

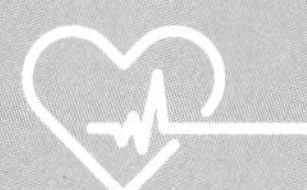

마약류 관리에 관한 법률

7

PART

CHAPTER 07

마약류 관리에 관한 법률

보건의약관계법규

We Are Nurse

위아너스 간호사 국가시험 이론편

법률 제20512호 일부개정 2024.10.22

UNIT 01 제1장 총칙

제1조 (목적)

이 법은 마약·향정신성의약품(向精神性醫藥品)·대마(大麻) 및 원료물질의 취급·관리를 적정하게 함으로써 그 오용 또는 남용으로 인한 보건상의 위해(危害)를 방지하여 국민보건 향상에 이바지함을 목적으로 한다.

제2조 (정의)

이 법에서 사용하는 용어의 뜻은 다음과 같다.

1. "마약류"란 마약·향정신성의약품 및 대마를 말한다.
2. "마약"이란 다음에 해당하는 것을 말한다.
   가. 양귀비: 양귀비과(科)의 파파베르 솜니페룸 엘(Papaver somniferum L.), 파파베르 세티게룸 디시(Papaver setigerum DC.) 또는 파파베르 브락테아툼(Papaver bracteatum)
   나. 아편: 양귀비의 액즙(液汁)이 응결(凝結)된 것과 이를 가공한 것. 다만, 의약품으로 가공한 것은 제외한다.
   다. 코카 잎[엽]: 코카 관목[(灌木): 에리드록시론속(屬)의 모든 식물을 말한다]의 잎. 다만, 엑고닌·코카인 및 엑고닌 알칼로이드 성분이 모두 제거된 잎은 제외한다.
   라. 양귀비, 아편 또는 코카 잎에서 추출되는 모든 알카로이드 및 그와 동일한 화학적 합성품으로서 대통령령으로 정하는 것
   마. 가목부터 라목까지에 규정된 것 외에 그와 동일하게 남용되거나 해독(害毒) 작용을 일으킬 우려가 있는 화학적 합성품으로서 대통령령으로 정하는 것
   바. 가목부터 마목까지에 열거된 것을 함유하는 혼합물질 또는 혼합제제. 다만, 다른 약물

이나 물질과 혼합되어 가목부터 마목까지에 열거된 것으로 다시 제조하거나 제제(製劑)할 수 없고, 그것에 의하여 신체적 또는 정신적 의존성을 일으키지 아니하는 것으로서 총리령으로 정하는 것[이하 "한외마약"(限外麻藥)이라 한다]은 제외한다.

3. "향정신성의약품"이란 인간의 중추신경계에 작용하는 것으로서 이를 오용하거나 남용할 경우 인체에 심각한 위해가 있다고 인정되는 것으로서 대통령령으로 정하는 것을 말한다.
4. "대마"란 다음에 해당하는 것을 말한다. 다만, 대마초[칸나비스 사티바 엘(Cannabis sativa L)을 말한다. 이하 같다]의 종자(種子)·뿌리 및 성숙한 대마초의 줄기와 그 제품은 제외한다.
   가. 대마초와 그 수지(樹脂)
   나. 대마초 또는 그 수지를 원료로 하여 제조된 모든 제품
   다. 가목 또는 나목에 규정된 것과 동일한 화학적 합성품으로서 대통령령으로 정하는 것
   라. 가목부터 다목까지에 규정된 것을 함유하는 혼합물질 또는 혼합제제
5. "마약류취급자"란 다음 가목부터 사목까지의 어느 하나에 해당하는 자로서 이 법에 따라 허가 또는 지정을 받은 자와 아목 및 자목에 해당하는 자를 말한다.
   가. 마약류수출입업자: 마약 또는 향정신성의약품의 수출입을 업(業)으로 하는 자
   나. 마약류제조업자: 마약 또는 향정신성의약품의 제조[제제 및 소분(小分)을 포함한다. 이하 같다]를 업으로 하는 자
   다. 마약류원료사용자: 한외마약 또는 의약품을 제조할 때 마약 또는 향정신성의약품을 원료로 사용하는 자
   라. 대마재배자: 섬유 또는 종자를 채취할 목적으로 대마초를 재배하는 자
   마. 마약류도매업자: 마약류소매업자, 마약류취급의료업자, 마약류관리자 또는 마약류취급학술연구자에게 마약 또는 향정신성의약품을 판매하는 것을 업으로 하는 자
   바. 마약류관리자: 「의료법」에 따른 의료기관(이하 "의료기관"이라 한다)에 종사하는 약사로서 그 의료기관에서 환자에게 투약하거나 투약하기 위하여 제공하는 마약 또는 향정신성의약품을 조제·수수(授受)하고 관리하는 책임을 진 자
   사. 마약류취급학술연구자: 학술연구를 위하여 마약 또는 향정신성의약품을 사용하거나, 대마초를 재배하거나 대마를 수입하여 사용하는 자
   아. 마약류소매업자: 「약사법」에 따라 등록한 약국개설자로서 마약류취급의료업자의 처방전에 따라 마약 또는 향정신성의약품을 조제하여 판매하는 것을 업으로 하는 자
   자. 마약류취급의료업자: 의료기관에서 의료에 종사하는 의사·치과의사·한의사 또는 「수의사법」에 따라 동물 진료에 종사하는 수의사로서 의료나 동물 진료를 목적으로 마약 또는 향정신성의약품을 투약하거나 투약하기 위하여 제공하거나 마약 또는 향정신성의약품을 기재한 처방전을 발급하는 자
6. "원료물질"이란 마약류가 아닌 물질 중 마약 또는 향정신성의약품의 제조에 사용되는 물질로서 대통령령으로 정하는 것을 말한다.

7. "원료물질취급자"란 원료물질의 제조·수출입·매매에 종사하거나 이를 사용하는 자를 말한다.
8. "군수용마약류"란 국방부 및 그 직할 기관과 육군·해군·공군에서 관리하는 마약류를 말한다.
9. "치료보호"란 마약류 중독자의 마약류에 대한 정신적·신체적 의존성을 극복시키고 재발을 예방하여 건강한 사회인으로 복귀시키기 위한 입원 치료와 통원(通院) 치료를 말한다.

제2조의2 (국가 등의 책임)

① 국가와 지방자치단체는 국민이 마약류 등을 남용하는 것을 예방하고, 마약류 중독자에 대한 치료보호와 사회복귀 촉진을 위하여 연구·조사 등 필요한 조치를 하여야 한다.
② 국민은 마약류 중독자에 대하여 치료의 대상으로 인식하고 건강한 사회구성원으로 자립할 수 있도록 협조하여야 한다.

제2조의3 (마약퇴치의 날)

① 마약류 등의 오남용에 대한 사회적 경각심을 높이고 마약류에 관한 범죄를 예방하기 위하여 매년 6월 26일을 마약퇴치의 날로 정한다.
② 국가와 지방자치단체는 마약퇴치의 날 취지에 적합한 행사와 교육·홍보사업을 실시할 수 있다.
③ 제2항에 따른 마약퇴치의 날 행사 및 교육·홍보사업에 필요한 사항은 대통령령으로 정한다.
[본조신설 2017.4.18]

제3조 (일반 행위의 금지)

누구든지 다음에 해당하는 행위를 하여서는 아니 된다.
1. 이 법에 따르지 아니한 마약류의 사용
2. 마약의 원료가 되는 식물을 재배하거나 그 성분을 함유하는 원료·종자·종묘(種苗)를 소지, 소유, 관리, 수출입, 수수, 매매 또는 매매의 알선을 하거나 그 성분을 추출하는 행위. 다만, 대통령령으로 정하는 바에 따라 식품의약품안전처장의 승인을 받은 경우는 제외한다.
3. 헤로인, 그 염류(鹽類) 또는 이를 함유하는 것을 소지, 소유, 관리, 수입, 제조, 매매, 매매의 알선, 수수, 운반, 사용, 투약하거나 투약하기 위하여 제공하는 행위. 다만, 대통령령으로 정하는 바에 따라 식품의약품안전처장의 승인을 받은 경우는 제외한다.
4. 마약 또는 향정신성의약품을 제조할 목적으로 원료물질을 제조, 수출입, 매매, 매매의 알선, 수수, 소지, 소유 또는 사용하는 행위. 다만, 대통령령으로 정하는 바에 따라 식품의약품안전처장의 승인을 받은 경우는 제외한다.
5. 제2조제3호가목의 향정신성의약품 또는 이를 함유하는 향정신성의약품을 소지, 소유, 사용, 관리, 수출입, 제조, 매매, 매매의 알선 또는 수수하는 행위. 다만, 대통령령으로 정하는

바에 따라 식품의약품안전처장의 승인을 받은 경우는 제외한다.

6. 제2조제3호가목의 향정신성의약품의 원료가 되는 식물 또는 버섯류에서 그 성분을 추출하거나 그 식물 또는 버섯류를 수출입, 매매, 매매의 알선, 수수, 흡연 또는 섭취하거나 흡연 또는 섭취할 목적으로 그 식물 또는 버섯류를 소지·소유하는 행위. 다만, 대통령령으로 정하는 바에 따라 식품의약품안전처장의 승인을 받은 경우는 제외한다.
7. 대마를 수출입·제조·매매하거나 매매를 알선하는 행위. 다만, 공무, 학술연구 또는 의료 목적을 위하여 대통령령으로 정하는 바에 따라 식품의약품안전처장의 승인을 받은 경우는 제외한다.
8. 삭제 [2016.2.3] [시행일 2016.11.4]
9. 삭제 [2016.2.3] [시행일 2016.11.4]
10. 다음에 해당하는 행위
   가. 대마 또는 대마초 종자의 껍질을 흡연 또는 섭취하는 행위(제7호 단서에 따라 의료 목적으로 섭취하는 행위는 제외한다)
   나. 가목의 행위를 할 목적으로 대마, 대마초 종자 또는 대마초 종자의 껍질을 소지하는 행위
   다. 가목 또는 나목의 행위를 하려 한다는 정(情)을 알면서 대마초 종자나 대마초 종자의 껍질을 매매하거나 매매를 알선하는 행위
11. 제4조제1항 또는 제1호부터 제10호까지의 규정에서 금지한 행위를 하기 위한 장소·시설·장비·자금 또는 운반 수단을 타인에게 제공하는 행위
12. 다음에 해당하는 규정에서 금지하는 행위에 관한 정보를 「표시·광고의 공정화에 관한 법률」 제2조제2호에서 정하는 방법으로 타인에게 널리 알리거나 제시하는 행위
   가. 제1호부터 제11호까지의 규정
   나. 제4조제1항 또는 제3항
   다. 제5조제1항 또는 제2항
   라. 제5조의2제5항

제4조 (마약류취급자가 아닌 자의 마약류 취급 금지) ★★

① 마약류취급자가 아니면 다음에 해당하는 행위를 하여서는 아니 된다.

1. 마약 또는 향정신성의약품을 소지, 소유, 사용, 운반, 관리, 수입, 수출, 제조, 조제, 투약, 수수, 매매, 매매의 알선 또는 제공하는 행위
2. 대마를 재배·소지·소유·수수·운반·보관 또는 사용하는 행위
3. 마약 또는 향정신성의약품을 기재한 처방전을 발급하는 행위
4. 한외마약을 제조하는 행위

② 제1항에도 불구하고 다음에 해당하는 경우에는 마약류취급자가 아닌 자도 마약류를 취급할 수 있다.

1. 이 법에 따라 마약 또는 향정신성의약품을 마약류취급의료업자로부터 투약받아 소지하는 경우
2. 이 법에 따라 마약 또는 향정신성의약품을 마약류소매업자로부터 구입하거나 양수(讓受)하여 소지하는 경우
3. 이 법에 따라 마약류취급자를 위하여 마약류를 운반·보관·소지 또는 관리하는 경우
4. 공무상(公務上) 마약류를 압류·수거 또는 몰수하여 관리하는 경우
5. 제13조에 따라 마약류 취급 자격 상실자 등이 마약류취급자에게 그 마약류를 인계하기 전까지 소지하는 경우
6. 제3조제7호 단서에 따라 의료 목적으로 사용하기 위하여 대마를 운반·보관 또는 소지하는 경우
7. 그 밖에 총리령으로 정하는 바에 따라 식품의약품안전처장의 승인을 받은 경우

③ 마약류취급자는 이 법에 따르지 아니하고는 마약류를 취급하여서는 아니 된다. 다만, 대통령령으로 정하는 바에 따라 식품의약품안전처장의 승인을 받은 경우에는 그러하지 아니하다.

④ 제2항제3호에 따라 대마를 운반·보관 또는 소지하려는 자는 특별자치시장·시장(「제주특별자치도 설치 및 국제자유도시 조성을 위한 특별법」에 따른 행정시장을 포함한다. 이하 같다)·군수 또는 구청장(자치구의 구청장을 말한다. 이하 같다)에게 신고하여야 한다. 이 경우 특별자치시장·시장·군수 또는 구청장은 그 신고 받은 내용을 검토하여 이 법에 적합하면 신고를 수리하여야 한다.

⑤ 제4항 전단에 따른 신고 절차 및 대마의 운반·보관 또는 소지 방법에 관하여 필요한 사항은 총리령으로 정한다. [신설 2016.2.3]

규칙

제7조 (대마의 운반·보관 등)

① 법 제4조제4항 전단에 따라 대마를 운반·보관 또는 소지하는 것을 신고하려는 자는 별지 제4호서식의 대마 운반·보관·소지 신고서(전자문서로 된 신고서를 포함한다)를 관할 특별자치시장·시장(「제주특별자치도 설치 및 국제자유도시 조성을 위한 특별법」에 따른 행정시장을 포함한다. 이하 같다)·군수 또는 구청장(자치구의 구청장을 말한다. 이하 같다)에게 제출하여야 한다.

② 제1항에 따라 신고를 한 자는 대마를 취급할 수 있는 자격이 있는 자에게 대마를 인계하기까지 신고서를 휴대하여야 하며, 관계공무원의 요구가 있는 때에는 이를 제시하여야 한다.

UNIT 02 제2장 허가 등

제6조 (마약류취급자의 허가 등)

① 마약류취급자가 되려는 다음에 해당하는 자로서 총리령으로 정하는 바에 따라 다음과 같이

허가를 받아야 한다. 허가받은 사항을 변경할 때에도 또한 같다. [시행일 2023.6.11]

구분	허가
1. 마약류수출입업자: 「약사법」에 따른 수입자로서 식품의약품안전처장에게 의약품 품목허가를 받거나 품목신고를 한 자 2. 마약류제조업자 및 마약류원료사용자: 「약사법」에 따라 의약품제조업의 허가를 받은 자 4. 마약류취급학술연구자: 연구기관 및 학술기관 등에서 학술연구를 위하여 마약류의 사용을 필요로 하는 자	식품의약품 안전처장
3. 마약류도매업자: 「약사법」에 따라 등록된 약국개설자 또는 의약품 도매상의 허가를 받은 자	시장·군수·구청장
5. 대마재배자: 「농업·농촌 및 식품산업 기본법」에 따른 농업인으로서 섬유나 종자를 채취할 목적으로 대마초를 재배하려는 자	

② 마약류관리자가 되려면 마약류취급의료업자가 있는 의료기관에 종사하는 약사로서 총리령으로 정하는 바에 따라 시, 군, 구청장의 지정을 받아야 한다. 지정받은 사항을 변경할 때에도 또한 같다.

※ 마약류수출입업자, 마약류취급학술연구자 또는 대마재배자로 허가를 받을 수 없는 사람

1. 피성년후견인, 피한정후견인 또는 미성년자
2. 「정신건강증진 및 정신질환자 복지서비스 지원에 관한 법률」 제3조제1호에 따른 정신질환자(정신건강의학과 전문의가 마약류에 관한 업무를 담당하는 것이 적합하다고 인정한 사람은 제외한다) 또는 마약류의 중독자
3. 「약사법」·「의료법」·「보건범죄 단속에 관한 특별조치법」 또는 그 밖에 마약류 관련 법률을 위반한 죄를 범하여 금고 이상의 실형을 선고받고 그 집행이 끝나거나(집행이 끝난 것으로 보는 경우를 포함) 진행이 면제된 날부터 3년이 지나지 아니한 사람

※ 허가 또는 지정이 금지된 자(피성년후견인, 피한정후견인 또는 미성년자에 해당하여 허가 또는 지정이 취소된 경우는 제외)

1. 마약류취급자의 허가 취소처분을 받고 2년이 지나지 아니한 자
2. 지정 취소처분을 받고 1년이 지나지 아니한 자

UNIT 03 제3장 마약류의 관리

제9조 (수수 등의 제한)

① 마약류취급자 또는 마약류취급승인자(제3조제2호부터 제7호까지 또는 제4조제2항제7호에 따라 마약류 취급의 승인을 받은 자를 말한다. 이하 같다)는 마약류취급자 또는 마약류취급승인자가 아닌 자로부터 마약류를 양수할 수 없다. 다만, 제13조에 따라 허가관청의 승인을 받은 경우에는 그러하지 아니하다.

② 마약류취급자 또는 마약류취급승인자는 이 법에서 정한 경우 외에는 마약류를 양도할 수 없다. 다만, 다음에 해당하여 식품의약품안전처장의 승인을 받은 경우에는 그러하지 아니하다.

1. 품목허가가 취소되어 소지·소유 또는 관리하는 마약 및 향정신성의약품을 다른 마약류취급자에게 양도하려는 경우
2. 마약류취급학술연구자, 마약류취급승인자 또는 제4조제3항 단서에 따라 승인을 받은 마약류취급자에게 마약류를 양도하려는 경우
3. 소유 또는 관리하던 마약 및 향정신성의약품을 사용중단 등의 사유로 원소유자 등인 마약류취급자·마약류취급승인자 또는 외국의 원소유자 등에게 반품하려는 경우

③ 마약류제조업자, 마약류원료사용자 또는 마약류취급학술연구자가 다른 마약류제조업자, 마약류원료사용자 또는 마약류취급학술연구자에게 마약류(제제는 제외한다)를 양도하려면 총리령으로 정하는 바에 따라 식품의약품안전처장의 승인을 받아야 한다.

제12조 (사고 마약류 등의 처리)

① 마약류취급자 또는 마약류취급승인자는 소지하고 있는 마약류에 대하여 다음에 해당하는 사유가 발생하면 총리령으로 정하는 바에 따라 해당 허가관청(마약류취급의료업자의 경우에는 해당 의료기관의 개설허가나 신고관청을 말하며, 마약류소매업자의 경우에는 약국 개설 등록관청을 말한다. 이하 같다)에 지체 없이 그 사유를 보고하여야 한다.
1. 재해로 인한 상실(喪失)
2. 분실 또는 도난
3. 변질·부패 또는 파손 → 증명서류 첨부하지 않음(규칙 제23조제1항)

② 마약류취급자 또는 마약류취급승인자가 소지하고 있는 마약류를 다음에 해당하는 사유로 폐기하려는 경우에는 총리령으로 정하는 바에 따라 폐기하여야 한다.
1. 제1항제3호에 해당하는 사유(변질, 부패 또는 파손)
2. 유효기한 또는 사용기한의 경과
3. 유효기한 또는 사용기한이 지나지 아니하였으나 재고관리 또는 보관을 하기에 곤란한 사유

규칙

제23조 (사고 마약류 등의 처리)

① 마약류취급자 또는 마약류취급승인자가 법 제12조제1항에 따라 사고마약류의 보고를 하고자 하는 경우에는 그 사유가 발생한 것을 안 날부터 5일 이내에 별지 제25호서식에 따른 보고서(전자문서로 된 보고서를 포함한다)에 그 사실을 증명하는 서류(전자문서를 포함한다)를 첨부하여 지방식품의약품안전청장, 시·도지사 또는 시장·군수·구청장에게 제출하여야 한다. 다만, 법 제12조제1항제3호의 사유가 발생하여 보고하는 경우에는 그 사실을 증명하는 서류를 첨부하지 아니한다.

② 제1항의 규정에 의하여 사고마약류의 보고를 받은 지방식품의약품안전청장, 시·도지사 또는 시장·군수·구청장은 이를 식품의약품안전처장에게 보고하여야 한다.

③ 제1항의 사실을 증명하는 서류(전자문서를 포함한다)는 다음의 기관에서 발급하는 서류에 한한다.
1. 법 제12조제1항제1호의 사유 : 관할 시·도지사(재해로 인한 상실)
2. 법 제12조제1항제2호의 사유 : 수사기관(분실 또는 도난)

④ 마약류취급자 또는 마약류취급승인자는 법 제12조제2항 각 호에 해당하는 사고마약류 등을 폐기하려는 때에는 별지 제26호서식에 따른 신청서(전자문서로 된 신청서를 포함한다)를 지방식품의약품안전청장, 시·도지사 또는 시장·군수·구청장에게 제출하여야 한다.
⑤ 제4항에 따른 폐기신청을 받은 지방식품의약품안전청장, 시·도지사 또는 시장·군수·구청장은 당해 폐기처분대상 마약류가 법 제12조제2항 각 호에 해당하는지 여부 등을 관계 공무원 입회하에 확인한 후 이를 영 제21조 각 호의 어느 하나에 해당하는 폐기방법에 따라 폐기처분하여야 한다.
⑥ 제5항에 따라 마약류를 폐기처분한 지방식품의약품안전청장, 시·도지사 또는 시장·군수·구청장은 별지 제27호서식에 따른 보고서(전자문서로 된 보고서를 포함한다)를 지체없이 식품의약품안전처장에게 제출하여야 한다.

제15조 (마약류의 저장)

마약류취급자, 마약류취급승인자 또는 제4조제2항제3호부터 제5호까지 및 제5조의2제6항 각 호에 따라 마약류나 예고임시마약류 또는 임시마약류를 취급하는 자는 그 보관·소지 또는 관리하는 마약류나 예고임시마약류 또는 임시마약류를 총리령으로 정하는 바에 따라 다른 의약품과 구별하여 저장하여야 한다. 이 경우 마약은 잠금장치가 되어 있는 견고한 장소에 저장하여야 한다.

규칙

제26조 (마약류의 저장)

※ 마약류, 예고임시마약류 또는 임시마약류의 저장기준 [개정 2020.5.22]

1. 마약류, 예고임시마약류 또는 임시마약류의 저장장소(대마의 저장장소를 제외한다)는 마약류취급자, 마약류취급승인자 또는 마약류, 예고임시마약류 또는 임시마약류를 취급하는 자의 업소 또는 사무소 안에 있어야 하고, 마약류, 예고임시마약류 또는 임시마약류저장시설은 일반인이 쉽게 발견할 수 없는 장소에 설치하되 이동할 수 없도록 설치할 것
2. 마약은 이중으로 잠금장치가 설치된 철제금고(철제와 동등 이상의 견고한 재질로 만들어진 금고를 포함한다)에 저장할 것
3. 향정신성의약품, 예고임시마약류 또는 임시마약류는 잠금장치가 설치된 장소에 저장할 것. 다만, 마약류소매업자·마약류취급의료업자 또는 마약류관리자가 원활한 조제를 목적으로 업무시간중 조제대에 비치하는 향정신성의약품은 제외한다.
4. 대마의 저장장소에는 대마를 반출·반입하는 경우를 제외하고는 잠금장치를 설치하고 다른 사람의 출입을 제한하는 조치를 취할 것

UNIT 04 제4장 마약류취급자

제18조 (마약류 수출입의 허가 등)

① 마약류수출입업자가 아니면 마약 또는 향정신성의약품을 수출입하지 못한다.

② 마약류수출입업자가 마약 또는 향정신성의약품을 수출입하려면 총리령으로 정하는 바에 따라 다음의 허가 또는 승인을 받아야 한다.

1. 품목마다 식품의약품안전처장의 허가를 받을 것. 허가받은 사항을 변경할 때에도 같다.
2. 수출입할 때마다 식품의약품안전처장의 승인을 받을 것. 승인받은 사항을 변경할 때에도 같다.

③ 식품의약품안전처장은 제2항에 따른 허가신청에 대하여 심사 결과 적합한 것으로 인정된 경우에는 이를 허가하여야 한다.

④ 제2항의 경우 제44조에 따라 품목 허가의 취소처분을 받고 1년이 지나지 아니한 자에 대하여는 해당 품목의 허가를 하지 못한다. 다만, 제6조제3항제1호에 해당하여 품목 허가가 취소된 경우는 제외한다.

제20조 (수입한 마약 등의 판매)

마약류수출입업자는 수입한 마약 또는 향정신성의약품을 마약류제조업자, 마약류원료사용자 및 마약류도매업자 외의 자에게 판매하지 못한다.

제21조 (마약류 제조의 허가 등)

① 마약류제조업자가 아니면 마약 및 향정신성의약품을 제조하지 못한다.

② 마약류제조업자가 마약 또는 향정신성의약품을 제조하려면 총리령으로 정하는 바에 따라 품목마다 식품의약품안전처장의 허가를 받아야 한다. 허가받은 사항을 변경할 때에도 또한 같다.

③ 제2항의 경우에는 제18조제3항 및 제4항을 준용한다.

제22조 (제조한 마약 등의 판매)

① 마약류제조업자는 제조한 마약을 마약류도매업자 외의 자에게 판매하여서는 아니 된다.

② 마약류제조업자가 제조한 향정신성의약품은 마약류수출입업자, 마약류도매업자, 마약류소매업자 또는 마약류취급의료업자 외의 자에게 판매하여서는 아니 된다.

제30조 (마약류 투약 등)

① 마약류취급의료업자가 아니면 의료나 동물 진료를 목적으로 마약 또는 향정신성의약품을 투약하거나 투약하기 위하여 제공하거나 마약 또는 향정신성의약품을 기재한 처방전을 발급하

여서는 아니 된다.

② 마약류취급의료업자는 제11조의4제2항제3호에 따라 투약내역을 확인한 결과 마약 또는 향정신성의약품의 과다·중복 처방 등 오남용이 우려되는 경우에는 처방 또는 투약을 하지 아니할 수 있다. [신설 2019.12.3]

제32조 (처방전의 기재)

① 마약류취급의료업자는 처방전에 따르지 아니하고는 마약 또는 향정신성의약품을 투약하거나 투약하기 위하여 제공하여서는 아니 된다. 다만, 다음에 해당하는 경우에는 그러하지 아니하다.

1. 「약사법」에 따라 자신이 직접 조제할 수 있는 마약류취급의료업자가 진료기록부에 그가 사용하려는 마약 또는 향정신성의약품의 품명과 수량을 적고 이를 직접 투약하거나 투약하기 위하여 제공하는 경우
2. 「수의사법」에 따라 수의사가 진료부에 사용하려는 마약 또는 향정신성의약품의 품명과 수량을 적고 이를 동물에게 직접 투약하거나 투약하기 위하여 제공하는 경우

② 마약류취급의료업자가 마약 또는 향정신성의약품을 기재한 처방전을 발급할 때에는 그 처방전에 발급자의 업소 소재지, 상호 또는 명칭, 면허번호와 환자나 동물의 소유자·관리자의 성명 및 주민등록번호를 기입하여 서명 또는 날인하여야 한다.

③ 제1항과 제2항에 따른 처방전 또는 진료기록부(「전자서명법」에 따른 전자서명이 기재된 전자문서를 포함한다)는 2년간 보존하여야 한다.

제33조 (마약류관리자)

① 4명 이상의 마약류취급의료업자가 의료에 종사하는 의료기관의 대표자는 그 의료기관에 마약류관리자를 두어야 한다. 다만, 향정신성의약품만을 취급하는 의료기관의 경우에는 그러하지 아니하다.

② 제1항의 마약류관리자가 다음에 해당하는 경우에는 해당 의료기관의 대표자는 다른 마약류관리자(다른 마약류관리자가 없는 경우에는 후임 마약류관리자가 결정될 때까지 그 의료기관에 종사하는 마약류취급의료업자)에게 관리 중인 마약류를 인계하게 하고 그 이유를 해당 허가관청에 신고하여야 한다.

1. 제8조제5항에 따라 마약류관리자 지정의 효력이 상실된 경우
2. 제44조에 따라 마약류취급자의 지정이 취소되거나 업무정지처분을 받은 경우

제34조 (마약 등의 관리)

마약류관리자가 있는 의료기관이 마약 및 향정신성의약품을 관리할 때에는 그 마약류관리자가 해당 의료기관에서 투약하거나 투약하기 위하여 제공할 목적으로 구입 또는 관리하는 마약 및 향정신성의약품이 아니면 이를 투약하거나 투약하기 위하여 제공하지 못한다.

제35조 (마약류취급학술연구자)

① 마약류취급학술연구자가 아니면 마약류를 학술연구의 목적에 사용하지 못한다.
② 마약류취급학술연구자가 대마초를 재배하거나 대마를 수입하여 학술연구에 사용하였을 때에는 총리령으로 정하는 바에 따라 그 사용(대마초 재배 현황을 포함한다) 및 연구에 관한 장부를 작성하고, 그 내용을 식품의약품안전처장에게 보고하여야 한다.
③ 마약류취급학술연구자가 마약 또는 향정신성의약품을 학술연구에 사용하였을 때에는 총리령으로 정하는 바에 따라 그 연구에 관한 장부를 작성하여야 한다.
④ 마약류취급학술연구자는 제2항과 제3항에 따라 작성한 장부를 2년간 보존하여야 한다.

UNIT 05 제5장 마약류 중독자 등

제39조 (마약 사용의 금지) ★★

마약류취급의료업자는 마약 중독자에게 그 중독 증상을 완화시키거나 치료하기 위하여 다음에 해당하는 행위를 하여서는 아니 된다. 다만, 제40조에 따른 치료보호기관에서 보건복지부장관 또는 시·도지사의 허가를 받은 경우에는 그러하지 아니하다.

1. 마약을 투약하는 행위
2. 마약을 투약하기 위하여 제공하는 행위
3. 마약을 기재한 처방전을 발급하는 행위

제40조 (마약류 중독자의 치료보호) ★★★

① 보건복지부장관 또는 시·도지사는 마약류 사용자의 마약류 중독 여부를 판별하거나 마약류 중독자로 판명된 사람을 치료보호하기 위하여 치료보호기관을 설치·운영하거나 지정할 수 있다.
② 보건복지부장관 또는 시·도지사는 마약류 사용자에 대하여 제1항에 따른 치료보호기관에서 마약류 중독 여부의 판별검사를 받게 하거나 마약류 중독자로 판명된 사람에 대하여 치료보호를 받게 할 수 있다. 이 경우 판별검사 기간은 1개월 이내로 하고, 치료보호 기간은 12개월 이내로 한다.
③ 보건복지부장관 또는 시·도지사는 제2항에 따른 판별검사 또는 치료보호를 하려면 치료보호심사위원회의 심의를 거쳐야 한다.
④ 제3항에 따른 판별검사 및 치료보호에 관한 사항을 심의하기 위하여 보건복지부, 특별시, 광역시, 특별자치시, 도 및 특별자치도에 치료보호심사위원회를 둔다.
⑤ 제1항부터 제4항까지의 규정에 따른 치료보호기관의 설치·운영 및 지정, 판별검사 및 치료보호, 치료보호심사위원회의 구성·운영·직무 등에 관하여 필요한 사항은 대통령령으로 정한다.

We Are Nurse 보건의약관계법규

마약류 관리에 관한 법률 문제

01 마약류 관계 법령의 시행에 관한 사항을 수집하며, 마약류에 대하여 필요한 사항에 관하여 그 자료의 제출을 요구할 수 있는 사람은 누구인가?

① 보건복지부장관
② 보건소장
③ 질병관리청장
④ 대통령
⑤ 시·도지사

정답 ①

해설 제52조(마약류 관계 자료의 수집)
보건복지부장관과 식품의약품안전처장은 정부 각 기관으로부터 이 법이나 그 밖의 마약류 관계 법령의 시행에 관한 사항을 수집하며, 마약류에 대하여 필요한 사항에 관하여 그 자료의 제출을 요구할 수 있다.

02 법령에서 정하는 바에 따라 몰수된 마약류는 누구에게 인계하여야 하는가?

① 보건소장
② 시·도지사
③ 보건복지부장관
④ 시장·군수·구청장
⑤ 질병관리청장

정답 ②

해설 제53조(몰수 마약류의 처분방법 등)
① 이 법이나 그 밖의 법령에서 정하는 바에 따라 몰수된 마약류는 시·도지사에게 인계하여야 한다.

01. ① 02. ②

03 인간의 중추신경계에 작용하는 것으로서 이를 오용하거나 남용할 경우 인체에 심각한 위해가 있다고 인정되는 것은?

① 마약
② 대마
③ 향정신성의약품
④ 한외마약
⑤ 임시마약

정답 ③

해설 **제2조(정의)**

3. "향정신성의약품"이란 인간의 중추신경계에 작용하는 것으로서 이를 오용하거나 남용할 경우 인체에 심각한 위해가 있다고 인정되는 다음에 해당하는 것으로서 대통령령으로 정하는 것을 말한다.

04 다음 중 마약류에 포함되지 않는 것은?

① 양귀비
② 아편
③ 코카 잎
④ 한외마약

정답 ④

해설 **제2조(정의)**

1. "마약류"란 마약·향정신성의약품 및 대마를 말한다.
2. "마약"이란 다음에 해당하는 것을 말한다.
   가. 양귀비: 양귀비과(科)의 파파베르 솜니페룸 엘(Papaver somniferum L.), 파파베르 세티게룸 디시(Papaver setigerum DC.) 또는 파파베르 브락테아툼(Papaver bracteatum)
   나. 아편: 양귀비의 액즙(液汁)이 응결(凝結)된 것과 이를 가공한 것. 다만, 의약품으로 가공한 것은 제외한다.
   다. 코카 잎[엽]: 코카 관목[(灌木): 에리드록시론속(屬)의 모든 식물을 말한다]의 잎. 다만, 엑고닌·코카인 및 엑고닌 알칼로이드 성분이 모두 제거된 잎은 제외한다.
   라. 양귀비, 아편 또는 코카 잎에서 추출되는 모든 알카로이드 및 그와 동일한 화학적 합성품으로서 대통령령으로 정하는 것
   마. 가목부터 라목까지에 규정된 것 외에 그와 동일하게 남용되거나 해독(害毒) 작용을 일으킬 우려가 있는 화학적 합성품으로서 대통령령으로 정하는 것
   바. 가목부터 마목까지에 열거된 것을 함유하는 혼합물질 또는 혼합제제. 다만, 다른 약물이나 물질과 혼합되어 가목부터 마목까지에 열거된 것으로 다시 제조하거나 제제(製劑)할 수 없고, 그 것에 의하여 신체적 또는 정신적 의존성을 일으키지 아니하는 것으로서 총리령으로 정하는 것[이하 "한외마약"(限外麻藥)이라 한다]은 제외한다.

05 다음 중 마약류취급자 또는 마약류취급승인자는 소지하고 있는 마약류에 대하여 재해로 인한 상실, 분실 또는 도난, 변질, 부패, 파손이 있는 경우의 대처는?

① 허가관청에 지체없이 그 사유를 보고
② 허가관청에 24시간 내에 그 사유를 보고
③ 허가관청에 48시간 내에 그 사유를 보고
④ 보건소에 지체없이 그 사유를 보고
⑤ 보건소에 24시간 내에 그 사유를 보고

정답 ①

해설 **제12조(사고 마약류 등의 처리)**

① 마약류취급자 또는 마약류취급승인자는 소지하고 있는 마약류에 대하여 다음에 해당하는 사유가 발생하면 총리령으로 정하는 바에 따라 해당 허가관청(마약류취급의료업자의 경우에는 해당 의료기관의 개설허가나 신고관청을 말하며, 마약류소매업자의 경우에는 약국 개설 등록관청을 말한다. 이하 같다)에 지체 없이 그 사유를 보고하여야 한다.
1. 재해로 인한 상실(喪失)
2. 분실 또는 도난
3. 변질·부패 또는 파손

06 다음 중 마약류취급의료업자에 해당하지 않는 자는?

① 의사 ② 한의사
③ 치과의사 ④ 간호사
⑤ 수의사

정답 ④

해설 **제2조(정의)**

자. 마약류취급의료업자: 의료기관에서 의료에 종사하는 의사·치과의사·한의사 또는 「수의사법」에 따라 동물 진료에 종사하는 수의사로서 의료나 동물 진료를 목적으로 마약 또는 향정신성의약품을 투약하거나 투약하기 위하여 제공하거나 마약 또는 향정신성의약품을 기재한 처방전을 발급하는 자

07 다음 중 마약류취급자에 해당하지 않는 것은?

① 마약류수출입업자 ② 마약류제조업자
③ 마약류원료사용자 ④ 대마재배자
⑤ 마약류중독자

05. ① 06. ④ 07. ⑤

정답 ⑤

해설 마약류중독자는 해당되지 않는다.

제2조(정의)

5. "마약류취급자"란 다음 가목부터 사목까지의 어느 하나에 해당하는 자로서 이 법에 따라 허가 또는 지정을 받은 자와 아목 및 자목에 해당하는 자를 말한다.
   가. 마약류수출입업자: 마약 또는 향정신성의약품의 수출입을 업(業)으로 하는 자
   나. 마약류제조업자: 마약 또는 향정신성의약품의 제조[제제 및 소분(小分)을 포함한다. 이하 같다]를 업으로 하는 자
   다. 마약류원료사용자: 한외마약 또는 의약품을 제조할 때 마약 또는 향정신성의약품을 원료로 사용하는 자
   라. 대마재배자: 섬유 또는 종자를 채취할 목적으로 대마초를 재배하는 자

08 대마를 수출입, 제조, 매매하거나 매매를 알선하는 행위는 금지되지만, 공무, 학술연구 또는 의료 목적을 위하여 대통령령으로 정하는 바에 따라 허용될 수 있다. 이때 누구의 승인을 받아야 하는가?

① 보건소장
② 시장, 군수, 구청장
③ 시·도지사
④ 보건복지부장관
⑤ 식품의약품안전처장

정답 ⑤

해설 **제3조(일반 행위의 금지)**

7. 대마를 수출입·제조·매매하거나 매매를 알선하는 행위. 다만, 공무, 학술연구 또는 의료 목적을 위하여 대통령령으로 정하는 바에 따라 식품의약품안전처장의 승인을 받은 경우는 제외한다.

09 다음 중 사고마약류에 해당하지 않는 경우는?

① 변질한 마약
② 압류한 마약
③ 분실한 경우
④ 도난 당한 경우
⑤ 재해로 인해 상실한 경우

정답 08. ⑤ 09. ②

정답 ②

해설 사고마약류란 재해로 인한 상실, 분실 또는 도난, 변질, 부패 또는 파손의 사유가 발생한 것을 의미한다.

제12조(사고 마약류 등의 처리)

① 마약류취급자 또는 마약류취급승인자는 소지하고 있는 마약류에 대하여 다음에 해당하는 사유가 발생하면 총리령으로 정하는 바에 따라 해당 허가관청(마약류취급의료업자의 경우에는 해당 의료기관의 개설허가나 신고관청을 말하며, 마약류소매업자의 경우에는 약국 개설 등록관청을 말한다. 이하 같다)에 지체 없이 그 사유를 보고하여야 한다.

1. 재해로 인한 상실(喪失)
2. 분실 또는 도난
3. 변질·부패 또는 파손

10 **마약류취급자가 되기 위해서는 마약류수출입업자는 누구에게 허가를 받아야 하는가?**

① 보건소장
② 시장, 군수, 구청장
③ 시·도지사
④ 보건복지부장관
⑤ 식품의약품안전처장

정답 ⑤

해설 **제6조(마약류취급자의 허가 등)**

① 마약류취급자가 되려는 다음에 해당하는 자로서 총리령으로 정하는 바에 따라 제1호·제2호 및 제4호에 해당하는 자는 식품의약품안전처장의 허가를 받아야 하고, 제3호에 해당하는 자는 특별시장·광역시장·특별자치시장·도지사 또는 특별자치도지사(이하 "시·도지사"라 한다)의 허가를 받아야 하며, 제5호에 해당하는 자는 특별자치시장·시장·군수 또는 구청장의 허가를 받아야 한다. 허가받은 사항을 변경할 때에도 또한 같다.

1. 마약류수출입업자 : 「약사법」에 따른 수입자로서 식품의약품안전처장에게 의약품 품목허가를 받거나 품목신고를 한 자

11 **식품의약품안전처장은 마약류가 아닌 물질·약물·제제·제품 등 중 오용 또는 남용으로 인한 보건상의 위해가 우려되어 긴급히 마약류에 준하여 취급·관리할 필요가 있다고 인정하는 물질 등을 무엇으로 지정할 수 있는가?**

① 마약
② 마약류
③ 한외마약
④ 임시마약류
⑤ 향정신성의약품

10. ⑤ 11. ④

정답 ④

해설 제5조의2(임시마약류 지정 등)

① 식품의약품안전처장은 마약류가 아닌 물질·약물·제제·제품 등(이하 이 조에서 "물질등"이라 한다) 중 오용 또는 남용으로 인한 보건상의 위해가 우려되어 긴급히 마약류에 준하여 취급·관리할 필요가 있다고 인정하는 물질 등을 임시마약류로 지정할 수 있다.

12 향정신성의약품, 예고임시마약류 또는 임시마약류의 저장장소는?

① 잠금장치가 설치된 장소
② 견고한 장소
③ 잠금장치가 되어 있는 견고한 장소
④ 이중잠금장치가 되어 있는 장소
⑤ 철제금고

정답 ①

해설 규칙 제26조(마약류의 저장)

3. 향정신성의약품, 예고임시마약류 또는 임시마약류는 잠금장치가 설치된 장소에 저장할 것. 다만, 마약류소매업자·마약류취급의료업자 또는 마약류관리자가 원활한 조제를 목적으로 업무시간중 조제대에 비치하는 향정신성의약품은 제외한다.

13 보건복지부장관 또는 시·도지사는 마약류 사용자에 대하여 치료보호기관에서 마약류 중독자의 치료보호 기간은?

① 1개월 ② 2개월
③ 3개월 ④ 6개월
⑤ 12개월

정답 ⑤

해설 제40조(마약류 중독자의 치료보호)

② 보건복지부장관 또는 시·도지사는 마약류 사용자에 대하여 제1항에 따른 치료보호기관에서 마약류 중독 여부의 판별검사를 받게 하거나 마약류 중독자로 판명된 사람에 대하여 치료보호를 받게 할 수 있다. 이 경우 판별검사 기간은 1개월 이내로 하고, 치료보호 기간은 12개월 이내로 한다.

정답 12. ① 13. ⑤

14 마약류에 관한 기록 장부는 몇 년간 보존하는가?

① 6개월 ② 1년
③ 2년 ④ 3년
⑤ 5년

정답 ③

해설 **제32조(처방전의 기재)**

① 마약류취급의료업자는 처방전에 따르지 아니하고는 마약 또는 향정신성의약품을 투약하거나 투약하기 위하여 제공하여서는 아니 된다. 다만, 다음에 해당하는 경우에는 그러하지 아니하다.

1. 「약사법」에 따라 자신이 직접 조제할 수 있는 마약류취급의료업자가 진료기록부에 그가 사용하려는 마약 또는 향정신성의약품의 품명과 수량을 적고 이를 직접 투약하거나 투약하기 위하여 제공하는 경우
2. 「수의사법」에 따라 수의사가 진료부에 사용하려는 마약 또는 향정신성의약품의 품명과 수량을 적고 이를 동물에게 직접 투약하거나 투약하기 위하여 제공하는 경우

② 마약류취급의료업자가 마약 또는 향정신성의약품을 기재한 처방전을 발급할 때에는 그 처방전에 발급자의 업소 소재지, 상호 또는 명칭, 면허번호와 환자나 동물의 소유자·관리자의 성명 및 주민등록번호를 기입하여 서명 또는 날인하여야 한다.

③ 제1항과 제2항에 따른 처방전 또는 진료기록부(「전자서명법」에 따른 전자서명이 기재된 전자문서를 포함한다)는 2년간 보존하여야 한다.

15 대마, 예고임시대마 또는 임시대마의 저장장소는?

① 잠금장치가 되어 있는 장소
② 견고한 장소
③ 잠금장치와 다른 사람의 출입제한 조치가 취해진 장소
④ 이중잠금장치가 되어 있는 장소
⑤ 철제금고

정답 ③

해설 **규칙 제26조(마약류의 저장)**

법 제15조에 따른 마약류, 예고임시마약류 또는 임시마약류의 저장기준은 다음과 같다. [개정 2020.5.22]

4. 대마의 저장장소에는 대마를 반출·반입하는 경우를 제외하고는 잠금장치를 설치하고 다른 사람의 출입을 제한하는 조치를 취할 것

14. ③ 15. ③

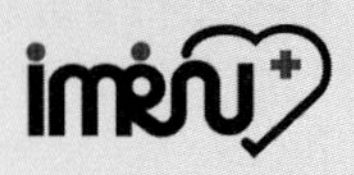
www.imrn.co.kr

간결 간호사국가시험대비
보건의약관계법규

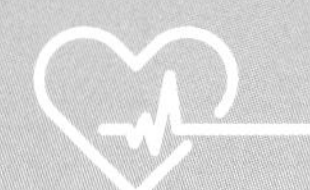

응급의료에 관한 법률

CHAPTER 08 응급의료에 관한 법률

제1장 총칙
제2장 국민의 권리와 의무
제3장 응급의료종사자의 권리와 의무
제4장 국가 및 지방자치단체의 책임
제5장 재정
제6장 응급의료기관등
제7장 응급구조사
제8장 응급환자 이송 등

PART

CHAPTER 08

응급의료에 관한 법률

보건의약관계법규

We Are Nurse

위아너스 간호사 국가시험 이론편

법률 제17968호 일부개정 2024.09.20

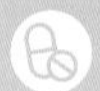 UNIT 01 제1장 총칙

제1조 (목적)

이 법은 국민들이 응급상황에서 신속하고 적절한 응급의료를 받을 수 있도록 응급의료에 관한 국민의 권리와 의무, 국가·지방자치단체의 책임, 응급의료제공자의 책임과 권리를 정하고 응급의료자원의 효율적 관리에 필요한 사항을 규정함으로써 응급환자의 생명과 건강을 보호하고 국민의료를 적정하게 함을 목적으로 한다.

제2조 (정의) [개정 2020.12.11] [시행일2022.12.22]

1. "응급환자"란 질병, 분만, 각종 사고 및 재해로 인한 부상이나 그 밖의 위급한 상태로 인하여 즉시 필요한 응급처치를 받지 아니하면 생명을 보존할 수 없거나 심신에 중대한 위해(危害)가 발생할 가능성이 있는 환자 또는 이에 준하는 사람으로서 보건복지부령으로 정하는 사람을 말한다.
2. "응급의료"란 응급환자가 발생한 때부터 생명의 위험에서 회복되거나 심신상의 중대한 위해가 제거되기까지의 과정에서 응급환자를 위하여 하는 상담·구조(救助)·이송·응급처치 및 진료 등의 조치를 말한다.
3. "응급처치"란 응급의료행위의 하나로서 응급환자의 기도를 확보하고 심장박동의 회복, 그 밖에 생명의 위험이나 증상의 현저한 악화를 방지하기 위하여 긴급히 필요로 하는 처치를 말한다.
4. "응급의료종사자"란 관계 법령에서 정하는 바에 따라 취득한 면허 또는 자격의 범위에서 응급환자에 대한 응급의료를 제공하는 의료인과 응급구조사를 말한다.
5. "응급의료기관"이란 의료기관 중에서 이 법에 따라 지정된 권역응급의료센터, 전문응급의료센터, 지역응급의료센터 및 지역응급의료기관을 말한다.

6. "구급차등"이란 응급환자의 이송 등 응급의료의 목적에 이용되는 자동차, 선박 및 항공기 등의 이송수단을 말한다.
7. "응급의료기관등"이란 응급의료기관, 구급차등의 운용자 및 응급의료지원센터를 말한다.
8. "응급환자이송업"이란 구급차등을 이용하여 응급환자 등을 이송하는 업(業)을 말한다.

UNIT 02 제2장 국민의 권리와 의무

제3조 (응급의료를 받을 권리)

모든 국민은 성별, 나이, 민족, 종교, 사회적 신분 또는 경제적 사정 등을 이유로 차별받지 아니하고 응급의료를 받을 권리를 가진다. 국내에 체류하고 있는 외국인도 또한 같다.

제4조 (응급의료에 관한 알 권리)

① 모든 국민은 응급상황에서의 응급처치 요령, 응급의료기관등의 안내 등 기본적인 대응방법을 알 권리가 있으며, 국가와 지방자치단체는 그에 대한 교육·홍보 등 필요한 조치를 마련하여야 한다.
② 모든 국민은 국가나 지방자치단체의 응급의료에 대한 시책에 대하여 알 권리를 가진다.

제5조 (응급환자에 대한 신고 및 협조 의무)

① 누구든지 응급환자를 발견하면 즉시 응급의료기관등에 신고하여야 한다.
② 응급의료종사자가 응급의료를 위하여 필요한 협조를 요청하면 누구든지 적극 협조하여야 한다.

제5조의2 (선의의 응급의료에 대한 면책)

생명이 위급한 응급환자에게 다음에 해당하는 응급의료 또는 응급처치를 제공하여 발생한 재산상 손해와 사상(死傷)에 대하여 고의 또는 중대한 과실이 없는 경우 그 행위자는 민사책임과 상해(傷害)에 대한 형사책임을 지지 아니하며 사망에 대한 형사책임은 감면한다.

1. 다음에 해당하지 아니하는 자가 한 응급처치
   가. 응급의료종사자
   나. 선박의 응급처치 담당자, 구급대 등 다른 법령에 따라 응급처치 제공의무를 가진 자
2. 응급의료종사자가 업무수행 중이 아닌 때 본인이 받은 면허 또는 자격의 범위에서 한 응급의료
3. 제1호나목에 따른 응급처치 제공의무를 가진 자가 업무수행 중이 아닌 때에 한 응급처치

UNIT 03 제3장 응급의료종사자의 권리와 의무

제6조 (응급의료의 거부금지 등)

① 응급의료기관등에서 근무하는 응급의료종사자는 응급환자를 항상 진료할 수 있도록 응급의료업무에 성실히 종사하여야 한다.

② 응급의료종사자는 업무 중에 응급의료를 요청받거나 응급환자를 발견하면 즉시 응급의료를 하여야 하며 정당한 사유 없이 이를 거부하거나 기피하지 못한다.

제7조 (응급환자가 아닌 사람에 대한 조치)

① 의료인은 응급환자가 아닌 사람을 응급실이 아닌 의료시설에 진료를 의뢰하거나 다른 의료기관에 이송할 수 있다.

② 진료의뢰·환자이송의 기준 및 절차 등에 관하여 필요한 사항은 대통령령으로 정한다.

제8조 (응급환자에 대한 우선 응급의료 등) ★★★★

① 응급의료종사자는 응급환자에 대하여는 다른 환자보다 우선하여 상담·구조 및 응급처치를 하고 진료를 위하여 필요한 최선의 조치를 하여야 한다.

② 응급의료종사자는 응급환자가 2명 이상이면 의학적 판단에 따라 더 위급한 환자부터 응급의료를 실시하여야 한다.

제9조 (응급의료의 설명·동의) ★★★

① 응급의료종사자는 응급환자에게 응급의료에 관하여 설명하고 그 동의를 받아야 한다.

> ※ 응급의료의 설명 및 동의 의무 제외사항
> 1. 응급환자가 의사결정능력이 없는 경우
> 2. 설명 및 동의 절차로 인하여 응급의료가 지체되면 환자의 생명이 위험하여지거나 심신상의 중대한 장애를 가져오는 경우

② 응급의료종사자는 응급환자가 의사결정능력이 없는 경우 법정대리인에게 응급의료에 관하여 설명하고 그 동의를 받아야 하며, 법정대리인이 동행하지 아니한 경우에는 동행한 사람에게 설명한 후 응급처치를 하고 의사의 의학적 판단에 따라 응급진료를 할 수 있다.

③ 응급의료에 관한 설명·동의의 내용 및 절차 등에 관하여 필요한 사항은 보건복지부령으로 정한다.

> **규칙**
> **제3조 (응급의료에 관한 설명·동의의 내용 및 절차)**
> ① 법 제9조에 따라 응급환자 또는 그 법정대리인에게 응급의료에 관하여 설명하고 동의를 얻어야 할 내용은 다음과 같다.

1. 환자에게 발생하거나 발생가능한 증상의 진단명
2. 응급검사의 내용
3. 응급처치의 내용
4. 응급의료를 받지 아니하는 경우의 예상결과 또는 예후
5. 그 밖에 응급환자가 설명을 요구하는 사항

② 제1항의 규정에 의한 설명·동의는 별지 제1호서식의 응급의료에 관한 설명·동의서에 의한다.

③ 응급의료종사자가 의사결정능력이 없는 응급환자의 법정대리인으로부터 제1항에 따른 동의를 얻지 못하였으나 응급환자에게 반드시 응급의료가 필요하다고 판단되는 때에는 의료인 1명 이상의 동의를 얻어 응급의료를 할 수 있다.

제10조 (응급의료 중단의 금지)

응급의료종사자는 정당한 사유가 없으면 응급환자에 대한 응급의료를 중단하여서는 아니 된다.

제11조 (응급환자의 이송)

① 의료인은 해당 의료기관의 능력으로는 응급환자에 대하여 적절한 응급의료를 할 수 없다고 판단한 경우에는 지체 없이 그 환자를 적절한 응급의료가 가능한 다른 의료기관으로 이송하여야 한다.

② 의료기관의 장은 제1항에 따라 응급환자를 이송할 때에는 응급환자의 안전한 이송에 필요한 의료기구와 인력을 제공하여야 하며, 응급환자를 이송받는 의료기관에 진료에 필요한 의무기록(醫務記錄)을 제공하여야 한다.

③ 의료기관의 장은 이송에 든 비용을 환자에게 청구할 수 있다.

④ 응급환자의 이송절차, 의무기록의 이송 및 비용의 청구 등에 필요한 사항은 보건복지부령으로 정한다.

규칙

제4조 (응급환자의 이송절차 및 의무기록의 이송)

① 의료인은 법 제11조에 따라 응급환자를 다른 의료기관으로 이송하는 경우에는 이송받는 의료기관에 연락하고, 적절한 이송수단을 알선하거나 제공하여야 한다.

② 의료인은 제1항에 따라 이송받는 의료기관에 대한 연락이나 준비를 할 수 없는 경우에는 법 제27조제1항에 따른 응급의료지원센터(이하 “응급의료지원센터”라 한다)나 「119구조·구급에 관한 법률」 제10조의2에 따른 119구급상황관리센터를 통하여 이송받을 수 있는 의료기관을 확인하고 적절한 이송수단을 알선하거나 제공하여야 한다.

③ 제1항과 제2항에 따라 응급환자를 이송하는 경우에 제공하여야 하는 의무기록은 다음과 같다.

1. 별지 제2호서식의 응급환자진료의뢰서
2. 검사기록 등 의무기록과 방사선 필름의 사본 그 밖에 응급환자의 진료에 필요하다고 판단되는 자료

제12조 (응급의료 등의 방해 금지)

누구든지 응급의료종사자(「의료기사 등에 관한 법률」 제2조에 따른 의료기사와 「의료법」 제80조에 따른 간호조무사를 포함한다)의 구급차등의 응급환자에 대한 구조·이송·응급처치 또는 진료를 폭행, 협박, 위계(僞計), 위력(威力), 그 밖의 방법으로 방해하거나 의료기관 등의 응급의료를 위한 의료용 시설·기재(機材)·의약품 또는 그 밖의 기물(器物)을 파괴·손상하거나 점거하여서는 아니 된다. [개정 2020.12.29] [시행일 2021.3.30]

UNIT 04 제4장 국가 및 지방자치단체의 책임

제13조 (응급의료의 제공)

국가 및 지방자치단체는 응급환자의 보호, 응급의료기관등의 지원 및 설치·운영, 응급의료종사자의 양성, 응급이송수단의 확보 등 응급의료를 제공하기 위한 시책을 마련하고 시행하여야 한다.

제14조 (구조 및 응급처치에 관한 교육)

① 보건복지부장관 또는 시·도지사는 응급의료종사자가 아닌 사람 중에서 다음 각 호의 어느 하나에 해당하는 사람에게 구조 및 응급처치에 관한 교육을 받도록 명할 수 있다. 이 경우 교육을 받도록 명받은 사람은 정당한 사유가 없으면 이에 따라야 한다. [개정 2021.12.21]

1. 구급차등의 운전자

1의2. 의료·구호 또는 안전에 관한 업무에 종사하는 사람

2. 「여객자동차 운수사업법」 제3조제1항에 따른 여객자동차운송사업용 자동차의 운전자
3. 「학교보건법」 제15조에 따른 보건교사
4. 도로교통안전업무에 종사하는 사람으로서 「도로교통법」 제5조에 규정된 경찰공무원등
5. 「산업안전보건법」 제32조제1항 각 호 외의 부분 본문에 따른 안전보건교육의 대상자
6. 「체육시설의 설치·이용에 관한 법률」 제5조 및 제10조에 따른 체육시설에서 의료·구호 또는 안전에 관한 업무에 종사하는 사람
7. 「유선 및 도선 사업법」 제22조에 따른 인명구조요원
8. 「관광진흥법」 제3조제1항제2호부터 제6호까지의 규정에 따른 관광사업에 종사하는 사람 중 의료·구호 또는 안전에 관한 업무에 종사하는 사람
9. 「항공안전법」 제2조제14호 및 제17호에 따른 항공종사자 또는 객실승무원 중 의료·구호 또는 안전에 관한 업무에 종사하는 사람
10. 「철도안전법」 제2조제10호가목부터 라목까지의 규정에 따른 철도종사자 중 의료·구호 또는 안전에 관한 업무에 종사하는 사람
11. 「선원법」 제2조제1호에 따른 선원 중 의료·구호 또는 안전에 관한 업무에 종사하는 사람
12. 「화재의 예방 및 안전관리에 관한 법률」 제24조에 따른 소방안전관리자 중 대통령령으로

정하는 사람
13. 「국민체육진흥법」 제2조제6호에 따른 체육지도자
14. 「유아교육법」 제22조제2항에 따른 교사
15. 「영유아보육법」 제21조제2항에 따른 보육교사

② 보건복지부장관 및 시·도지사는 대통령령으로 정하는 바에 따라 제4조제1항에 따른 응급처치 요령 등의 교육·홍보를 위한 계획을 매년 수립하고 실시하여야 한다. 이 경우 보건복지부장관은 교육·홍보 계획의 수립 시 소방청장과 협의하여야 한다.

③ 시·도지사는 제2항에 따라 응급처치 요령 등의 교육·홍보를 실시한 결과를 보건복지부장관에게 보고하여야 한다.

④ 제1항부터 제3항까지의 규정에 따른 구조 및 응급처치에 관한 교육의 내용 및 실시방법, 보고 등에 관하여 필요한 사항은 보건복지부령으로 정한다.

제18조 (환자가 여러 명 발생한 경우의 조치)

① 보건복지부장관, 시·도지사 또는 시장·군수·구청장(자치구의 구청장을 말한다. 이하 같다)은 재해 등으로 환자가 여러 명 발생한 경우에는 응급의료종사자에게 응급의료 업무에 종사할 것을 명하거나, 의료기관의 장 또는 구급차등을 운용하는 자에게 의료시설을 제공하거나 응급환자 이송 등의 업무에 종사할 것을 명할 수 있으며, 중앙행정기관의 장 또는 관계 기관의 장에게 협조를 요청할 수 있다.

② 응급의료종사자, 의료기관의 장 및 구급차등을 운용하는 자는 정당한 사유가 없으면 제1항에 따른 명령을 거부할 수 없다.

③ 환자가 여러 명 발생하였을 때 인명구조 및 응급처치 등에 필요한 사항은 대통령령으로 정한다.

UNIT 05 제5장 재정

제20조 (기금의 조성)

① 기금은 다음의 재원으로 조성한다.
1. 「국민건강보험법」에 따른 요양기관의 업무정지를 갈음하여 보건복지부장관이 요양기관으로부터 과징금으로 징수하는 금액 중 「국민건강보험법」에 따라 지원하는 금액
2. 응급의료와 관련되는 기관 및 단체의 출연금 및 기부금
3. 정부의 출연금
4. 그 밖에 기금을 운용하여 생기는 수익금

② 정부는 제1항제3호의 정부출연금으로 다음의 해당 연도 예상수입액의 100분의 20에 해당하

는 금액을 매 회계연도의 세출예산에 계상하여야 한다. [개정 2020.12.22] [시행일 2021.1.1]
1. 「도로교통법」 제160조제2항 및 제3항에 따른 과태료(같은 법 제161조제1항제1호에 따라 시·도경찰청장이 부과·징수하는 것에 한한다)
2. 「도로교통법」 제162조제3항에 따른 범칙금

제21조 (기금의 사용)

기금은 다음의 용도로 사용한다. [시행일 2020.2.28]
1. 응급환자의 진료비 중 제22조에 따른 미수금의 대지급(代支給)
2. 응급의료기관등의 육성·발전과 의료기관의 응급환자 진료를 위한 시설 등의 설치에 필요한 자금의 융자 또는 지원
3. 응급의료 제공체계의 원활한 운영을 위한 보조사업
4. 대통령령으로 정하는 재해 등이 발생하였을 때의 의료 지원
5. 구조 및 응급처치 요령 등 응급의료에 관한 교육·홍보 사업
6. 응급의료의 원활한 제공을 위한 자동심장충격기 등 응급장비의 구비 지원
7. 응급의료를 위한 조사·연구 사업
8. 기본계획 및 지역응급의료시행계획의 시행 지원
9. 응급의료종사자의 양성 등 지원 [시행일 2020.2.28]

제22조 (미수금의 대지급)

① 의료기관과 구급차등을 운용하는 자는 응급환자에게 응급의료를 제공하고 그 비용을 받지 못하였을 때에는 그 비용 중 응급환자 본인이 부담하여야 하는 금액(이하 "미수금"이라 한다)에 대하여는 기금관리기관의 장(기금의 관리·운용에 관한 업무가 위탁되지 아니한 경우에는 보건복지부장관을 말한다. 이하 이 조 및 제22조의2에서 같다)에게 대신 지급하여 줄 것을 청구할 수 있다.
② 기금관리기관의 장은 제1항에 따라 의료기관 등이 미수금에 대한 대지급을 청구하면 보건복지부령으로 정하는 기준에 따라 심사하여 그 미수금을 기금에서 대신 지급하여야 한다.
③ 국가나 지방자치단체는 제2항에 따른 대지급에 필요한 비용을 기금관리기관의 장에게 보조할 수 있다.
④ 기금관리기관의 장은 제2항에 따라 미수금을 대신 지급한 경우에는 응급환자 본인과 그 배우자, 응급환자의 1촌의 직계혈족 및 그 배우자 또는 다른 법령에 따른 진료비 부담 의무자에게 그 대지급금(代支給金)을 구상(求償)할 수 있다.
⑤ 제4항에 따른 대지급금의 상환 청구를 받은 자가 해당 대지급금을 정하여진 기간 내에 상환하지 아니하면 기금관리기관의 장은 기한을 정하여 독촉할 수 있다. [신설 2017.10.24]
⑥ 제5항에 따른 독촉을 받은 자가 그 기한 내에 대지급금을 상환하지 아니하면 기금관리기관의 장은 보건복지부장관의 승인을 받아 국세 체납처분의 예에 따라 이를 징수할 수 있다. [신설

2017.10.24]

⑦ 기금관리기관의 장은 제4항에 따라 대지급금을 구상하였으나 상환받기가 불가능하거나 제22조의3에 따른 소멸시효가 완성된 대지급금을 결손으로 처리할 수 있다.

⑧ 미수금 대지급의 대상·범위·절차 및 방법, 구상의 절차 및 방법, 상환이 불가능한 대지급금의 범위 및 결손처분 절차 등에 관하여 필요한 사항은 대통령령으로 정한다.

제24조 (이송처치료)

① 구급차등을 운용하는 자가 구급차등을 이용하여 응급환자 등을 이송하였을 때에는 보건복지부령으로 정하는 이송처치료를 그 응급환자로부터 받을 수 있다.

② 구급차등을 운용하는 자는 구급차등의 이용자로부터 제1항에 따른 이송처치료 외에 별도의 비용을 받아서는 아니 된다.

UNIT 06 제6장 응급의료기관등

구분	지정할 수 있는 자	해당기관
중앙응급의료센터	보건복지부장관	--
권역응급의료센터	보건복지부장관	상급종합병원 또는 300병상 초과하는 종합병원
전문응급의료센터	보건복지부장관	소아, 화상, 독극물중독
지역응급의료센터	시·도지사	종합병원
지역응급의료기관	시·군·구청장	종합병원

[표] 응급의료기관

제25조 (중앙응급의료센터)

① 보건복지부장관은 응급의료에 관한 다음 각 호의 업무를 수행하게 하기 위하여 중앙응급의료센터를 설치·운영할 수 있다. [시행일 2021.12.21]

1. 응급의료기관등에 대한 평가 및 질을 향상시키는 활동에 대한 지원
2. 응급의료종사자에 대한 교육훈련
3. 제26조에 따른 권역응급의료센터 간의 업무조정 및 지원
4. 응급의료 관련 연구
5. 국내외 재난 등의 발생 시 응급의료 관련 업무의 조정, 관련 정보의 수집. 제공
6. 응급의료정보통신망의 구축 및 관리. 운영과 그에 따른 업무
7. 응급의료 관련 조사. 통계사업에 관한 업무
8. 응급처치 관련 교육 및 응급장비 관리에 관한 지원

9. 응급환자 이송체계 운영 및 관리에 관한 지원
10. 응급의료분야 의료취약지 관리 업무
11. 그 밖에 보건복지부장관이 정하는 응급의료 관련 업무

② 보건복지부장관은 제1항에 따른 중앙응급의료센터를 효율적으로 운영하기 위하여 필요하다고 인정하면 그 운영에 관한 업무를 대통령령으로 정하는 바에 따라 의료기관·관계전문기관·법인·단체에 위탁할 수 있다. 이 경우 예산의 범위에서 그 운영에 필요한 경비를 지원할 수 있다. [시행일 2021.12.21] [시행일 2022.12.22]

③ 제1항 및 제2항에 따른 중앙응급의료센터의 설치·운영 및 운영의 위탁 등에 관하여 필요한 사항은 보건복지부령으로 정한다. [시행일 2021.12.21] [시행일 2022.12.22]

규칙

[별표4] 중앙응급의료센터의 지정기준(제12조제1항관련)

1. 대형재해 등의 발생시 응급의료지원을 할 수 있는 시설·장비 및 인력을 갖출 것
2. 전국 응급의료종사자의 교육 및 훈련을 담당할 수 있는 시설·장비 및 인력을 갖출 것
3. 응급의료기관 등에 대한 평가를 실시할 수 있는 전문인력 또는 장비를 갖출 것
4. 응급의료기관 등과 응급의료종사자에 대한 지도를 할 수 있는 공공기관일 것

제26조 (권역응급의료센터의 지정) ★

① 보건복지부장관은 응급의료에 관한 다음의 업무를 수행하게 하기 위하여 「의료법」 제3조의4에 따른 상급종합병원 또는 같은 법 제3조의3에 따른 300병상을 초과하는 종합병원 중에서 권역응급의료센터를 지정할 수 있다.

1. 중증응급환자 중심의 진료
2. 재난 대비 및 대응 등을 위한 거점병원으로서 보건복지부령으로 정하는 업무
3. 권역(圈域) 내에 있는 응급의료종사자에 대한 교육·훈련
4. 권역 내 다른 의료기관에서 제11조에 따라 이송되는 중증응급환자에 대한 수용
5. 그 밖에 보건복지부장관이 정하는 권역 내 응급의료 관련 업무

규칙

제13조의2 (권역응급의료센터의 재난 대비 및 대응 업무)

법 제26조제1항제2호에 따른 권역응급의료센터의 재난 대비 및 대응 업무는 다음과 같다.

1. 재난 의료 대응계획의 수립
2. 재난 의료에 필요한 시설·장비 및 물품의 관리
3. 재난 의료 지원조직의 구성 및 출동체계 유지
4. 권역 내 응급의료기관을 대상으로 한 재난 의료 교육 및 훈련
5. 그 밖에 법 제15조의2에 따른 비상대응매뉴얼로 정하는 업무

제27조 (응급의료지원센터의 설치 및 운영)

① 보건복지부장관은 응급의료를 효율적으로 제공할 수 있도록 응급의료자원의 분포와 주민의 생활권을 고려하여 지역별로 응급의료지원센터를 설치·운영하여야 한다.

② 응급의료지원센터의 업무는 다음과 같다.
  1. 삭제 [2012.3.21] [시행일 2012.6.22]
  2. 삭제 [2012.3.21] [시행일 2012.6.22]
  3. 응급의료에 관한 각종 정보의 관리 및 제공
  4. 삭제 [2015.1.28] [시행일 2015.7.29]
  5. 지역 내 응급의료종사자에 대한 교육훈련
  6. 지역 내 응급의료기관 간 업무조정 및 지원
  7. 지역 내 응급의료의 질 향상 활동에 관한 지원
  8. 지역 내 재난 등의 발생 시 응급의료 관련 업무의 조정 및 지원
  9. 그 밖에 보건복지부령으로 정하는 응급의료 관련 업무

③ 보건복지부장관은 응급의료지원센터를 효율적으로 운영하기 위하여 필요하다고 인정하면 그 운영에 관한 업무를 대통령령으로 정하는 바에 따라 관계 전문기관·법인·단체에 위탁할 수 있다.

④ 국가 및 지방자치단체는 제3항에 따라 응급의료지원센터의 운영에 관한 업무를 위탁한 경우에는 그 운영에 드는 비용을 지원할 수 있다.

제29조 (전문응급의료센터의 지정)

① 보건복지부장관은 소아환자, 화상환자 및 독극물중독환자 등에 대한 응급의료를 위하여 중앙응급의료센터, 권역응급의료센터, 지역응급의료센터 중에서 분야별로 전문응급의료센터를 지정할 수 있다.

② 전문응급의료센터 지정의 기준·방법 및 절차 등에 관하여 필요한 사항은 보건복지부령으로 정한다.

제30조 (지역응급의료센터의 지정)

① 시·도지사는 응급의료에 관한 다음의 업무를 수행하게 하기 위하여 종합병원 중에서 지역응급의료센터를 지정할 수 있다. [시행일 2021.12.21]
  1. 응급환자의 진료
  2. 제11조에 따라 응급환자에 대하여 적절한 응급의료를 할 수 없다고 판단한 경우 신속한 이송

② 지역응급의료센터의 지정 기준·방법·절차와 업무 등에 필요한 사항은 시·도의 응급의료 수요와 공급 등을 고려하여 보건복지부령으로 정한다.

제30조의2 (권역외상센터의 지정)

① 보건복지부장관은 외상환자의 응급의료에 관한 다음의 업무를 수행하게 하기 위하여 권역응급의료센터, 전문응급의료센터 및 지역응급의료센터 중 권역외상센터를 지정할 수 있다.

[개정 2021.12.21] [시행일 2022.12.22]

1. 외상환자의 진료
2. 외상의료에 관한 연구 및 외상의료표준의 개발
3. 외상의료를 제공하는 의료인의 교육훈련
4. 대형 재해 등의 발생 시 응급의료 지원
5. 그 밖에 보건복지부장관이 정하는 외상의료 관련 업무

② 권역외상센터는 외상환자에 대한 효과적인 응급의료 제공을 위하여 다음의 요건을 갖추어야 한다. 이 경우 각 호에 따른 구체적인 요건은 보건복지부령으로 정한다.

1. 외상환자 전용 중환자 병상 및 일반 병상
2. 외상환자 전용 수술실 및 치료실
3. 외상환자 전담 전문의
4. 외상환자 전용 영상진단장비 및 치료장비
5. 그 밖에 외상환자 진료에 필요한 인력·시설·장비

③ 그 밖에 권역외상센터 지정의 기준·방법 및 절차 등에 관한 구체적인 사항은 보건복지부령으로 정한다.

제30조의3 (지역외상센터의 지정)

① 시·도지사는 관할 지역의 주민에게 적정한 외상의료를 제공하기 위하여 응급의료기관 중 지역외상센터를 지정할 수 있다.

② 지역외상센터 지정의 기준·방법 및 절차 등에 관한 구체적인 사항은 보건복지부령으로 정한다.

제30조의5 (정신질환자응급의료센터의 지정 등)

① 보건복지부장관은 정신질환자에 대한 응급의료를 위하여 응급의료기관 중 정신질환자응급의료센터를 지정할 수 있다.

② 정신질환자응급의료센터의 지정 기준·방법 및 절차 등에 관한 구체적인 사항은 보건복지부령으로 정한다. [본조신설 2019.8.27] [시행일 2020.2.28]

제31조 (지역응급의료기관의 지정)

① 시장·군수·구청장은 응급의료에 관한 다음의 업무를 수행하게 하기 위하여 종합병원 중에서 지역응급의료기관을 지정할 수 있다. 다만, 시·군의 경우에는 「의료법」 제3조제2항제3호가목의 병원 중에서 지정할 수 있다.

1. 응급환자의 진료
2. 제11조에 따라 응급환자에 대하여 적절한 응급의료를 할 수 없다고 판단한 경우 신속한 이송

② 지역응급의료기관의 지정 기준·방법·절차와 업무 등에 필요한 사항은 시·군·구의 응급의료 수요와 공급 등을 고려하여 보건복지부령으로 정한다.

제31조의2 (응급의료기관의 운영)

① 응급의료기관은 응급환자를 24시간 진료할 수 있도록 응급의료기관의 지정기준에 따라 시설, 인력 및 장비 등을 유지하여 운영하여야 한다. [시행일 2020.7.1]
② 제1항에 따른 인력 및 장비에는 보안인력과 보안장비가 포함되어야 한다.
③ 제2항에 따른 보안인력 및 보안장비에 관한 세부적인 사항은 보건복지부령으로 정한다.
④ 제1항에도 불구하고 자연재해, 감염병 유행 등 「재난 및 안전관리 기본법」 제3조제1호에 따른 재난 및 이에 준하는 상황으로 인하여 응급의료기관의 지정기준에 따라 시설, 인력 및 장비 등을 유지하여 운영하기 어려운 경우에는 보건복지부장관이 정하는 절차에 따라 그 예외를 인정할 수 있다. [신설 2021.3.23]

제31조의4 (환자의 중증도 분류 및 감염병 의심환자 등의 선별)

① 응급의료기관의 장 및 구급차등의 운용자는 응급환자 등에 대한 신속하고 적절한 이송·진료와 응급실의 감염예방을 위하여 보건복지부령으로 정하는 바에 따라 응급환자 등의 중증도를 분류하고 감염병 의심환자 등을 선별하여야 한다.
② 응급의료기관의 장은 제1항에 따라 선별된 감염병 의심환자 등을 격리 진료할 수 있도록 시설 등을 확보하여야 한다.
③ 구급차등의 운용자는 환자의 이송 시 응급환자의 중증도와 전반적인 환자의 상태, 제13조의3제2항제2호에 따라 마련된 지역응급의료 이송체계 등을 종합적으로 고려하여 이송하여야 한다. [신설 2021.12.21]
④ 제26조에 따라 지정된 권역응급의료센터의 장은 중증응급환자 중심의 진료를 위하여 제1항에 따른 응급환자 등의 중증도 분류 결과 경증에 해당하는 응급환자를 다른 응급의료기관에 이송할 수 있다. 이 경우 관련 절차는 제7조제2항을 준용한다. [신설 2021.12.21]

⑤ 제1항의 분류·선별기준 및 제2항의 격리 시설 기준 등에 관한 사항은 보건복지부령으로 정한다. [개정 2021.12.21]

제31조의5 (응급실 출입 제한)

① 응급환자의 신속한 진료와 응급실 감염예방 등을 위하여 다음 각 호의 어느 하나에 해당하는 사람 외에는 응급실에 출입하여서는 아니 된다.
1. 응급실 환자
2. 응급의료종사자(이에 준하는 사람을 포함한다)
3. 응급실 환자의 보호자로서 진료의 보조에 필요한 사람

② 응급의료기관의 장은 제1항에 따라 응급실 출입이 제한된 사람이 응급실에 출입할 수 없도록 관리하여야 하고, 응급실에 출입하는 사람의 성명 등을 기록·관리하여야 한다.

③ 제1항의 응급실 출입기준 및 제2항의 출입자의 명단 기록·관리에 필요한 사항은 보건복지부령으로 정한다.

④ 제1항에도 불구하고 보건복지부장관, 시·도지사 또는 시장·군수·구청장은 제17조에 따른 응급의료기관 평가, 제31조의3에 따른 재지정 심사 등을 위하여 응급의료기관에 대한 지도·감독이 필요하다고 인정하는 경우 소속 공무원 및 관계 전문가로 하여금 응급실을 출입하도록 할 수 있다. [신설 2021.12.21]

⑤ 제4항에 따라 응급실을 출입하는 자는 그 권한을 표시하는 증표를 지니고 이를 관계인에게 보여주어야 한다. [신설 2021.12.21.]

규칙

제18조의4 (응급실 출입 제한)

① 법 제31조의5제1항제3호에 따라 응급의료기관의 장이 응급실 출입을 허용할 수 있는 환자의 보호자는 1명으로 한다. 다만, 다음의 경우에는 2명으로 할 수 있다.

1. 소아, 장애인, 술 취한 사람 또는 정신질환자의 진료 보조를 위하여 필요한 경우
2. 그 밖에 진료 보조를 위하여 응급의료기관의 장이 필요하다고 인정하는 경우

② 응급실 환자의 보호자로서 다음에 해당하는 사람은 응급실에 출입하여서는 아니 된다.

1. 발열·기침 등 감염병의 의심 증상이 있는 사람
2. 응급의료종사자에게 위해를 끼치거나 끼칠 위험이 있는 사람
3. 술 취한 사람, 폭력행위자 등 다른 환자의 진료에 방해가 될 수 있는 사람
4. 그 밖에 응급의료기관의 장이 응급환자의 신속한 진료와 응급실 감염예방 등을 위하여 출입을 제한할 필요가 있다고 인정하는 사람

③ 응급의료기관의 장은 법 제31조의5제1항제3호에 따라 응급실에 출입하는 사람에게 출입증을 교부하여야 한다.

④ 응급의료기관의 장은 제1항에 따라 응급실에 출입하는 사람의 성명, 환자와의 관계, 입실·퇴실 일시, 연락처, 발열·기침 여부 등을 기록(전자문서로 된 기록을 포함한다)·관리하고, 1년간 보존하여야 한다.

⑤ 응급의료기관의 장은 응급실 출입 제한에 관한 세부 사항을 응급실 입구 등에 게시하여야 한다.

[본조신설 2017.12.1]

제33조 (예비병상의 확보)

① 응급의료기관은 응급환자를 위한 예비병상을 확보하여야 하며 예비병상을 응급환자가 아닌 사람이 사용하게 하여서는 아니 된다.

② 예비병상의 확보 및 유지에 필요한 사항은 보건복지부령으로 정한다.

규칙

제20조 (예비병상의 확보 및 유지)

① 응급의료기관이 법 제33조의 규정에 따라 확보하여야 하는 예비병상의 수는 「의료법」 제33조제4항에 따라 허가받은 병상 수의 100분의 1 이상(병·의원의 경우에는 1병상 이상)으로 한다.

② 응급의료기관은 응급실을 전담하는 의사(이하 "전담의사"라 한다)가 입원을 의뢰한 응급환자에 한하여 제1항의 규정에 의한 예비병상을 사용하게 하여야 한다. 다만, 최근의 응급환자발생상황과 다음 날의 예비병상 확보가능성 등을 감안하여 매일 오후 10시 이후에는 응급실에 있는 응급환자중 입원 등의 필요성이 더 많이 요구되는 환자의 순으로 예비병상을 사용하도록 할 수 있다.

제33조의2 (응급실 체류 제한)

① 응급의료기관의 장은 환자의 응급실 체류시간을 최소화하고 입원진료가 필요한 응급환자는 신속하게 입원되도록 조치하여야 한다.
② 권역응급의료센터 및 지역응급의료센터의 장은 24시간을 초과하여 응급실에 체류하는 환자의 비율을 보건복지부령으로 정하는 기준 미만으로 유지하여야 한다.

※ "보건복지부령으로 정하는 기준"이란 연 100분의 5를 말한다.

[본조신설 2016.12.2]

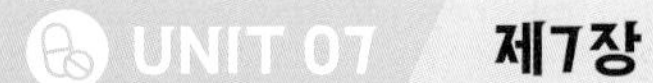

UNIT 07 제7장 응급구조사

제36조 (응급구조사의 자격)

① 응급구조사는 업무의 범위에 따라 1급 응급구조사와 2급 응급구조사로 구분한다.
② 1급 응급구조사가 되려는 사람은 다음에 해당하는 사람으로서 보건복지부장관이 실시하는 시험에 합격한 후 보건복지부장관의 자격인정을 받아야 한다. [시행일 2020.6.4]
  1. 대학 또는 전문대학에서 응급구조학을 전공하고 졸업한 사람
  2. 보건복지부장관이 정하여 고시하는 기준에 해당하는 외국의 응급구조사 자격인정을 받은 사람
③ 2급 응급구조사가 되려는 사람은 다음에 해당하는 사람으로서 보건복지부장관이 실시하는 시험에 합격한 후 보건복지부장관의 자격인정을 받아야 한다. [시행일 2020.6.4]
  1. 보건복지부장관이 지정하는 응급구조사 양성기관에서 대통령령으로 정하는 양성과정을 마친 사람
  2. 보건복지부장관이 정하여 고시하는 기준에 해당하는 외국의 응급구조사 자격인정을 받은 사람
④ 보건복지부장관은 제2항과 제3항에 따른 응급구조사시험의 실시에 관한 업무를 대통령령으로 정하는 바에 따라 「한국보건의료인국가시험원법」에 따른 한국보건의료인국가시험원에 위탁할 수 있다.

⑤ 1급 응급구조사 및 2급 응급구조사의 시험과목, 시험방법 및 자격인정에 관하여 필요한 사항은 보건복지부령으로 정한다.

제37조 (결격사유)

다음에 해당하는 사람은 응급구조사가 될 수 없다. [개정 2020.4.7] [시행일 2021.4.8]

1. 「정신건강증진 및 정신질환자 복지서비스 지원에 관한 법률」 제3조제1호에 따른 정신질환자. 다만, 전문의가 응급구조사로서 적합하다고 인정하는 사람은 그러하지 아니하다.
2. 마약·대마 또는 향정신성의약품 중독자
3. 피성년후견인·피한정후견인
4. 다음에 해당하는 법률을 위반하여 금고 이상의 실형을 선고받고 그 집행이 끝나지 아니하거나 면제되지 아니한 사람
   가. 이 법
   나. 「형법」 제233조, 제234조, 제268조(의료과실만 해당한다), 제269조, 제270조제1항부터 제3항까지, 제317조제1항
   다. 「보건범죄 단속에 관한 특별조치법」, 「지역보건법」, 「국민건강증진법」, 「후천성면역결핍증 예방법」, 「의료법」, 「의료기사 등에 관한 법률」, 「시체해부 및 보존에 관한 법률」, 「혈액관리법」, 「마약류 관리에 관한 법률」, 「모자보건법」, 「국민건강보험법」

제41조 (응급구조사의 업무)

① 응급구조사는 응급환자가 발생한 현장에서 응급환자에 대하여 상담·구조 및 이송 업무를 수행하며, 「의료법」 제27조의 무면허 의료행위 금지 규정에도 불구하고 보건복지부령으로 정하는 범위에서 현장에 있거나 이송 중이거나 의료기관 안에 있을 때에는 응급처치의 업무에 종사할 수 있다. [시행일 2020.6.4]

② 보건복지부장관은 5년마다 제1항에 따른 응급구조사 업무범위의 적절성에 대한 조사를 실시하고, 중앙위원회의 심의를 거쳐 응급구조사 업무범위 조정을 위하여 필요한 조치를 할 수 있다.

규칙

제33조 (응급구조사의 업무)

법 제41조의 규정에 의한 응급구조사의 업무범위는 별표 14와 같다.

[별표14] 응급구조사의 업무범위(제33조 관련)

1. 1급 응급구조사의 업무범위
   가. 심폐소생술의 시행을 위한 기도유지(기도기(airway)의 삽입, 기도삽관(intubation), 후두마스크 삽관 등을 포함한다)
   나. 정맥로의 확보
   다. 인공호흡기를 이용한 호흡의 유지
   라. 약물투여: 저혈당성 혼수시 포도당의 주입, 흉통시 니트로글리세린의 혀아래(설하) 투여, 쇼크시 일정량의 수액투여, 천식발작시 기관지확장제 흡입

마. 제2호의 규정에 의한 2급 응급구조사의 업무
2. 2급 응급구조사의 업무범위
가. 구강내 이물질의 제거
나. 기도기(airway)를 이용한 기도유지
다. 기본 심폐소생술
라. 산소투여
마. 부목·척추고정기·공기 등을 이용한 사지 및 척추 등의 고정
바. 외부출혈의 지혈 및 창상의 응급처치
사. 심박·체온 및 혈압 등의 측정
아. 쇼크방지용 하의 등을 이용한 혈압의 유지
자. 자동심장충격기를 이용한 규칙적 심박동의 유도
차. 흉통시 니트로글리세린의 혀아래(설하) 투여 및 천식발작시 기관지확장제 흡입(환자가 해당약물을 휴대하고 있는 경우에 한함)

제42조 (업무의 제한)

응급구조사는 의사로부터 구체적인 지시를 받지 아니하고는 제41조에 따른 응급처치를 하여서는 아니 된다. 다만, 보건복지부령으로 정하는 응급처치를 하는 경우와 급박한 상황에서 통신의 불능(不能) 등으로 의사의 지시를 받을 수 없는 경우에는 그러하지 아니하다.

UNIT 08 제8장 응급환자 이송 등

제44조 (구급차등의 운용자)

① 다음에 해당하는 자 외에는 구급차등을 운용할 수 없다.
1. 국가 또는 지방자치단체
2. 「의료법」 제3조에 따른 의료기관
3. 다른 법령에 따라 구급차등을 둘 수 있는 자
4. 이 법에 따라 응급환자이송업(이하 "이송업"이라 한다)의 허가를 받은 자
5. 응급환자의 이송을 목적사업으로 하여 보건복지부장관의 설립허가를 받은 비영리법인

② 의료기관은 구급차등의 운용을 제1항제4호에 따른 이송업의 허가를 받은 자(이하 "이송업자"라 한다) 또는 제1항제5호에 따른 비영리법인에 위탁할 수 있다.

③ 제2항에 따라 구급차등의 운용을 위탁한 의료기관과 그 위탁을 받은 자는 보건복지부령으로 정하는 구급차등의 위탁에 대한 기준 및 절차를 지켜야 한다.

제47조 (구급차등의 장비)

① 구급차등에는 응급환자에게 응급처치를 할 수 있도록 의료장비 및 구급의약품 등을 갖추어야 하며, 구급차등이 속한 기관·의료기관 및 응급의료지원센터와 통화할 수 있는 통신장비를 갖추어야 한다. 이 경우 구급의약품의 적정상태를 유지하기 위하여 필요한 조치를 시행하여야 한다. [개정 2021.3.23] [시행일 2021.9.24]

② 구급차에는 응급환자의 이송 상황과 이송 중 응급처치의 내용을 파악하기 위하여 보건복지부령으로 정하는 기준에 적합한 다음의 장비를 장착하여야 한다. 이 경우 보건복지부령으로 정하는 바에 따라 장비 장착에 따른 정보를 수집·보관하여야 하며, 보건복지부장관이 해당 정보의 제출을 요구하는 때에는 이에 따라야 한다.

1. 구급차 운행기록장치 및 영상기록장치(차량 속도, 위치정보 등 구급차의 운행과 관련된 정보를 저장하고 충돌 등 사고발생 시 사고 상황을 영상 등으로 저장하는 기능을 갖춘 장치를 말한다)
2. 구급차 요금미터장치(거리를 측정하여 이를 금액으로 표시하는 장치를 말하며, 보건복지부령으로 정하는 구급차에 한정한다)
3. 「개인정보 보호법」 제2조제7호에 따른 영상정보처리기기

③ 제1항에 따라 갖추어야 하는 의료장비·구급의약품 및 통신장비 등의 관리와 필요한 조치, 구급차등의 관리 및 제2항에 따른 장비의 장착·관리 등에 필요한 사항은 보건복지부령으로 정한다. [개정 2021.3.23] [시행일 2021.9.24]

④ 제2항제3호에 따른 장비는 보건복지부령으로 정하는 구급차 이용자 등의 동의 절차를 거쳐 개인영상정보를 수집하도록 하고, 이 법에서 정한 것 외에 영상정보처리기기의 설치 등에 관한 사항은 「개인정보 보호법」에 따른다.

제48조 (응급구조사 등의 탑승의무)

구급차등의 운용자는 구급차등이 출동할 때에는 보건복지부령으로 정하는 바에 따라 응급구조사를 탑승시켜야 한다. 다만, 의사나 간호사가 탑승한 경우는 제외한다.

규칙

제39조 (응급구조사의 배치)

구급차등의 운용자는 응급환자를 이송하거나 이송하기 위하여 출동하는 때에는 법 제48조의 규정에 따라 그 구급차등에 응급구조사 1인 이상이 포함된 2인 이상의 인원이 항상 탑승하도록 하여야 한다. 다만, 의료법에 의한 의사 또는 간호사가 탑승한 경우에는 응급구조사가 탑승하지 아니할 수 있다.

제54조의3 (대규모 행사에서의 응급의료 인력 등 확보 의무)

대통령령으로 정하는 대규모 행사를 개최하려는 자는 응급환자의 발생 시 신속하고 적절한 응급의료를 제공하기 위하여 보건복지부령으로 정하는 바에 따라 응급의료 인력 및 응급이송수단 등을 확보하여야 한다.

[본조신설 2020.12.29] [시행일 2021.12.30]

We Are Nurse 보건의약관계법규

응급의료에 관한 법률 문제

01 **시장·군수·구청장은 응급의료에 관한 업무를 수행하기 위해 어디에 지역응급의료기관을 지정할 수 있는가?**

① 보건소
② 의원
③ 종합병원
④ 상급종합병원
⑤ 대학병원

정답 ③

해설 **제31조(지역응급의료기관의 지정)**

① 시장·군수·구청장은 응급의료에 관한 다음의 업무를 수행하게 하기 위하여 종합병원중에서 지역응급의료기관을 지정할 수 있다. 다만, 시·군의 경우에는 「의료법」 제3조제2항제3호가목의 병원 중에서 지정할 수 있다.

02 **다음 중 응급의료기관에 포함되지 않는 기관은?**

① 지역응급의료센터
② 권역응급의료센터
③ 종합병원응급실
④ 전문응급의료센터
⑤ 지역응급의료기관

정답 ③

해설 **제2조(정의)**

5. "응급의료기관"이란 「의료법」 제3조에 따른 의료기관 중에서 이 법에 따라 지정된 권역응급의료센터, 전문응급의료센터, 지역응급의료센터 및 지역응급의료기관을 말한다.

01. ③ 02. ③

03 「응급의료에 관한 법률」상 응급환자 또는 그 법정대리인에게 응급의료에 관하여 설명하고 동의를 얻어야 할 사항이 아닌 것은?

① 환자에게 발생하거나 발생 가능한 증상의 진단명
② 응급검사의 내용
③ 응급처치의 내용
④ 응급처치의 비용
⑤ 응급의료를 받지 아니하는 경우의 예상결과 또는 예후

정답 ④

해설 규칙 제3조(응급의료에 관한 설명, 동의의 내용 및 절차)

① 법 제9조에 따라 응급환자 또는 그 법정대리인에게 응급의료에 관하여 설명하고 동의를 얻어야 할 내용은 다음과 같다.
1. 환자에게 발생하거나 발생 가능한 증상의 진단명
2. 응급검사의 내용
3. 응급처치의 내용
4. 응급의료를 받지 아니하는 경우의 예상결과 또는 예후
5. 그 밖에 응급환자가 설명을 요구하는 사항

04 교통사고 현장에서 다발성 외상 환자 세 명이 지역응급의료센터로 이송되어 왔다. 세 명의 응급환자에 대한 응급의료 제공의 순서는?

① 보호자가 동행한 환자부터 실시
② 소생 가능성이 많은 환자부터 실시
③ 의학적 판단에 따라 더 위급한 환자부터 실시
④ 응급 검사와 처치가 덜 요구되는 환자부터 실시
⑤ 의식이 명료하고 의사소통이 가능한 환자부터 실시

정답 ③

해설 제8조(응급환자에 대한 우선 응급의료 등)

② 응급의료종사자는 응급환자가 2명 이상이면 의학적 판단에 따라 더 위급한 환자부터 응급의료를 실시하여야 한다.

정답 03. ④ 04. ③

05 「응급의료에 관한 법률」상 응급환자란 질병, 분만, 각종 사고 및 재해로 인한 부상이나 그 밖의 위급한 상태로 인하여 즉시 필요한 무엇을 받지 아니하면 생명을 보존할 수 없거나 심신에 중대한 위해가 발생할 가능성이 있는 환자나 사람인가?

① 치료
② 간호
③ 수술
④ 응급처치
⑤ 입원

정답 ④

해설 제2조(정의)

1. "응급환자"란 질병, 분만, 각종 사고 및 재해로 인한 부상이나 그 밖의 위급한 상태로 인하여 즉시 필요한 응급처치를 받지 아니하면 생명을 보존할 수 없거나 심신에 중대한 위해(危害)가 발생할 가능성이 있는 환자 또는 이에 준하는 사람으로서 보건복지부령으로 정하는 사람을 말한다.

06 「응급의료에 관한 법률」상 응급의료를 받을 권리가 있는 자에 해당하지 않는 것은?

① 국내 국민
② 보험료를 납부하지 않는 국내 국민
③ 국내에 체류하는 외국인
④ 국외에 체류하는 국민
⑤ 외국 유학생

정답 ④

해설 제3조(응급의료를 받을 권리)

모든 국민은 성별, 나이, 민족, 종교, 사회적 신분 또는 경제적 사정 등을 이유로 차별받지 아니하고 응급의료를 받을 권리를 가진다. 국내에 체류하고 있는 외국인도 또한 같다.

07 응급구조사시험에 합격한 사람에게 응급구조사 자격증을 교부할 수 있는 자는?

① 보건소장
② 시장, 군수, 구청장
③ 시·도지사
④ 보건복지부 장관
⑤ 질병관리청장

정답 ④

해설 제36조의2(응급구조사 자격증의 교부 등)

① 보건복지부장관은 응급구조사시험에 합격한 사람에게 응급구조사 자격증을 교부하여야 한다. 다만, 자격증 교부 신청일 기준으로 제37조에 따른 결격사유에 해당하는 사람에게는 자격증을 교부해서는 아니 된다. [시행일 2020.6.4]

05. ④ 06. ④ 07. ④

② 제1항에 따라 응급구조사 자격증을 교부받은 사람은 응급구조사 자격증의 분실 또는 훼손으로 사용할 수 없게 된 경우에는 보건복지부장관에게 재교부 신청을 할 수 있다.
③ 응급구조사는 다른 사람에게 자기의 성명을 사용하여 제41조에 따른 응급구조사의 업무를 수행하게 하여서는 아니 된다. [개정 2020.4.7] [시행일 2020.7.8]
④ 제1항 및 제2항에 따른 응급구조사 자격증의 교부·재교부 및 관리에 필요한 사항은 보건복지부령으로 정한다.
⑤ 제1항에 따라 자격증을 교부받은 사람은 다른 사람에게 그 자격증을 빌려주어서는 아니 되고, 누구든지 그 자격증을 빌려서는 아니 된다. [신설 2020.4.7] [시행일 2020.7.8]
⑥ 누구든지 제5항에 따라 금지된 행위를 알선하여서는 아니 된다. [신설 2020.4.7] [시행일 2020.7.8]
[본조신설 2016.5.29]

08 응급의료종사자는 (　)에 대하여는 다른 환자보다 우선하여 상담, 구조 및 응급처치를 하고 진료를 위하여 필요한 최선의 조치를 하여야 한다. (　)안에 들어갈 것은?

① 임산부　② 소아 환자
③ 미성년 환자　④ 노인 환자
⑤ 응급환자

정답 ⑤

해설 **제8조(응급환자에 대한 우선 응급의료 등)**
① 응급의료종사자는 응급환자에 대하여는 다른 환자보다 우선하여 상담·구조 및 응급처치를 하고 진료를 위하여 필요한 최선의 조치를 하여야 한다.

09 응급의료종사자는 응급환자가 의사결정능력이 없고 법정대리인이 동행하지 아니한 경우에 어떠한 응급진료를 하여야 하는가?

① 법적대리인이 올 때까지 기다린 후 응급처치를 실시한다.
② 동행한 사람에게 설명한 후 응급처치를 실시한다.
③ 의사의 의학적 판단에 따라 응급진료를 실시한다.
④ 의료인 2명과 협의한 후 응급진료를 실시한다.
⑤ 법적대리인에게 전화로 설명하고 응급진료를 실시한다.

정답 ②

해설 **제9조(응급의료의 설명, 동의)**
② 응급의료종사자는 응급환자가 의사결정능력이 없는 경우 법정대리인이 동행하였을 때에는 그 법정대리인에게 응급의료에 관하여 설명하고 그 동의를 받아야 하며, 법정대리인이 동행하지 아니한 경우에는 동행한 사람에게 설명한 후 응급처치를 하고 의사의 의학적 판단에 따라 응급진료를 할 수 있다.

10 응급환자의 보호, 응급의료기관등의 지원 및 설치·운영, 응급의료종사자의 양성, 응급이송수단의 확보 등 응급의료를 제공하기 위한 시책을 마련하고 시행하여야 할 자는 누구인가?

① 국가와 지방자치단체
② 보건복지부장관
③ 소방안전처장
④ 보건소장
⑤ 질병관리청장

정답 ①

해설 **제13조(응급의료의 제공)**
국가 및 지방자치단체는 응급환자의 보호, 응급의료기관등의 지원 및 설치·운영, 응급의료종사자의 양성, 응급이송수단의 확보 등 응급의료를 제공하기 위한 시책을 마련하고 시행하여야 한다.

11 의료기관과 구급차등을 운용하는 자는 응급환자에게 응급의료를 제공하고 그 비용을 받지 못하였을 때에는 그 비용 중 응급환자 본인이 부담하여야 하는 금액에 대하여 누구에게 대신 지급해 줄 것을 청구할 수 있는가?

① 의료기관장
② 보건소장
③ 시장, 군수, 구청장
④ 기금관리기관의 장
⑤ 보건복지부장관

정답 ④

해설 **제22조(미수금의 대지급)**
① 의료기관과 구급차등을 운용하는 자는 응급환자에게 응급의료를 제공하고 그 비용을 받지 못하였을 때에는 그 비용 중 응급환자 본인이 부담하여야 하는 금액(이하 "미수금"이라 한다)에 대하여는 기금관리기관의 장(기금의 관리·운용에 관한 업무가 위탁되지 아니한 경우에는 보건복지부장관을 말한다.)에게 대신 지급하여 줄 것을 청구할 수 있다.

12 중앙응급의료센터의 업무에 해당하지 않는 것은?

① 응급의료 제공체계의 원활한 운영을 위한 보조사업
② 응급의료기관등에 대한 평가 및 질을 향상시키는 활동에 대한 지원
③ 응급의료종사자에 대한 교육훈련
④ 응급의료 관련 연구
⑤ 응급의료 통신망 및 응급의료 전산망의 관리·운영과 그에 따른 업무

10. ① 11. ④ 12. ①

정답 ①

해설 응급의료 제공체계의 원활한 운영을 위한 보조사업 → 응급의료기금의 사용

제25조(중앙응급의료센터)

① 보건복지부장관은 응급의료에 관한 다음의 업무를 수행하게 하기 위하여 중앙응급의료센터를 설치·운영할 수 있다. [개정 2021.12.21] [시행일 2022.12.22]

1. 응급의료기관등에 대한 평가 및 질을 향상시키는 활동에 대한 지원
2. 응급의료종사자에 대한 교육훈련
3. 제26조에 따른 권역응급의료센터 간의 업무조정 및 지원
4. 응급의료 관련 연구
5. 국내외 재난 등의 발생 시 응급의료 관련 업무의 조정 및 그에 대한 지원
6. 응급의료 통신망 및 응급의료 전산망의 관리·운영과 그에 따른 업무
7. 응급처치 관련 교육 및 응급장비 관리에 관한 지원
8. 응급환자 이송체계 운영 및 관리에 관한 지원
9. 응급의료분야 의료취약지 관리 업무
10. 그 밖에 보건복지부장관이 정하는 응급의료 관련 업무

13 보건복지부장관이 응급의료에 관해 중증응급환자 중심의 진료를 수행하기 위해 상급종합병원 중에서 무엇을 지정할 수 있는가?

① 중앙의료센터
② 권역응급의료센터
③ 권역중앙응급센터
④ 중앙응급의료센터
⑤ 지역응급의료기관

정답 ②

해설 **제26조(권역응급의료센터의 지정)**

① 보건복지부장관은 응급의료에 관한 다음의 업무를 수행하게 하기 위하여 「의료법」 제3조의4에 따른 상급종합병원 또는 같은 법 제3조의3에 따른 300병상을 초과하는 종합병원 중에서 권역응급의료센터를 지정할 수 있다.

1. 중증응급환자 중심의 진료
2. 재난 대비 및 대응 등을 위한 거점병원으로서 보건복지부령으로 정하는 업무
3. 권역(圈域) 내에 있는 응급의료종사자에 대한 교육·훈련
4. 권역 내 다른 의료기관에서 제11조에 따라 이송되는 중증응급환자에 대한 수용
5. 그 밖에 보건복지부장관이 정하는 권역 내 응급의료 관련 업무

정답 13. ②

14 권역응급의료센터 지정의 기준·방법·절차 및 업무와 중증응급환자의 기준 등을 권역 내 응급의료 수요와 공급을 고려하여 정하는 사람은?

① 보건소장
② 시장, 군수, 구청장
③ 시·도지사
④ 보건복지부
⑤ 대통령

정답 ④

해설 제26조(권역응급의료센터의 지정)
② 권역응급의료센터의 지정 기준·방법·절차 및 업무와 중증응급환자의 기준 등은 권역 내 응급의료 수요와 공급 등을 고려하여 보건복지부령으로 정한다.

15 보건복지부장관은 소아환자, 화상환자 및 독극물중독환자 등에 대한 응급의료를 위하여 분야별로 무엇을 지정할 수 있는가?

① 중앙의료센터
② 권역응급의료센터
③ 권역중앙응급센터
④ 전문응급의료센터
⑤ 지역응급의료기관

정답 ④

해설 제29조(전문응급의료센터의 지정)
① 보건복지부장관은 소아환자, 화상환자 및 독극물중독환자 등에 대한 응급의료를 위하여 권역응급의료센터, 지역응급의료센터 중에서 분야별로 전문응급의료센터를 지정할 수 있다.

16 응급의료지원센터의 업무가 아닌 것은?

① 응급의료에 관한 각종 정보의 관리 및 제공
② 지역 내 응급의료종사자에 대한 교육훈련
③ 응급의료에 관한 연구
④ 지역 내 응급의료기관 간 업무조정 및 지원
⑤ 지역 내 응급의료의 질 향상 활동에 관한 지원

14. ④ 15. ④ 16. ③

정답 ③

해설 응급의료에 관한 연구 → 중앙응급의료센터의 업무

제27조(응급의료지원센터의 설치 및 운영)

② 응급의료지원센터의 업무는 다음과 같다.

1. 삭제 [12.3.21]
2. 삭제 [12.3.21]
3. 응급의료에 관한 각종 정보의 관리 및 제공
4. 삭제 [15.1.28] [시행일 2015.7.29]
5. 지역 내 응급의료종사자에 대한 교육훈련
6. 지역 내 응급의료기관 간 업무조정 및 지원
7. 지역 내 응급의료의 질 향상 활동에 관한 지원
8. 지역 내 재난 등의 발생 시 응급의료 관련 업무의 조정 및 지원
9. 그 밖에 보건복지부령으로 정하는 응급의료 관련 업무

17 시·도지사는 응급의료에 관한 업무를 수행하게 하기 위하여 종합병원 중에서 무엇을 지정할 수 있는가?

① 중앙의료센터
② 권역응급의료센터
③ 지역응급의료센터
④ 전문응급의료센터
⑤ 지역응급의료기관

정답 ③

해설 **제30조(지역응급의료센터의 지정)**

① 시·도지사는 응급의료에 관한 다음의 업무를 수행하게 하기 위하여 종합병원 중에서 지역응급의료센터를 지정할 수 있다.

18 지역응급의료기관을 지정할 수 있는 자는?

① 보건소장
② 시장, 군수, 구청장
③ 시·도지사
④ 보건복지부 장관
⑤ 질병관리청장

정답 ②

해설 **제31조(지역응급의료기관의 지정)**

① 시장·군수·구청장은 응급의료에 관한 다음의 업무를 수행하게 하기 위하여 종합병원 중에서 지역응급의료기관을 지정할 수 있다. 다만, 시·군의 경우에는 「의료법」 제3조제2항제3호가목의 병원 중에서 지정할 수 있다.

19 **300병상인 병원에서 응급환자를 위해 확보해야 하는 예비병상의 수는?**

① 1병상
② 3병상
③ 5병상
④ 6병상
⑤ 8병상

정답 ②

해설 **규칙 제20조(예비병상의 확보 및 유지)**

① 응급의료기관이 법 제33조의 규정에 따라 확보하여야 하는 예비병상의 수는 의료법 제33조제4항의 규정에 따라 허가받은 병상 수의 100분의 1 이상(병·의원의 경우에는 1병상 이상)으로 한다.

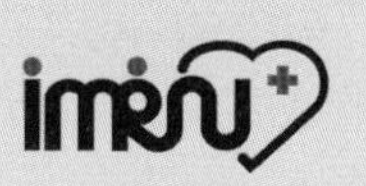

www.imrn.co.kr

간결 간호사 국가시험대비
보 건 의 약 관 계 법 규

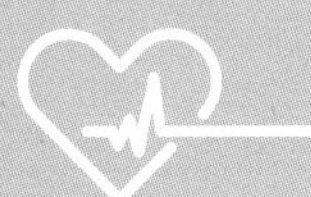

보건의료기본법

CHAPTER 09 보건의료기본법

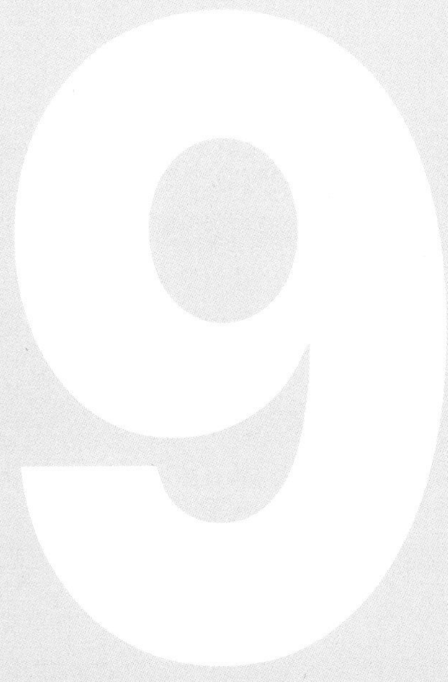

PART

CHAPTER 09

보건의료기본법

보건의약관계법규

We Are Nurse

위아너스 간호사 국가시험 이론편

법률 제20445호(간호법) 일부개정 2024.09.20

UNIT 01 제1장 총칙

제1조 (목적) ★

이 법은 보건의료에 관한 국민의 권리·의무와 국가 및 지방자치단체의 책임을 정하고 보건의료의 수요와 공급에 관한 기본적인 사항을 규정함으로써 보건의료의 발전과 국민의 보건 및 복지의 증진에 이바지하는 것을 목적으로 한다.

제2조 (기본 이념) ★

이 법은 보건의료를 통하여 모든 국민이 인간으로서의 존엄과 가치를 가지며 행복을 추구할 수 있도록 하고 국민 개개인이 건강한 삶을 영위할 수 있도록 제도와 여건을 조성하며, 보건의료의 형평과 효율이 조화를 이룰 수 있도록 함으로써 국민의 삶의 질을 향상시키는 것을 기본 이념으로 한다.

제5조 (보건의료인의 책임) ★

① 보건의료인은 자신의 학식과 경험, 양심에 따라 환자에게 양질의 적정한 보건의료서비스를 제공하기 위하여 노력하여야 한다.
② 보건의료인은 보건의료서비스의 제공을 요구받으면 정당한 이유 없이 이를 거부하지 못한다.
③ 보건의료인은 적절한 보건의료서비스를 제공하기 위하여 필요하면 보건의료서비스를 받는 자를 다른 보건의료기관에 소개하고 그에 관한 보건의료 자료를 다른 보건의료기관에 제공하도록 노력하여야 한다.
④ 보건의료인은 국가나 지방자치단체가 관리하여야 할 질병에 걸렸거나 걸린 것으로 의심되는 대상자를 발견한 때에는 그 사실을 관계 기관에 신고·보고 또는 통지하는 등 필요한 조치를 하여야 한다.

제6조 (환자 및 보건의료인의 권리) ★★

① 모든 환자는 자신의 건강보호와 증진을 위하여 적절한 보건의료서비스를 받을 권리를 가진다.
② 보건의료인은 보건의료서비스를 제공할 때에 학식과 경험, 양심에 따라 환자의 건강보호를 위하여 적절한 보건의료기술과 치료재료 등을 선택할 권리를 가진다. 다만, 이 법 또는 다른 법률에 특별한 규정이 있는 경우에는 그러하지 아니하다.

UNIT 02 제2장 보건의료에 관한 국민의 권리와 의무

제10조 (건강권 등) ★

① 모든 국민은 이 법 또는 다른 법률에서 정하는 바에 따라 자신과 가족의 건강에 관하여 국가의 보호를 받을 권리를 가진다.
② 모든 국민은 성별, 나이, 종교, 사회적 신분 또는 경제적 사정 등을 이유로 자신과 가족의 건강에 관한 권리를 침해받지 아니한다.

제11조 (보건의료에 관한 알 권리) ★

① 모든 국민은 관계 법령에서 정하는 바에 따라 국가와 지방자치단체의 보건의료시책에 관한 내용의 공개를 청구할 권리를 가진다.
② 모든 국민은 관계 법령에서 정하는 바에 따라 보건의료인이나 보건의료기관에 대하여 자신의 보건의료와 관련한 기록 등의 열람이나 사본의 교부를 요청할 수 있다. 다만, 본인이 요청할 수 없는 경우에는 그 배우자·직계존비속 또는 배우자의 직계존속이, 그 배우자·직계존비속 및 배우자의 직계존속이 없거나 질병이나 그 밖에 직접 요청을 할 수 없는 부득이한 사유가 있는 경우에는 본인이 지정하는 대리인이 기록의 열람 등을 요청할 수 있다.

제12조 (보건의료서비스에 관한 자기결정권) ★★

모든 국민은 보건의료인으로부터 자신의 질병에 대한 치료 방법, 의학적 연구 대상 여부, 장기이식(臟器移植) 여부 등에 관하여 충분한 설명을 들은 후 이에 관한 동의 여부를 결정할 권리를 가진다.

제14조 (보건의료에 관한 국민의 의무)

① 모든 국민은 자신과 가족의 건강을 보호·증진하기 위하여 노력하여야 하며, 관계 법령에서 정하는 바에 따라 건강을 보호·증진하는 데에 필요한 비용을 부담하여야 한다.
② 누구든지 건강에 위해한 정보를 유포·광고하거나 건강에 위해한 기구·물품을 판매·제공하는 등 다른 사람의 건강을 해치거나 해칠 우려가 있는 행위를 하여서는 아니 된다.

③ 모든 국민은 보건의료인의 정당한 보건의료서비스와 지도에 협조한다.

UNIT 03 제3장 보건의료발전계획의 수립·시행

제15조 (보건의료발전계획의 수립 등)

① 보건복지부장관은 관계 중앙행정기관의 장과의 협의와 제20조에 따른 보건의료정책심의위원회의 심의를 거쳐 보건의료발전계획을 5년마다 수립하여야 한다.

② 보건의료발전계획에 포함되어야 할 사항은 다음과 같다.

1. 보건의료 발전의 기본 목표 및 그 추진 방향
2. 주요 보건의료사업계획 및 그 추진 방법
3. 보건의료자원의 조달 및 관리 방안
4. 지역별 병상 총량의 관리에 관한 시책
5. 보건의료의 제공 및 이용체계 등 보건의료의 효율화에 관한 시책
6. 중앙행정기관 간의 보건의료 관련 업무의 종합·조정
7. 노인·장애인 등 보건의료 취약계층에 대한 보건의료사업계획
8. 보건의료 통계 및 그 정보의 관리 방안
9. 그 밖에 보건의료 발전을 위하여 특히 필요하다고 인정되는 사항

③ 보건의료발전계획은 국무회의의 심의를 거쳐 확정한다.

UNIT 04 제4장 보건의료자원의 관리 등

제24조 (보건의료자원의 관리 등) ★

① 국가와 지방자치단체는 보건의료에 관한 인력, 시설, 물자, 지식 및 기술 등 보건의료자원을 개발·확보하기 위하여 종합적이고 체계적인 시책을 강구하여야 한다.

② 국가와 지방자치단체는 보건의료자원의 장·단기 수요를 예측하여 보건의료자원이 적절히 공급될 수 있도록 보건의료자원을 관리하여야 한다.

UNIT 05 제5장 보건의료의 제공과 이용

제2절 평생국민건강관리체계

제31조 (평생국민건강관리사업)

① 국가와 지방자치단체는 생애주기(生涯週期)별 건강상 특성과 주요 건강위험요인을 고려한 평생국민건강관리를 위한 사업을 시행하여야 한다.
② 국가와 지방자치단체는 공공보건의료기관이 평생국민건강관리사업에서 중심 역할을 할 수 있도록 필요한 시책을 강구하여야 한다.
③ 국가와 지방자치단체는 평생국민건강관리사업을 원활하게 수행하기 위하여 건강지도·보건교육 등을 담당할 전문인력을 양성하고 건강관리정보체계를 구축하는 등 필요한 시책을 강구하여야 한다.

제32조 (여성과 어린이의 건강 증진)

국가와 지방자치단체는 여성과 어린이의 건강을 보호·증진하기 위하여 필요한 시책을 강구하여야 한다.
이 경우 여성의 건강증진시책에 연령별 특성이 반영되도록 하여야 한다.

제33조 (노인의 건강 증진)

국가와 지방자치단체는 노인의 질환을 조기에 발견하고 예방하며, 질병 상태에 따라 적절한 치료와 요양(療養)이 이루어질 수 있도록 하는 등 노인의 건강을 보호·증진하기 위하여 필요한 시책을 강구하여야 한다.

제34조 (장애인의 건강 증진)

국가와 지방자치단체는 선천적·후천적 장애가 발생하는 것을 예방하고 장애인의 치료와 재활이 이루어질 수 있도록 하는 등 장애인의 건강을 보호·증진하기 위하여 필요한 시책을 강구하여야 한다.

제37조 (환경 보건의료)

국가와 지방자치단체는 국민의 건강을 보호·증진하기 위하여 쾌적한 환경의 유지와 환경오염으로 인한 건강상의 위해 방지 등에 필요한 시책을 강구하여야 한다.

제37조의2 (기후변화에 따른 국민건강영향평가 등) ★

① 질병관리청장은 국민의 건강을 보호·증진하기 위하여 지구온난화 등 기후변화가 국민건강에 미치는 영향을 5년마다 조사·평가하여 그 결과를 공표하고 정책수립의 기초자료로 활용하여

야 한다. [개정 2020.8.11] [시행일 2020.9.12]

② 질병관리청장은 기후보건영향평가에 필요한 기초자료 확보 및 통계의 작성을 위하여 실태조사를 실시할 수 있다. [개정 2020.8.11] [시행일 2020.9.12]

③ 질병관리청장은 관계 중앙행정기관의 장, 지방자치단체의 장 및 보건의료 관련 기관이나 단체의 장에게 기후보건영향평가에 필요한 자료의 제공 또는 제2항에 따른 실태조사의 협조를 요청할 수 있다. 이 경우 자료제공 또는 실태조사 협조를 요청받은 관계 중앙행정기관의 장 등은 정당한 사유가 없으면 이에 따라야 한다. [개정 2020.8.11] [시행일 2020.9.12]

④ 기후보건영향평가와 실태조사의 구체적인 내용 및 방법 등에 필요한 사항은 대통령령으로 정한다.

[본조신설 2017.2.8]

제3절 주요질병관리체계

제39조 (주요질병관리체계의 확립) ★

보건복지부장관은 국민건강을 크게 위협하는 질병 중에서 국가가 특별히 관리하여야 할 필요가 있다고 인정되는 질병을 선정하고, 이를 관리하기 위하여 필요한 시책을 수립·시행하여야 한다.

제40조 (감염병의 예방 및 관리)

국가와 지방자치단체는 감염병의 발생과 유행을 방지하고 감염병환자에 대하여 적절한 보건의료를 제공하고 관리하기 위하여 필요한 시책을 수립·시행하여야 한다.

제41조 (만성질환의 예방 및 관리)

국가와 지방자치단체는 암·고혈압 등 주요 만성질환(慢性疾患)의 발생과 증가를 예방하고 말기질환자를 포함한 만성질환자에 대하여 적절한 보건의료의 제공과 관리를 위하여 필요한 시책을 수립·시행하여야 한다.

제42조 (정신 보건의료) ★★★

국가와 지방자치단체는 정신질환의 예방과 정신질환자의 치료 및 사회복귀 등 국민의 정신건강 증진을 위하여 필요한 시책을 수립·시행하여야 한다.

제43조 (구강 보건의료) ★

국가와 지방자치단체는 구강질환(口腔疾患)의 예방 및 치료와 구강건강에 관한 관리 등 국민의 구강건강 증진을 위하여 필요한 시책을 수립·시행하여야 한다.

UNIT 06 제6장 보건의료 통계·정보 관리

제55조 (보건의료 실태조사) ★

① 보건복지부장관은 국민의 보건의료 수요 및 이용 행태, 보건의료에 관한 인력·시설 및 물자 등 보건의료 실태에 관한 전국적인 조사를 5년마다 실시하고 그 결과를 공표하여야 한다. 다만, 보건의료정책 수립에 필요하다고 인정하는 경우에는 임시 보건의료 실태조사를 실시할 수 있다. [시행일 2020.6.4]

② 보건복지부장관은 제1항에 따른 실태조사를 위하여 관계 중앙행정기관, 지방자치단체 및 관계 기관·법인·단체에 자료의 제출 또는 의견의 진술을 요청할 수 있다. 이 경우 요청을 받은 자는 정당한 사유가 없으면 이에 협조하여야 한다. [시행일 2020.6.4]

③ 제1항에 따른 실태조사의 내용, 방법 및 공표 등에 필요한 사항은 대통령령으로 정한다. [시행일 2020.6.4]

보건의료기본법 문제

01 다음 중 「보건의료기본법」의 궁극적인 목적으로 맞는 것은?

① 국민의 질병 치료
② 보건의료의 적정성 확립
③ 국민의 권리와 의무규정
④ 국가 및 지방자치단체의 책임규정
⑤ 보건의료의 발전과 국민의 보건 및 복지증진

정답 ⑤

해설 **제1조(목적)**
이 법은 보건의료에 관한 국민의 권리·의무와 국가 및 지방자치단체의 책임을 정하고 보건의료의 수요와 공급에 관한 기본적인 사항을 규정함으로써 보건의료의 발전과 국민의 보건 및 복지의 증진에 이바지하는 것을 목적으로 한다.

02 다음은 무엇에 대한 설명인가?

모든 국민은 보건의료인으로부터 자신의 질병에 대한 치료 방법, 의학적 연구 대상 여부, 장기이식(臟器移植) 여부 등에 관하여 충분한 설명을 들은 후 이에 관한 동의 여부를 결정할 권리를 가진다.

① 건강권
② 보건의료에 관한 알 권리
③ 보건의료서비스에 관한 자기결정권
④ 보건의료에 관한 국민의 의무
⑤ 보건의료인의 책임

정답 ③

해설 **제12조(보건의료서비스에 관한 자기결정권)**
모든 국민은 보건의료인으로부터 자신의 질병에 대한 치료 방법, 의학적 연구 대상 여부, 장기이식(臟器移植) 여부 등에 관하여 충분한 설명을 들은 후 이에 관한 동의 여부를 결정할 권리를 가진다.

정답 01. ⑤ 02. ③

03 **다음 중 평생국민건강관리사업을 시행하여야 할 기관에 해당하는 것은?**

① 보건복지부
② 질병관리청
③ 국가와 지방자치단체
④ 건강증진센터
⑤ 보건소

정답 ③

해설 **제31조(평생국민건강관리사업)**

① 국가와 지방자치단체는 생애주기(生涯週期)별 건강상 특성과 주요 건강위험요인을 고려한 평생국민건강관리를 위한 사업을 시행하여야 한다.
② 국가와 지방자치단체는 공공보건의료기관이 평생국민건강관리사업에서 중심역할을 할 수 있도록 필요한 시책을 강구하여야 한다.
③ 국가와 지방자치단체는 평생국민건강관리사업을 원활하게 수행하기 위하여 건강지도·보건교육 등을 담당할 전문인력을 양성하고 건강관리정보체계를 구축하는 등 필요한 시책을 강구하여야 한다.

04 **다음 중 「보건의료기본법」에 의거하여 주요질병관리체계의 내용에 포함되는 것은?**

① 노인의 건강 증진
② 학교 보건의료
③ 산업 보건의료
④ 구강 보건의료
⑤ 재난 보건의료

정답 ④

해설 주요질병관리체계에 포함되는 사항으로는 제40조(감염병의 예방 및 관리), 제41조(만성질환의 예방 및 관리), 제42조(정신 보건의료), 제43조(구강 보건의료)가 해당된다.

05 **「보건의료기본법」에 의거하여 보건의료 통계, 정보 관리시책을 시행하며 보건의료 정보화의 촉진을 위해 필요한 시책을 강구해야 할 기관은 다음 중 어디인가?**

① 국가와 지방자치단체
② 질병관리청
③ 보건복지부
④ 한국보건산업진흥원
⑤ 한국보건복지인재원

정답 ①

해설 **제53조(보건의료 통계, 정보 관리시책)**

국가와 지방자치단체는 보건의료에 관한 통계와 정보를 수집·관리하여 이를 보건의료정책에 활용할 수 있도록 필요한 시책을 수립·시행하여야 한다.

03. ③ 04. ④ 05. ①

제54조(보건의료 정보화의 촉진)

국가와 지방자치단체는 보건의료 정보화를 촉진하기 위하여 필요한 시책을 강구하여야 한다.

06 **다음은 무엇에 대한 설명인가?**

보건의료기본법에 의거하여 국민의 건강을 보호·증진하기 위하여 국가·지방자치단체·보건의료기관 또는 보건의료인 등이 행하는 모든 활동

① 보건의료
② 보건의료서비스
③ 보건의료인
④ 보건의료기관
⑤ 공공보건의료기관

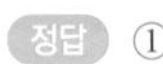
정답 ①

해설 **제3조(정의)**

이 법에서 사용하는 용어의 뜻은 다음과 같다.

1. "보건의료"란 국민의 건강을 보호·증진하기 위하여 국가·지방자치단체.보건의료기관 또는 보건의료인 등이 행하는 모든 활동을 말한다.
2. "보건의료서비스"란 국민의 건강을 보호·증진하기 위하여 보건의료인이 행하는 모든 활동을 말한다.
3. "보건의료인"이란 보건의료 관계 법령에서 정하는 바에 따라 자격·면허 등을 취득하거나 보건의료서비스에 종사하는 것이 허용된 자를 말한다.
4. "보건의료기관"이란 보건의료인이 공중(公衆) 또는 특정 다수인을 위하여 보건의료서비스를 행하는 보건기관, 의료기관, 약국, 그 밖에 대통령령으로 정하는 기관을 말한다.
5. "공공보건의료기관"이란 국가·지방자치단체, 그 밖의 공공단체가 설립·운영하는 보건의료기관을 말한다.
6. "보건의료정보"란 보건의료와 관련한 지식 또는 부호·숫자·문자·음성·음향·영상 등으로 표현된 모든 종류의 자료를 말한다.

07 **국가와 지방자치단체의 보건의료시책에 관한 내용의 공개를 '청구할 권리'는 보건의료에 관한 국민의 권리 중 무엇에 해당하는가?**

① 건강진료에 관한 알 권리
② 보건의료에 관한 알 권리
③ 보건의료서비스에 관한 자기결정권
④ 비밀보장의 권리
⑤ 건강권

정답 06. ① 07. ②

정답 ②

해설 **제11조(보건의료에 관한 알 권리)**

① 모든 국민은 관계 법령에서 정하는 바에 따라 국가와 지방자치단체의 보건의료시책에 관한 내용의 공개를 청구할 권리를 가진다.

② 모든 국민은 관계 법령에서 정하는 바에 따라 보건의료인이나 보건의료기관에 대하여 자신의 보건의료와 관련한 기록 등의 열람이나 사본의 교부를 요청할 수 있다. 다만, 본인이 요청할 수 없는 경우에는 그 배우자·직계존비속 또는 배우자의 직계존속이, 그 배우자·직계존비속 및 배우자의 직계존속이 없거나 질병이나 그 밖에 직접 요청을 할 수 없는 부득이한 사유가 있는 경우에는 본인이 지정하는 대리인이 기록의 열람 등을 요청할 수 있다.

08 「보건의료기본법」에 의거하여 보건의료기관에 포함되지 않는 기관은?

① 치과의원 ② 한의원
③ 약국 ④ 산업체 의무실
⑤ 보건소

정답 ④

해설 산업체 의무실은 보건의료기관에 포함되지 않는다.

제3조(정의)

4. "보건의료기관"이란 보건의료인이 공중(公衆) 또는 특정 다수인을 위하여 보건의료서비스를 행하는 보건기관, 의료기관, 약국, 그 밖에 대통령령으로 정하는 기관을 말한다.

09 다음 중 보건의료인의 권리에 해당하는 것은?

① 보건의료인은 자신의 건강보호와 증진을 위해 적절한 보건의료서비스를 받을 권리를 가진다.
② 보건의료인은 보건의료서비스를 제공할 때에 학식과 경험, 양심에 따라 환자의 건강보호를 위하여 적절한 보건의료기술과 치료재료 등을 선택할 권리를 가진다.
③ 보건의료인은 자신의 학식과 경험, 양심에 따라 환자에게 양질의 적정한 보건의료서비스를 제공할 권리를 가진다.
④ 보건의료인은 보건의료서비스의 제공을 거부할 권리를 가진다.
⑤ 보건의료인은 국가와 지방자치단체의 보건의료시책에 관한 내용을 청구할 권리를 가진다.

08. ④ 09. ②

정답 ②

해설 **제6조(환자 및 보건의료인의 권리)**

① 모든 환자는 자신의 건강보호와 증진을 위하여 적절한 보건의료서비스를 받을 권리를 가진다.

② 보건의료인은 보건의료서비스를 제공할 때에 학식과 경험, 양심에 따라 환자의 건강보호를 위하여 적절한 보건의료기술과 치료재료 등을 선택할 권리를 가진다. 다만, 이 법 또는 다른 법률에 특별한 규정이 있는 경우에는 그러하지 아니하다.

10 「보건의료기본법」에 의거하여 국가와 지방자치단체는 국민의 권리·의무 등 국민생활에 중대한 영향을 미치는 보건의료정책을 수립·시행하기 전에 반드시 수렴해야 할 사항은 무엇인가?

① 대통령령에 의거
② 보건복지부령에 의거
③ 의료인의 의견을 수렴
④ 보건의료인의 의견을 수렴
⑤ 국민의 의견을 수렴

정답 ⑤

해설 **제8조(국민의 참여)**

국가와 지방자치단체는 국민의 권리·의무 등 국민생활에 중대한 영향을 미치는 보건의료정책을 수립·시행하려면 이해관계인 등 국민의 의견을 수렴하여야 한다.

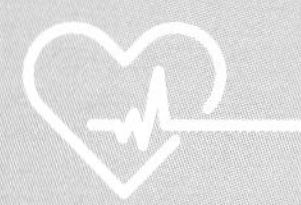

국민건강증진법

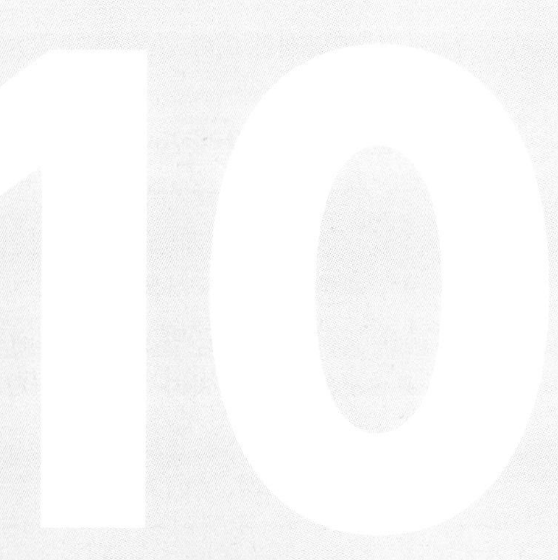

PART

CHAPTER 10

국민건강증진법

보건의약관계법규

We Are Nurse

위아너스 간호사 국가시험 이론편

법률 제20325호 일부개정 2024.02.20

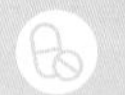 UNIT 01 제1장 총칙

제1조 (목적)

이 법은 국민에게 건강에 대한 가치와 책임의식을 함양하도록 건강에 관한 바른 지식을 보급하고 스스로 건강생활을 실천할 수 있는 여건을 조성함으로써 국민의 건강을 증진함을 목적으로 한다.

제2조 (정의)

이 법에서 사용하는 용어의 정의는 다음과 같다. [시행일 2021.12.4]

1. "국민건강증진사업"이라 함은 보건교육, 질병예방, 영양개선, 신체활동장려, 건강관리 및 건강생활의 실천등을 통하여 국민의 건강을 증진시키는 사업을 말한다.
2. "보건교육"이라 함은 개인 또는 집단으로 하여금 건강에 유익한 행위를 자발적으로 수행하도록 하는 교육을 말한다.
3. "영양개선"이라 함은 개인 또는 집단이 균형된 식생활을 통하여 건강을 개선시키는 것을 말한다.
4. "신체활동장려"란 개인 또는 집단이 일상생활 중 신체의 근육을 활용하여 에너지를 소비하는 모든 활동을 자발적으로 적극 수행하도록 장려하는 것을 말한다.
5. "건강관리"란 개인 또는 집단이 건강에 유익한 행위를 지속적으로 수행함으로써 건강한 상태를 유지하는 것을 말한다.
6. "건강친화제도"란 근로자의 건강증진을 위하여 직장 내 문화 및 환경을 건강친화적으로 조성하고, 근로자가 자신의 건강관리를 적극적으로 수행할 수 있도록 교육, 상담 프로그램 등을 지원하는 것을 말한다.

[본조제목개정 시행일 2021.12.4]

제3조 (책임)

① 국가 및 지방자치단체는 건강에 관한 국민의 관심을 높이고 국민건강을 증진할 책임을 진다.
② 모든 국민은 자신 및 가족의 건강을 증진하도록 노력하여야 하며, 타인의 건강에 해를 끼치는 행위를 하여서는 아니된다.

제3조의2 (보건의 날)

① 보건에 대한 국민의 이해와 관심을 높이기 위하여 매년 4월 7일을 보건의 날로 정하며, 보건의 날부터 1주간을 건강주간으로 한다.
② 국가와 지방자치단체는 보건의 날의 취지에 맞는 행사 등 사업을 시행하도록 노력하여야 한다.

UNIT 02 제2장 국민건강의 관리

제6조 (건강친화 환경 조성 및 건강생활의 지원 등)

① 국가 및 지방자치단체는 건강친화 환경을 조성하고, 국민이 건강생활을 실천할 수 있도록 지원하여야 한다. [시행일 2021.12.4]
② 국가는 혼인과 가정생활을 보호하기 위하여 혼인전에 혼인 당사자의 건강을 확인하도록 권장하여야 한다.
③ 제2항의 규정에 의한 건강확인의 내용 및 절차에 관하여 필요한 사항은 보건복지부령으로 정한다.

[본조제목개정 시행일 2021.12.4]

제6조의2 (건강친화기업 인증)

① 보건복지부장관은 건강친화 환경의 조성을 촉진하기 위하여 건강친화제도를 모범적으로 운영하고 있는 기업에 대하여 건강친화인증(이하 "인증"이라 한다)을 할 수 있다.
② 인증을 받고자 하는 자는 대통령령으로 정하는 바에 따라 보건복지부장관에게 신청하여야 한다.
③ 인증을 받은 기업은 보건복지부령으로 정하는 바에 따라 인증의 표시를 할 수 있다.
④ 인증을 받지 아니한 기업은 인증표시 또는 이와 유사한 표시를 하여서는 아니 된다.
⑤ 국가 및 지방자치단체는 인증을 받은 기업에 대하여 대통령령으로 정하는 바에 따라 행정적·재정적 지원을 할 수 있다.
⑥ 인증의 기준 및 절차는 대통령령으로 정한다.

[본조제목개정 시행일 2021.12.4]

제7조 (광고의 금지 등)

① 보건복지부장관은 국민건강의식을 잘못 이끄는 광고를 한 자에 대하여 그 내용의 변경 등 시정을 요구하거나 금지를 명할 수 있다.

② 보건복지부장관이 광고내용의 변경 또는 광고의 금지를 명할 수 있는 광고 [시행일 2021.6.30]

1. 삭제 [2020.12.29] [시행일 2021.6.30]
2. 의학 또는 과학적으로 검증되지 아니한 건강비법 또는 심령술의 광고
3. 그 밖에 건강에 관한 잘못된 정보를 전하는 광고로서 대통령령이 정하는 광고

③ 삭제 [2016.12.2]

④ 제1항의 규정에 의한 광고내용의 기준, 변경 또는 금지절차 기타 필요한 사항은 대통령령으로 정한다.

제8조 (금연 및 절주운동등)

① 국가 및 지방자치단체는 국민에게 담배의 직접흡연 또는 간접흡연과 과다한 음주가 국민건강에 해롭다는 것을 교육·홍보하여야 한다.

② 국가 및 지방자치단체는 금연 및 절주에 관한 조사·연구를 하는 법인 또는 단체를 지원할 수 있다.

③ 삭제 [2011.6.7]

④ 「주류 면허 등에 관한 법률」에 의하여 주류제조의 면허를 받은 자 또는 주류를 수입하여 판매하는 자는 대통령령이 정하는 주류의 판매용 용기에 과다한 음주는 건강에 해롭다는 내용과 임신 중 음주는 태아의 건강을 해칠 수 있다는 내용의 경고문구를 표기하여야 한다. [개정 2020.12.29]

> 시행령
>
> **제13조 (경고문구의 표기대상 주류)**
>
> 법 제8조제4항에 따라 그 판매용 용기에 과다한 음주는 건강에 해롭다는 내용의 경고문구를 표기해야 하는 주류는 국내에 판매되는 「주세법」에 따른 주류 중 알코올분 1도이상의 음료를 말한다.

⑤ 삭제 [2002.1.19]

⑥ 제4항에 따른 경고문구의 표시내용, 방법 등에 관하여 필요한 사항은 보건복지부령으로 정한다.

제8조의4 (금주구역 지정)

① 지방자치단체는 음주폐해 예방과 주민의 건강증진을 위하여 필요하다고 인정하는 경우 조례로 다수인이 모이거나 오고가는 관할구역 안의 일정한 장소를 금주구역으로 지정할 수 있다.

② 제1항에 따라 지정된 금주구역에서는 음주를 하여서는 아니 된다.

③ 특별자치시장·특별자치도지사·시장·군수·구청장은 제1항에 따라 지정된 금주구역을 알리는 안내표지를 설치하여야 한다. 이 경우 금주구역 안내표지의 설치 방법 등에 필요한 사항은 보

건복지부령으로 정한다.

[본조신설 2020.12.29] [시행일 2021.6.30]

제9조 (금연을 위한 조치)

① 삭제 [2011.6.7] [시행일 2011.12.8]

② 담배사업법에 의한 지정소매인 기타 담배를 판매하는 자는 대통령령이 정하는 장소외에서 담배자동판매기를 설치하여 담배를 판매하여서는 아니된다.

③ 제2항의 규정에 따라 대통령령이 정하는 장소에 담배자동판매기를 설치하여 담배를 판매하는 자는 보건복지부령이 정하는 바에 따라 성인인증장치를 부착하여야 한다.

④ 다음의 공중이 이용하는 시설의 소유자·점유자 또는 관리자는 해당 시설의 전체를 금연구역으로 지정하고 금연구역을 알리는 표지를 설치하여야 한다. 이 경우 흡연자를 위한 흡연실을 설치할 수 있으며, 금연구역을 알리는 표지와 흡연실을 설치하는 기준·방법 등은 보건복지부령으로 정한다.

1. 국회의 청사
2. 정부 및 지방자치단체의 청사
3. 「법원조직법」에 따른 법원과 그 소속 기관의 청사
4. 「공공기관의 운영에 관한 법률」에 따른 공공기관의 청사
5. 「지방공기업법」에 따른 지방공기업의 청사
6. 「유아교육법」·「초·중등교육법」에 따른 학교[교사(校舍)와 운동장 등 모든 구역을 포함한다]
7. 「고등교육법」에 따른 학교의 교사
8. 「의료법」에 따른 의료기관, 「지역보건법」에 따른 보건소·보건의료원·보건지소
9. 「영유아보육법」에 따른 어린이집
10. 「청소년활동 진흥법」에 따른 청소년수련관, 청소년수련원, 청소년문화의집, 청소년특화시설, 청소년야영장, 유스호스텔, 청소년이용시설 등 청소년활동시설
11. 「도서관법」에 따른 도서관
12. 「어린이놀이시설 안전관리법」에 따른 어린이놀이시설
13. 「학원의 설립·운영 및 과외교습에 관한 법률」에 따른 학원 중 학교교과교습학원과 연면적 1천제곱미터 이상의 학원
14. 공항·여객부두·철도역·여객자동차터미널 등 교통 관련 시설의 대합실·승강장, 지하보도 및 16인승 이상의 교통수단으로서 여객 또는 화물을 유상으로 운송하는 것
15. 「자동차관리법」에 따른 어린이운송용 승합자동차
16. 연면적 1천제곱미터 이상의 사무용건축물, 공장 및 복합용도의 건축물
17. 「공연법」에 따른 공연장으로서 객석 수 300석 이상의 공연장
18. 「유통산업발전법」에 따라 개설등록된 대규모점포와 같은 법에 따른 상점가 중 지하도에 있는 상점가

19. 「관광진흥법」에 따른 관광숙박업소
20. 「체육시설의 설치·이용에 관한 법률」에 따른 체육시설로서 1천명 이상의 관객을 수용할 수 있는 체육시설과 같은 법 제10조에 따른 체육시설업에 해당하는 체육시설로서 실내에 설치된 체육시설
21. 「사회복지사업법」에 따른 사회복지시설
22. 「공중위생관리법」에 따른 목욕장
23. 「게임산업진흥에 관한 법률」에 따른 청소년게임제공업소, 일반게임제공업소, 인터넷컴퓨터게임시설제공업소 및 복합유통게임제공업소
24. 「식품위생법」에 따른 식품접객업 중 영업장의 넓이가 보건복지부령으로 정하는 넓이 이상인 휴게음식점영업소, 일반음식점영업소 및 제과점영업소와 같은 법에 따른 식품소분·판매업 중 보건복지부령으로 정하는 넓이 이상인 실내 휴게공간을 마련하여 운영하는 식품자동판매기 영업소
25. 「청소년보호법」에 따른 만화대여업소
26. 그 밖에 보건복지부령으로 정하는 시설 또는 기관

⑤ 특별자치시장·특별자치도지사·시장·군수·구청장은 「주택법」 제2조제3호에 따른 공동주택의 거주 세대 중 2분의 1 이상이 그 공동주택의 복도, 계단, 엘리베이터 및 지하주차장의 전부 또는 일부를 금연구역으로 지정하여 줄 것을 신청하면 그 구역을 금연구역으로 지정하고, 금연구역임을 알리는 안내표지를 설치하여야 한다. 이 경우 금연구역 지정 절차 및 금연구역 안내표지 설치 방법 등은 보건복지부령으로 정한다. [신설 2016.3.2]

⑥ 특별자치시장·특별자치도지사·시장·군수·구청장은 흡연으로 인한 피해 방지와 주민의 건강 증진을 위하여 다음에 해당하는 장소를 금연구역으로 지정하고, 금연구역임을 알리는 안내표지를 설치하여야 한다. 이 경우 금연구역 안내표지 설치 방법 등에 필요한 사항은 보건복지부령으로 정한다. [신설 2017.12.30]

1. 「유아교육법」에 따른 유치원 시설의 경계선으로부터 10미터 이내의 구역(일반 공중의 통행·이용 등에 제공된 구역을 말한다)
2. 「영유아보육법」에 따른 어린이집 시설의 경계선으로부터 10미터 이내의 구역(일반 공중의 통행·이용 등에 제공된 구역을 말한다)

⑦ 지방자치단체는 흡연으로 인한 피해 방지와 주민의 건강 증진을 위하여 필요하다고 인정하는 경우 조례로 다수인이 모이거나 오고가는 관할 구역 안의 일정한 장소를 금연구역으로 지정할 수 있다.

⑧ 누구든지 제4항부터 제7항까지의 규정에 따라 지정된 금연구역에서 흡연하여서는 아니 된다.

⑨ 특별자치시장·특별자치도지사·시장·군수·구청장은 제4항 각 호에 따른 시설의 소유자·점유자 또는 관리자가 다음에 해당하면 일정한 기간을 정하여 그 시정을 명할 수 있다. [신설 2016.12.2]

1. 제4항 전단을 위반하여 금연구역을 지정하지 아니하거나 금연구역을 알리는 표지를 설치하지 아니한 경우

2. 제4항 후단에 따른 금연구역을 알리는 표지 또는 흡연실의 설치 기준·방법 등을 위반한 경우

제9조의2 (담배에 관한 경고문구 등 표시) ★★

① 담배의 제조자 또는 수입판매업자(이하 "제조자등"이라 한다)는 담배갑포장지 앞면·뒷면·옆면 및 대통령령으로 정하는 광고에 다음의 내용을 인쇄하여 표기하여야 한다. 다만, 제1호의 표기는 담배갑포장지에 한정하되 앞면과 뒷면에 하여야 한다.

1. 흡연의 폐해를 나타내는 내용의 경고그림(사진을 포함)
2. 흡연이 폐암 등 질병의 원인이 될 수 있다는 내용 및 다른 사람의 건강을 위협할 수 있다는 내용의 경고문구
3. 타르 흡입량은 흡연자의 흡연습관에 따라 다르다는 내용의 경고문구
4. 담배에 포함된 다음의 발암성물질

가. 나프틸아민	나. 니켈
다. 벤젠	라. 비닐 크롤라이드
마. 비소	바. 카드뮴

5. 보건복지부령으로 정하는 금연상담전화의 전화번호(1544-9030)

② 제1항에 따른 경고그림과 경고문구는 담배갑포장지의 경우 그 넓이의 100분의 50 이상에 해당하는 크기로 표기하여야 한다. 이 경우 경고그림은 담배갑포장지 앞면, 뒷면 각각의 넓이의 100분의 30 이상에 해당하는 크기로 하여야 한다.

③ 제1항 및 제2항에서 정한 사항 외의 경고그림 및 경고문구 등의 내용과 표기 방법·형태 등의 구체적인 사항은 대통령령으로 정한다. 다만, 경고그림은 사실적 근거를 바탕으로 하고, 지나치게 혐오감을 주지 아니하여야 한다.

④ 제1항부터 제3항까지의 규정에도 불구하고 전자담배 등 대통령령으로 정하는 담배에 제조자등이 표기하여야 할 경고그림 및 경고문구 등의 내용과 그 표기 방법·형태 등은 대통령령으로 따로 정한다.

제9조의4 (담배에 관한 광고의 금지 또는 제한) ★

① 담배에 관한 광고는 다음의 방법에 한하여 할 수 있다.

1. 지정소매인의 영업소 내부에서 보건복지부령으로 정하는 광고물을 전시(展示) 또는 부착하는 행위. 다만, 영업소 외부에 그 광고내용이 보이게 전시 또는 부착하는 경우에는 그러하지 아니하다.
2. 품종군별로 연간 10회 이내(1회당 2쪽 이내)에서 잡지[「잡지 등 정기간행물의 진흥에 관한 법률」에 따라 등록 또는 신고되어 주 1회 이하 정기적으로 발행되는 제책(製冊)된 정기간행물 및 「신문 등의 진흥에 관한 법률」에 따라 등록된 주 1회 이하 정기적으로 발행되는 신문

과 「출판문화산업 진흥법」에 따른 외국간행물로서 동일한 제호로 연 1회 이상 정기적으로 발행되는 것(이하 "외국정기간행물"이라 한다)을 말하며, 여성 또는 청소년을 대상으로 하는 것은 제외한다]에 광고를 게재하는 행위. 다만, 보건복지부령으로 정하는 판매부수 이하로 국내에서 판매되는 외국정기간행물로서 외국문자로만 쓰여져 있는 잡지인 경우에는 광고게재의 제한을 받지 아니한다.

3. 사회·문화·음악·체육 등의 행사(여성 또는 청소년을 대상으로 하는 행사는 제외한다)를 후원하는 행위. 이 경우 후원하는 자의 명칭을 사용하는 외에 제품광고를 하여서는 아니 된다.
4. 국제선의 항공기 및 여객선, 그 밖에 보건복지부령으로 정하는 장소 안에서 하는 광고

② 제조자등은 제1항에 따른 광고를 「담배사업법」에 따른 도매업자 또는 지정소매인으로 하여금 하게 할 수 있다. 이 경우 도매업자 또는 지정소매인이 한 광고는 제조자등이 한 광고로 본다.

③ 제1항에 따른 광고 또는 그에 사용되는 광고물은 다음의 사항을 준수하여야 한다.

1. 흡연자에게 담배의 품명·종류 및 특징을 알리는 정도를 넘지 아니할 것
2. 비흡연자에게 직접적 또는 간접적으로 흡연을 권장 또는 유도하거나 여성 또는 청소년의 인물을 묘사하지 아니할 것
3. 제9조의2에 따라 표기하는 흡연 경고문구의 내용 및 취지에 반하는 내용 또는 형태가 아닐 것
4. 국민의 건강과 관련하여 검증되지 아니한 내용을 표시하지 아니할 것. 이 경우 광고내용의 사실 여부에 대한 검증 방법·절차 등 필요한 사항은 대통령령으로 정한다.

④ 제조자등은 담배에 관한 광고가 제1항 및 제3항에 위배되지 아니하도록 자율적으로 규제하여야 한다.

⑤ 보건복지부장관은 문화체육관광부장관에게 제1항 또는 제3항을 위반한 광고가 게재된 외국정기간행물의 수입업자에 대하여 시정조치 등을 할 것을 요청할 수 있다.

제12조 (보건교육의 실시 등) ★★

① 국가 및 지방자치단체는 모든 국민이 올바른 보건의료의 이용과 건강한 생활습관을 실천할 수 있도록 그 대상이 되는 개인 또는 집단의 특성·건강상태·건강의식 수준등에 따라 적절한 보건교육을 실시한다.

② 국가 또는 지방자치단체는 국민건강증진사업관련 법인 또는 단체등이 보건교육을 실시할 경우 이에 필요한 지원을 할 수 있다.

③ 보건복지부장관, 시·도지사 및 시장·군수·구청장은 제2항의 규정에 의하여 보건교육을 실시하는 국민건강증진사업관련 법인 또는 단체 등에 대하여 보건교육의 계획 및 그 결과에 관한 자료를 요청할 수 있다.

④ 보건교육의 내용은 대통령령으로 정한다.

시행령

제17조 (보건교육의 내용)

1. 금연·절주등 건강생활의 실천에 관한 사항
2. 만성퇴행성질환등 질병의 예방에 관한 사항

3. 영양 및 식생활에 관한 사항
4. 구강건강에 관한 사항
5. 공중위생에 관한 사항
6. 건강증진을 위한 체육활동에 관한 사항
7. 기타 건강증진사업에 관한 사항

제16조 (국민영양조사등) ★★

① 질병관리청장은 보건복지부장관과 협의하여 국민의 건강상태·식품섭취·식생활조사등 국민의 영양에 관한 조사(이하 "국민영양조사"라 한다)를 정기적으로 실시한다. [개정 2020.8.11] [시행일 2020.9.12]
② 특별시·광역시 및 도에는 국민영양조사와 영양에 관한 지도업무를 행하게 하기 위한 공무원을 두어야 한다.
③ 국민영양조사를 행하는 공무원은 그 권한을 나타내는 증표를 관계인에게 내보여야 한다.
④ 국민영양조사의 내용 및 방법 기타 국민영양조사와 영양에 관한 지도에 관하여 필요한 사항은 대통령령으로 정한다.

제18조 (구강건강사업)

① 국가 및 지방자치단체는 국민의 구강질환의 예방과 구강건강의 증진을 위하여 다음의 사업을 행한다.
1. 구강건강에 관한 교육사업
2. 수돗물불소농도조정사업
3. 구강건강에 관한 조사·연구사업
4. 기타 구강건강의 증진을 위하여 대통령령이 정하는 사업
② 제1항 각호의 사업내용·기준 및 방법은 보건복지부령으로 정한다.

시행령

제23조 (구강건강사업)

법 제18조제1항제4호에서 "대통령령이 정하는 사업"이란 다음의 사업을 말한다.
1. 충치예방을 위한 치아홈메우기사업
2. 불소용액양치사업
3. 구강건강의 증진을 위하여 보건복지부령이 정하는 사업

제19조 (건강증진사업 등) ★

① 국가 및 지방자치단체는 국민건강증진사업에 필요한 요원 및 시설을 확보하고, 그 시설의 이용에 필요한 시책을 강구하여야 한다.
② 특별자치시장·특별자치도지사·시장·군수·구청장은 지역주민의 건강증진을 위하여 보건복

지부령이 정하는 바에 의하여 보건소장으로 하여금 다음의 사업을 하게 할 수 있다. [시행일 2021.12.4]

1. 보건교육 및 건강상담
2. 영양관리
3. 신체활동장려
4. 구강건강의 관리
5. 질병의 조기발견을 위한 검진 및 처방
6. 지역사회의 보건문제에 관한 조사·연구
7. 기타 건강교실의 운영등 건강증진사업에 관한 사항

③ 보건소장이 제2항의 규정에 의하여 제2항제1호 내지 제5호의 업무를 행한 때에는 이용자의 개인별 건강상태를 기록하여 유지·관리하여야 한다. [시행일 2021.12.4]

④ 건강증진사업에 필요한 시설·운영에 관하여는 보건복지부령으로 정한다.

[본조제목개정 시행일 2021.12.4]

UNIT 03 제3장 국민건강증진기금

제23조 (국민건강증진부담금의 부과·징수 등)

① 보건복지부장관은 제조자등이 판매하는 「담배사업법」 제2조에 따른 담배(「지방세법」 제54조에 따라 담배소비세가 면제되는 것, 같은 법 제63조제1항제1호 및 제2호에 따라 담배소비세액이 공제 또는 환급되는 것은 제외한다. 이하 이 조 및 제23조의2에서 같다)에 다음의 구분에 따른 부담금(이하 "부담금"이라 한다)을 부과·징수한다.

1. 궐련: 20개비당 841원
2. 전자담배
   가. 니코틴 용액을 사용하는 경우: 1밀리리터당 525원
   나. 연초 및 연초 고형물을 사용하는 경우:
      1) 궐련형: 20개비당 750원
      2) 기타 유형: 1그램당 73원
3. 파이프담배: 1그램당 30.2원
4. 엽궐련(葉卷煙): 1그램당 85.8원
5. 각련(刻煙): 1그램당 30.2원
6. 씹는 담배: 1그램당 34.4원
7. 냄새 맡는 담배: 1그램당 21.4원
8. 물담배: 1그램당 1050.1원

9. 머금는 담배: 1그램당 534.5원

② 제조자등은 매월 1일부터 말일까지 제조장 또는 보세구역에서 반출된 담배의 수량과 산출된 부담금의 내역에 관한 자료를 다음 달 15일까지 보건복지부장관에게 제출하여야 한다.

제25조 (기금의 사용 등)

① 기금은 다음의 사업에 사용한다. [시행일 2021.12.4]

1. 금연교육 및 광고, 흡연피해 예방 및 흡연피해자 지원 등 국민건강관리사업
2. 건강생활의 지원사업
3. 보건교육 및 그 자료의 개발
4. 보건통계의 작성·보급과 보건의료관련 조사·연구 및 개발에 관한 사업
5. 질병의 예방·검진·관리 및 암의 치료를 위한 사업
6. 국민영양관리사업
7. 신체활동장려사업
8. 구강건강관리사업
9. 시·도지사 및 시장·군수·구청장이 행하는 건강증진사업
10. 공공보건의료 및 건강증진을 위한 시설·장비의 확충
11. 기금의 관리·운용에 필요한 경비
12. 그 밖에 국민건강증진사업에 소요되는 경비로서 대통령령이 정하는 사업

② 보건복지부장관은 기금을 제1항 각호의 사업에 사용함에 있어서 아동·청소년·여성·노인·장애인 등에 대하여 특별히 배려·지원할 수 있다.

③ 보건복지부장관은 기금을 제1항 각호의 사업에 사용함에 있어서 필요한 경우에는 보조금으로 교부할 수 있다.

[본조제목개정 시행일 2021.12.4]

국민건강증진법 문제

01 개인 또는 집단으로 하여금 건강에 유익한 행위를 자발적으로 수행하도록 하는 교육을 의미하는 것은?

① 보건교육 ② 신체활동장려
③ 건강관리 ④ 건강친화제도
⑤ 영양개선

정답 ①

해설 제2조(정의)

2. "보건교육"이라 함은 개인 또는 집단으로 하여금 건강에 유익한 행위를 자발적으로 수행하도록 하는 교육을 말한다.
3. "영양개선"이라 함은 개인 또는 집단이 균형된 식생활을 통하여 건강을 개선시키는 것을 말한다.
4. "신체활동장려"란 개인 또는 집단이 일상생활 중 신체의 근육을 활용하여 에너지를 소비하는 모든 활동을 자발적으로 적극 수행하도록 장려하는 것을 말한다. [시행일 2021.12.4]
5. "건강관리"란 개인 또는 집단이 건강에 유익한 행위를 지속적으로 수행함으로써 건강한 상태를 유지하는 것을 말한다.
6. "건강친화제도"란 근로자의 건강증진을 위하여 직장 내 문화 및 환경을 건강친화적으로 조성하고, 근로자가 자신의 건강관리를 적극적으로 수행할 수 있도록 교육, 상담 프로그램 등을 지원하는 것을 말한다. [시행일 2021.12.4]

02 국민에게 건강에 대한 가치와 책임의식을 함양하도록 건강에 관한 바른 지식을 보급하고 스스로 건강생활을 실천할 수 있는 여건을 조성함으로써 국민의 건강을 증진함을 목적으로 하는 법은 무엇인가?

① 보건의료기본법 ② 의료법
③ 지역보건법 ④ 국민건강증진법
⑤ 국민건강보험법

정답 ④

해설 제1조(목적)

이 법은 국민에게 건강에 대한 가치와 책임의식을 함양하도록 건강에 관한 바른 지식을 보급하고 스스로 건강생활을 실천할 수 있는 여건을 조성함으로써 국민의 건강을 증진함을 목적으로 한다.

03 「국민건강증진법」상 개인 또는 집단이 건강에 유익한 행위를 지속적으로 수행함으로써 건강한 상태를 유지하는 것을 무엇이라고 하는가?

① 건강증진
② 건강유지
③ 건강관리
④ 건강향상
⑤ 질병회복

정답 ③

해설 제2조(정의)

5. "건강관리"란 개인 또는 집단이 건강에 유익한 행위를 지속적으로 수행함으로써 건강한 상태를 유지하는 것을 말한다.

04 「국민건강증진법」상 보건에 대한 국민의 관심을 높이기 위해 매년 몇 월 며칠을 보건의 날로 지정하여 그 날로부터 1주간을 건강주간으로 하는가?

① 4월 1일
② 4월 7일
③ 4월 17일
④ 7월 4일
⑤ 6월 29일

정답 ②

해설 제3조의2(보건의 날)

① 보건에 대한 국민의 이해와 관심을 높이기 위하여 매년 4월 7일을 보건의 날로 정하며, 보건의 날부터 1주간을 건강주간으로 한다.

05 「국민건강증진법」상 국민건강의식을 잘못 이끄는 광고를 한 자에 대하여 그 내용의 변경 또는 금지를 명할 수 있는 자는 누구인가?

① 대통령
② 보건복지부장관
③ 시·도지사
④ 시장, 군수, 구청장
⑤ 보건소장

03. ③ 04. ② 05. ②

정답 ②

해설 **제7조(광고의 금지 등)**

① 보건복지부장관은 국민건강의식을 잘못 이끄는 광고를 한 자에 대하여 그 내용의 변경 또는 금지를 명할 수 있다.

06 **「국민건강증진법」상 국민에게 담배의 직접흡연 또는 간접흡연과 과다한 음주가 국민건강에 해롭다는 것에 대한 교육·홍보는 누가 담당하는가?**

① 대통령
② 보건복지부장관
③ 국가 및 지방자치단체
④ 시·도지사
⑤ 시·군·구청장

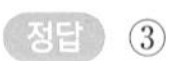 ③

해설 **제8조(금연 및 절주운동등)**

① 국가 및 지방자치단체는 국민에게 담배의 직접흡연 또는 간접흡연과 과다한 음주가 국민건강에 해롭다는 것을 교육·홍보하여야 한다.

07 **「국민건강증진법」상 판매용 용기에 과다한 음주는 건강에 해롭다는 내용의 경고문구를 표기하여야 하는 주류는 국내에 판매되는 주류 중 알코올분 몇 도 이상의 음료를 말하는가?**

① 1도
② 2도
③ 3도
④ 4도
⑤ 5도

정답 ①

해설 **영 13조(경고문구의 표기대상 주류)**

법 제8조제4항에 따라 그 판매용 용기에 과다한 음주는 건강에 해롭다는 내용의 경고문구를 표기하여야 하는 주류는 국내에 판매되는 「주세법」에 따른 주류 중 알코올분 1도 이상의 음료를 말한다.

08 **담배자동판매기를 설치하여 담배를 판매하는 자는 보건복지부령이 정하는 바에 따라서 무엇을 부착하여야 하는가?**

① 흡연의 부작용
② 흡연구역 표시

정답 06. ③ 07. ① 08. ③

③ 성인인증장치 ④ 금연 교육
⑤ 담배 판매가격

정답 ③

해설 **제9조(금연을 위한 조치)**
③ 제2항의 규정에 따라 대통령령이 정하는 장소에 담배자동판매기를 설치하여 담배를 판매하는 자는 보건복지부령이 정하는 바에 따라 성인인증장치를 부착하여야 한다.

09 모든 국민이 올바른 보건의료의 이용과 건강한 생활습관을 실천할 수 있도록 그 대상이 되는 개인 또는 집단의 특성·건강상태·건강의식 수준등에 따라 적절한 보건교육을 실시하는 데 어떤 기관에서 실시하는가?

① 국가 ② 지방자치단체
③ 국가 및 지방자치단체 ④ 보건복지부장관
⑤ 보건소

정답 ③

해설 **제12조(보건교육의 실시 등)**
① 국가 및 지방자치단체는 모든 국민이 올바른 보건의료의 이용과 건강한 생활습관을 실천할 수 있도록 그 대상이 되는 개인 또는 집단의 특성·건강상태·건강의식 수준등에 따라 적절한 보건교육을 실시한다.

10 국민의 영양상태를 조사하여 국민의 영양개선방안을 강구하고 영양에 관한 지도를 실시하여야 하는 책임은 누구에게 있는가?

① 국가 ② 지방자치단체
③ 국가 및 지방자치단체 ④ 보건복지부장관
⑤ 보건소장

정답 ③

해설 **제15조(영양개선)**
① 국가 및 지방자치단체는 국민의 영양상태를 조사하여 국민의 영양개선방안을 강구하고 영양에 관한 지도를 실시하여야 한다.

09. ③ 10. ③

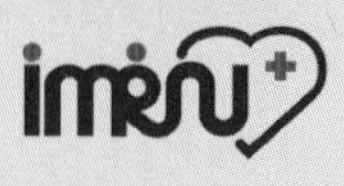

www.imrn.co.kr

간결 간호사 국가시험대비
보건의약관계법규

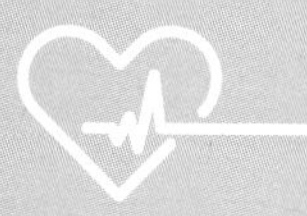

혈액관리법

CHAPTER 11 혈액관리법

11

PART

CHAPTER 11

혈액관리법

보건의약관계법규

법률 제18626호 일부개정 2021.12.21

제1조 (목적)

이 법은 혈액관리업무에 관하여 필요한 사항을 규정함으로써 수혈자와 헌혈자(獻血者)를 보호하고 혈액관리를 적절하게 하여 국민보건의 향상에 이바지함을 목적으로 한다.

제2조 (정의)

이 법에서 사용하는 용어의 뜻은 다음과 같다. [시행일 2023.6.22]

1. "혈액"이란 인체에서 채혈(採血)한 혈구(血球) 및 혈장(血漿)을 말한다.
2. "혈액관리업무"란 수혈(輸血)이나 혈액제제(血液製劑)의 제조에 필요한 혈액을 채혈·검사·제조·보존·공급 또는 품질관리하는 업무를 말한다.
3. "혈액원"이란 혈액관리업무를 수행하기 위하여 제6조제3항에 따라 허가를 받은 자를 말한다.
4. "헌혈자"란 자기의 혈액을 혈액원에 무상(無償)으로 제공하는 사람을 말한다.
5. "부적격혈액"이란 채혈 시 또는 채혈 후에 이상이 발견된 혈액 또는 혈액제제로서 보건복지부령으로 정하는 혈액 또는 혈액제제를 말한다.
6. "채혈금지대상자"란 감염병 환자, 약물복용 환자 등 건강기준에 미달하는 사람으로서 헌혈을 하기에 부적합하다고 보건복지부령으로 정하는 사람을 말한다.
7. "특정수혈부작용"이란 수혈한 혈액제제로 인하여 발생한 부작용으로서 보건복지부령으로 정하는 것을 말한다.
8. "혈액제제"란 혈액을 원료로 하여 제조한 「약사법」 제2조에 따른 의약품으로서 다음에 해당하는 것을 말한다.
   가. 전혈(全血)
   나. 농축적혈구(濃縮赤血球)
   다. 신선동결혈장(新鮮凍結血漿)
   라. 농축혈소판(濃縮血小板)

마. 그 밖에 보건복지부령으로 정하는 혈액 관련 의약품

9. “헌혈환급예치금”이란 제14조제4항에 따라 수혈비용을 보상하거나 헌혈사업에 사용할 목적으로 혈액원이 보건복지부장관에게 예치하는 금액을 말한다.

10. “채혈”이란 수혈 등에 사용되는 혈액제제를 제조하기 위하여 헌혈자로부터 혈액을 채취하는 행위를 말한다.

11. “채혈부작용”이란 채혈한 후에 헌혈자에게 나타날 수 있는 혈관미주신경반응 또는 피하출혈 등 미리 예상하지 못한 부작용을 말한다.

규칙

[별표 1의 2] (채혈금지대상자) (제2조의 2 및 제 7조 관련) [개정 2020.6.25]

1. 건강진단관련 요인
   가. 체중이 남자는 50킬로그램 미만, 여자는 45킬로그램 미만인 자
   나. 체온이 섭씨 37.5도를 초과하는 자
   다. 수축기혈압이 90밀리미터(수은주압) 미만 또는 180밀리리터 (수은주압) 이상인 자
   라. 이완기혈압이 100밀리미터 (수은주압) 이상인 자
   마. 맥박이 1분에 50회 미만 또는 100회를 초과하는 자
2. 질병관련 요인
   가. 감염병
      1) 만성 B형감염, C형간염, 후천성면역결핍증, 바베스열원충증 샤가스병 또는 크로이츠펠트- 야콥병 등
      2) 일정기간 채혈금지 대상자
         가) 말라리아 병력자로 치료종료 후 3년이 경과하지 아니한 자
         나) 브루셀라증 병력자로 치료종료 후 2년이 경과하지 아니한 자
         다) 매독 병력자로 치료종료 후 1년이 경과하지 아니한 자
         라) 급성 B형간염 병력자로 완치 후 6개월이 경과하지 아니한 자
         마) 그 밖에 보건복지부장관이 정하는 혈액매개 감염병환자 또는 병력자
   나. 그 밖의 질병
      1) 발열, 인후통, 설사 등 급성 감염성 질환이 의심되는 증상이 없어진지 3일이 경과하지 아니한 자
      2) 암환자, 만성폐쇄성 폐질환 등 호흡기 질환자, 간경변 등 간질환자, 심장병환자, 당뇨병환자, 류마티즘 등 자가면역질환자, 신부전 등 신장질환자, 혈우병, 적혈구증다증 등 혈액질환자, 한센병환자, 성병환자(매독환자는 제외), 알콜중독자, 마약중독자 또는 경련환자, 다만 의사가 헌혈가능하다고 판정한 경우에는 그러하지 아니하다.

규칙

제3조 (특정수혈부작용)

법 제2조제7호에 따른 특정수혈부작용은 다음과 같다.

1. 사망
2. 장애(「장애인복지법」 제2조의 규정에 의한 장애를 말한다)
3. 입원치료를 요하는 부작용
4. 바이러스등에 의하여 감염되는 질병
5. 의료기관의 장이 제1호 내지 제4호의 규정에 의한 부작용과 유사하다고 판단하는 부작용

제3조 (혈액 매매행위 등의 금지)

① 누구든지 금전, 재산상의 이익 또는 그 밖의 대가적 급부(給付)를 받거나 받기로 하고 자신의 혈액(제14조에 따른 헌혈증서를 포함한다)을 제공하거나 제공할 것을 약속하여서는 아니 된다.

② 누구든지 금전, 재산상의 이익 또는 그 밖의 대가적 급부를 주거나 주기로 하고 다른 사람의 혈액(제14조에 따른 헌혈증서를 포함한다)을 제공받거나 제공받을 것을 약속하여서는 아니 된다.

③ 누구든지 제1항 및 제2항에 위반되는 행위를 교사(敎唆)·방조 또는 알선하여서는 아니 된다.

④ 누구든지 제1항 및 제2항에 위반되는 행위가 있음을 알았을 때에는 그 행위와 관련되는 혈액을 채혈하거나 수혈하여서는 아니 된다.

※ 제3조를 위반하여 혈액 매매행위 등을 한 자는 5년 이하의 징역 또는 5천만원 이하의 벌금에 처한다.

제4조 (국가와 지방자치단체의 책무)

국가와 지방자치단체는 적극적인 헌혈기부문화를 조성하고 건강한 국민의 헌혈을 장려할 수 있도록 대국민 교육 및 홍보 등 필요한 지원책을 수립·시행하여야 한다. [시행일 2021.6.30]

제4조의3 (헌혈 권장 등)

① 매년 6월 14일을 헌혈자의 날로 하고, 보건복지부장관은 헌혈자의 날의 취지에 적합한 기념행사를 실시하는 등 은 건강한 국민에게 헌혈을 권장할 수 있다.

② 보건복지부장관은 혈액원에 혈액관리업무에 필요한 경비의 전부 또는 일부를 보조할 수 있다.

③ 헌혈 권장에 필요한 사항은 대통령령으로 정한다.

[본조개정 2020.12.29 제4조에서 이동, 종전의 제4조의3은 제4조의5로 이동] [시행일 2021.6.30]

제4조의4 (헌혈자 보호와 의무 등)

① 헌혈자는 숭고한 박애정신의 실천자로서 헌혈을 하는 현장에서 존중받아야 한다.

② 헌혈자는 안전한 혈액의 채혈 및 공급을 위하여 신상(身上) 및 병력(病歷)에 대한 정보를 사실대로 성실하게 제공하여야 한다.

③ 혈액원이 헌혈자로부터 채혈할 때에는 쾌적하고 안전한 환경에서 하여야 한다.

④ 혈액원은 헌혈자가 자유의사로 헌혈할 수 있도록 헌혈에 관한 유의 사항을 설명하여야 하며, 헌혈자로부터 채혈에 대한 동의를 받아야 한다.

⑤ 헌혈 적격 여부를 판정하기 위한 문진(問診) 사항의 기록과 면담은 헌혈자의 개인비밀이 보호될 수 있는 환경에서 하여야 한다.

⑥ 혈액원은 채혈부작용의 발생 여부를 세심히 관찰하여야 하며, 채혈부작용을 예방하기 위하여

필요한 조치를 하여야 한다.
⑦ 헌혈자에게 채혈부작용이 나타나는 경우 혈액원은 지체 없이 적절한 조치를 하여야 한다.
⑧ 제1항부터 제7항까지에서 규정한 사항 외에 헌혈자를 보호하기 위하여 필요한 사항은 대통령령으로 정한다.

[본조개정 2020.12.29 제4조의2에서 이동, 종전의 제4조의4는 제4조의6으로 이동] [시행일 2021.6.30]

제4조의5 (혈액관리기본계획의 수립)

① 보건복지부장관은 혈액의 안정적 수급 및 관리에 관한 정책을 효율적으로 추진하기 위하여 제5조에 따른 혈액관리위원회의 심의를 거쳐 혈액관리에 관한 기본계획(이하 "기본계획"이라 한다)을 5년마다 수립하여야 한다.
② 기본계획에는 다음의 사항이 포함되어야 한다.
  1. 헌혈 증진과 혈액관리의 발전 방향 및 목표
  2. 혈액관리에 관한 각 부처 및 기관·단체의 협조에 관한 사항
  3. 헌혈 및 수혈의 안전성 향상 방안
  4. 혈액제제의 안전성 향상, 안정적 수급 및 적정한 사용 방안
  5. 그 밖에 보건복지부장관이 혈액관리를 위하여 필요하다고 인정하는 사항
③ 보건복지부장관은 기본계획을 수립할 때에는 미리 관계 중앙행정기관의 장과 협의하여야 한다.
④ 보건복지부장관은 기본계획의 수립·시행을 위하여 필요한 경우에는 관계 중앙행정기관의 장, 지방자치단체의 장, 관련 기관·단체 등에 필요한 자료 및 정보의 제공을 요청할 수 있다. 이 경우 자료 및 정보의 제공을 요청받은 자는 정당한 사유가 없으면 요청에 따라야 한다.

[본조신설 2018.12.11]

[본조개정 2020.12.29 제4조의3에서 이동] [시행일 2021.6.30]

제7조 (헌혈자의 신원 확인 및 건강진단 등)

① 혈액원은 보건복지부령으로 정하는 바에 따라 채혈 전에 헌혈자에 대하여 신원 확인 및 건강진단을 하여야 한다.
② 혈액원은 보건복지부령으로 정하는 감염병 환자 및 건강기준에 미달하는 사람으로부터 채혈을 하여서는 아니 된다.
③ 혈액원은 신원이 확실하지 아니하거나 신원 확인에 필요한 요구에 따르지 아니하는 사람으로부터 채혈을 하여서는 아니 된다.
④ 보건복지부장관은 혈액제제의 안전성을 확보하기 위하여 필요하다고 인정할 때에는 관계 중앙행정기관의 장 또는 공공기관의 장으로 하여금 감염병 환자 또는 약물복용 환자 등의 관련 정보를 혈액원 등에 제공하도록 요청할 수 있다. 이 경우 관계 중앙행정기관의 장 또는 공공기관의 장은 정당한 사유가 없으면 그 요청에 따라야 한다.

⑤ 혈액원은 보건복지부령으로 정하는 바에 따라 헌혈자로부터 채혈하기 전에 채혈금지대상 여부 및 과거 헌혈경력과 그 검사 결과를 조회하여야 한다. 다만, 천재지변, 긴급 수혈 등 보건복지부령으로 정하는 경우에는 그러하지 아니하다.

⑥ 제4항과 제5항에 따른 정보제공의 범위 및 조회 등에 관한 구체적인 사항은 보건복지부령으로 정한다.

규칙

제6조 (헌혈자의 건강진단 등)

① 법 제7조제1항에 따라 혈액원은 헌혈자로부터 채혈하기 전에 사진이 붙어 있어 본인임을 확인할 수 있는 주민등록증, 여권, 학생증, 그 밖의 신분증명서에 따라 그 신원을 확인하여야 한다. 다만, 학생, 군인 등의 단체헌혈의 경우 그 관리·감독자의 확인으로 갈음할 수 있다.

② 제1항에 따른 신원확인 후에 혈액원은 헌혈자에 대하여 채혈을 실시하기 전에 다음에 해당하는 건강진단을 실시하여야 한다.

1. 과거의 헌혈경력 및 혈액검사결과와 채혈금지대상자 여부의 조회
2. 문진·시진 및 촉진
3. 체온 및 맥박 측정
4. 체중 측정
5. 혈압 측정
6. 다음에 따른 빈혈검사
   가. 황산구리법에 따른 혈액비중검사
   나. 혈색소검사
   다. 적혈구용적률검사
7. 혈소판계수검사(혈소판성분채혈의 경우에만 해당한다)

③ 혈액원은 제2항제1호에 따른 조회를 하려는 때에는 별지 제1호의7서식의 신청서(전자문서를 포함한다)를 대한적십자사 회장에게 제출해야 한다.

④ 대한적십자사 회장은 제3항에 따른 신청을 받은 때에는 제2항제1호에 따른 사항을 확인한 후 그 내용을 지체 없이 혈액원에 통지(전자문서를 포함한다)해야 한다.

⑤ 법 제7조제5항 단서에 따라 제2항제1호에 따른 조회를 하지 않을 수 있는 경우는 다음과 같다.

1. 헌혈자 본인에게 수혈하기 위하여 채혈하는 경우
2. 천재지변, 재해, 그 밖에 이에 준하는 사유로 인하여 전산 또는 유선 등의 방법으로 정보조회가 불가능한 경우
3. 긴급하게 수혈하지 아니하면 수혈자의 생명이 위태로운 경우로서 신속한 정보조회가 불가능한 경우

⑥ 법 제7조제6항에 따른 혈액원 등이 제공받을 수 있는 정보의 범위는 다음과 같다.

1. 감염병환자 및 약물복용환자 등의 주민등록번호 등 인적 사항
2. 진단명 또는 처방약물명
3. 진단일 또는 처방일

제7조의2 (채혈금지대상자의 관리)

① 보건복지부장관은 보건복지부령으로 정하는 바에 따라 채혈금지대상자의 명부를 작성·관리할 수 있다.

② 혈액원은 채혈금지대상자로부터 채혈을 하여서는 아니 된다.

③ 제2항에도 불구하고 혈액원은 보건복지부령으로 정하는 안전성검사를 통과한 채혈금지대상자에 대하여는 채혈을 할 수 있다. 이 경우 그 결과를 보건복지부령으로 정하는 바에 따라 보건복지부장관에게 보고하여야 한다.

④ 보건복지부장관은 채혈금지대상자 명부에 있는 사람에게 명부의 기재 사항 등을 대통령령으로 정하는 바에 따라 개별적으로 알릴 수 있다.

⑤ 제1항에 따른 채혈금지대상자의 명부를 작성·관리하는 업무에 종사하는 사람 또는 종사하였던 사람은 업무상 알게 된 비밀을 정당한 사유 없이 누설하여서는 아니 된다.

시행령

제5조의5 (채혈금지대상자에 대한 통지)

① 보건복지부장관은 법 제7조의2제4항에 따라 채혈금지대상자 명부에 기재된 자의 요청이 있는 경우 보건복지부령으로 정하는 바에 따라 채혈금지 사유 및 기간 등 관련 사항을 통지할 수 있다.

② 보건복지부장관은 제1항에 따른 통지를 하는 경우 밀봉하는 등의 방법으로 채혈금지대상자 본인 외의 사람은 알 수 없도록 하여야 하며, 채혈금지기간 동안 헌혈하지 않도록 안내하여야 한다.

③ 제1항 및 제2항에서 규정한 사항 외에 채혈금지대상자에 대한 통지에 관하여 필요한 사항은 보건복지부령으로 정한다.

제8조 (혈액 등의 안전성 확보) ★

① 혈액원은 다음의 방법으로 혈액 및 혈액제제의 적격 여부를 검사하고 그 결과를 확인하여야 한다.

1. 헌혈자로부터 채혈

규칙

제8조 (혈액의 적격여부 검사등)

① 혈액원은 법 제8조제1항에 따라 헌혈자로부터 혈액을 채혈한 때에는 지체 없이 그 혈액에 대한 간기능검사(ALT검사, 수혈용으로 사용되는 혈액만 해당한다), 비(B)형간염검사, 시(C)형간염검사, 매독검사, 후천성면역결핍증검사, 사람T세포림프친화바이러스(HTLV) 검사(혈장성분은 제외한다), 그 밖에 보건복지부장관이 정하는 검사를 실시하고, 혈액 및 혈액제제의 적격 여부를 확인하여야 한다. 다만, 다음에 해당하는 경우로서 별표 1 제2호에 따른 혈액선별검사 중 B형간염바이러스(HBV)·C형간염바이러스(HCV)·사람면역결핍바이러스(HIV) 핵산증폭검사 및 사람T세포림프친화바이러스(HTLV) 검사를 하는 경우에는 그 결과를 수혈 후에 확인할 수 있다.

1. 섬 지역에서 긴급하게 수혈하지 아니하면 생명이 위태로운 상황 또는 기상악화 등으로 적격 여부가 확인된 혈액·혈액제제를 공급받을 수 없는 경우
2. 성분채혈백혈구 또는 성분채혈백혈구혈소판을 수혈하는 경우

② 제1항에도 불구하고 혈액원은 헌혈자 본인에게 수혈하기 위하여 헌혈자로부터 혈액을 채혈한 때에는 제1항에 따른 검사를 실시하지 아니할 수 있다.

③ 제1항에 따른 검사는 의사의 지도하에 「의료기사 등에 관한 법률」 제2조에 따른 임상병리사에 의하여 실시되어야 한다.

④ 혈액원은 제1항에 따른 검사 결과(후천성면역결핍증 검사결과를 제외한다)를 헌혈자에게 통보하여야 한다. 다만, 헌혈자가 적격으로 판정된 검사결과의 통보를 명시적으로 거부하는 경우에는 그러하지 아니하다.

2. 보건복지부령으로 정하는 헌혈금지약물의 복용 여부 확인

② 혈액원 등 혈액관리업무를 하는 자(이하 "혈액원등"이라 한다)는 제1항에 따른 검사 결과 부적격혈액을 발견하였을 때에는 보건복지부령으로 정하는 바에 따라 이를 폐기처분하고 그 결과를 보건복지부장관에게 보고하여야 한다. 다만, 부적격혈액을 예방접종약의 원료로 사용하는 등 대통령령으로 정하는 경우에는 그러하지 아니하다.

시행령

제6조 (부적격혈액 폐기처분의 예외)

법 제8조제2항 단서에 따라 부적격혈액을 폐기처분하지 아니할 수 있는 경우는 다음과 같다.
1. 예방접종약의 원료로 사용되는 경우
2. 의학연구 또는 의약품·의료기기 개발에 사용되는 경우
3. 혈액제제 등의 의약품이나 의료기기의 품질관리를 위한 시험에 사용되는 경우

③ 제1항에 따른 혈액 및 혈액제제의 적격 여부에 관한 판정기준은 보건복지부령으로 정한다.

④ 혈액원은 제1항제2호에 따른 확인 결과 부적격혈액을 발견하였으나 그 혈액이 이미 의료기관으로 출고된 경우에는 해당 의료기관에 부적격혈액에 대한 사항을 즉시 알리고, 부적격혈액을 폐기처분하도록 조치를 하여야 한다. [신설 2016.2.3]

⑤ 혈액원은 부적격혈액의 수혈 등으로 사고가 발생할 위험이 있거나 사고가 발생하였을 때에는 이를 그 혈액을 수혈받은 사람에게 알려야 한다. [신설 2016.2.3]

⑥ 혈액원은 헌혈자 및 그의 혈액검사에 관한 정보를 보건복지부령으로 정하는 바에 따라 보건복지부장관에게 보고하여야 한다.

⑦ 보건복지부장관은 제6항에 따라 보고받은 헌혈자 및 그의 혈액검사에 관한 정보를 적절히 유지·관리하여야 한다.

⑧ 제1항에 따른 혈액 및 혈액제제의 적격 여부 검사와 그 밖에 제4항 및 제5항의 부적격혈액 발생 시의 조치에 필요한 사항은 보건복지부령으로 정한다. [신설 2016.2.3]

제8조의2 (혈액사고 발생 시의 조치 등)

① 보건복지부장관은 부적격혈액의 수혈 등으로 사고가 발생할 위험이 있거나 사고가 발생하였을 때에는 보건복지부령으로 정하는 바에 따라 혈액원등에 대하여 관련 혈액 및 혈액제제의 폐기 등 필요한 조치를 하거나 이를 하도록 명할 수 있다.

② 보건복지부장관은 제1항에 따른 조치를 하거나 이를 하도록 명할 때 필요하다고 인정하면 식품의약품안전처장 등 유관기관에 협조를 요청할 수 있다.

③ 보건복지부장관은 제1항과 제2항의 조치 및 협조에 필요한 유관기관 임무 수행지침을 제정하여 시행할 수 있으며, 해당 기관은 정당한 사유가 없으면 이를 성실히 이행하여야 한다.

제9조 (혈액의 관리 등)

① 혈액원등은 채혈 시의 혈액량, 혈액관리의 적정 온도 등 보건복지부령으로 정하는 기준에 따라 혈액관리업무를 하여야 한다.

② 혈액원은 채혈한 혈액을 안전하고 신속하게 공급하기 위하여 혈액 공급 차량을 운영할 수 있다.

③ 제2항에 따른 혈액 공급 차량의 형태, 표시 및 내부 장치 등에 관한 구체적인 사항은 보건복지부령으로 정한다.

제9조의2 (의료기관의 준수사항)

① 병상 수와 혈액 사용량을 고려하여 보건복지부령으로 정하는 의료기관의 장은 안전하고 적정한 혈액 사용을 위하여 수혈관리위원회와 수혈관리실을 설치·운영하고 혈액 관련 업무를 전담하는 인력을 두는 등 필요한 조치를 하여야 한다.

② 제1항에 따른 수혈관리위원회의 구성과 운영, 수혈관리실의 설치와 운영 및 혈액 관련 업무를 전담하는 인력의 자격요건, 인원 수, 업무내용 등에 관하여 필요한 사항은 보건복지부령으로 정한다.

[본조신설 2019.12.3] [시행일 2020.12.4]

제10조 (특정수혈부작용에 대한 조치)

① 의료기관의 장은 특정수혈부작용이 발생한 경우에는 보건복지부령으로 정하는 바에 따라 그 사실을 시·도지사에게 신고하여야 한다. [시행일 2021.1.1]

② 시·도지사는 제1항에 따른 특정수혈부작용의 발생 신고를 받은 때에는 이를 보건복지부장관에게 통보하여야 한다. [시행일 2021.1.1]

③ 보건복지부장관은 제2항에 따라 특정수혈부작용의 발생 신고를 통보받으면 그 발생 원인의 파악 등을 위한 실태조사를 하여야 한다. 이 경우 특정수혈부작용과 관련된 의료기관의 장과 혈액원등은 실태조사에 협조하여야 한다. [개정 2020.2.18] [시행일 2021.1.1]

제10조의2 (특정수혈부작용 및 채혈부작용의 보상) ★★

① 혈액원은 다음에 해당하는 사람에 대하여 특정수혈부작용 및 채혈부작용에 대한 보상금을 지급할 수 있다.

1. 헌혈이 직접적인 원인이 되어 질병이 발생하거나 사망한 채혈부작용자
2. 혈액원이 공급한 혈액이 직접적인 원인이 되어 질병이 발생하거나 사망한 특정수혈부작용자

② 제1항에 따른 보상금은 위원회의 심의에 따라 결정되며, 보상금이 결정된 때에는 위원장은 그 심의 결과를 지체 없이 혈액원에 통보하여야 한다. [신설 2016.2.3]

③ 제1항에도 불구하고 다음에 해당하는 경우에는 보상금을 지급하지 아니할 수 있다. [신설 2016.2.3]

1. 채혈부작용이 헌혈자 본인의 고의 또는 중대한 과실로 인하여 발생한 경우
2. 채혈부작용이라고 결정된 사람 또는 그 가족이 손해배상청구소송 등을 제기한 경우 또는 소송제기 의사를 표시한 경우

④ 제1항에 따라 지급할 수 있는 보상금의 범위는 다음과 같다. 다만, 혈액의 공급과정에서 혈액원의 과실이 없는 경우에는 제6호의 위자료만 지급할 수 있다. [신설 2016.2.3]

1. 진료비
2. 장애인이 된 자에 대한 일시보상금
3. 사망한 자에 대한 일시보상금
4. 장제비
5. 일실(逸失)소득
6. 위자료

⑤ 그 밖에 보상금의 산정 및 지급 등에 필요한 사항은 보건복지부령으로 정한다.

제14조 (헌혈증서의 발급 및 수혈비용의 보상 등) ★★

① 혈액원이 헌혈자로부터 헌혈을 받았을 때에는 보건복지부령으로 정하는 바에 따라 헌혈증서를 그 헌혈자에게 발급하여야 한다. 이 경우 헌혈증서를 잃어버리거나 훼손되어 못쓰게 된 것이 확신된 경우 보건복지부령으로 정하는 바에 따라 재발급 받을 수 있다. [시행일 2022.9.24]

② 제1항에 따른 헌혈자 또는 그 헌혈자의 헌혈증서를 양도받은 사람은 의료기관에 그 헌혈증서를 제출하면 무상으로 혈액제제를 수혈받을 수 있다.

③ 제2항에 따라 수혈을 요구받은 의료기관은 정당한 이유 없이 그 요구를 거부하지 못한다.

④ 보건복지부장관은 의료기관이 제2항에 따라 헌혈증서 제출자에게 수혈을 하였을 때에는 보건복지부령으로 정하는 바에 따라 제15조제2항에 따른 헌혈환급적립금에서 그 비용을 해당 의료기관에 보상하여야 한다.

We Are Nurse 보건의약관계법규

혈액관리법 문제

01 「혈액관리법」에 따른 각 용어의 정의가 알맞은 것은?

① "혈액" : 인체에서 채혈한 혈구
② "혈액관리업무" : 수혈에 필요한 혈액을 채혈·검사·제조·보존·공급 또는 품질관리하는 업무
③ "혈액원" : 혈액관리업무를 수행하기 위하여 허가를 받은 자
④ "헌혈자" : 자기의 혈액을 혈액원에 유상으로 제공하는 사람
⑤ "채혈금지대상자" : 감염병 환자, 약물복용 환자 등 건강기준에 미달하는 사람으로서 헌혈을 하기에 부적합하다고 대통령령으로 정한 사람

정답 ③

해설 **제2조(정의)**

이 법에서 사용하는 용어의 뜻은 다음과 같다. [개정 2021.3.23] [시행일 2023.6.22]

1. "혈액"이란 인체에서 채혈(採血)한 혈구(血球) 및 혈장(血漿)을 말한다.
2. "혈액관리업무"란 수혈(輸血)이나 혈액제제(血液製劑)의 제조에 필요한 혈액을 채혈·검사·제조·보존·공급 또는 품질관리하는 업무를 말한다.
3. "혈액원"이란 혈액관리업무를 수행하기 위하여 제6조제3항에 따라 허가를 받은 자를 말한다.
4. "헌혈자"란 자기의 혈액을 혈액원에 무상(無償)으로 제공하는 사람을 말한다.
5. "부적격혈액"이란 채혈 시 또는 채혈 후에 이상이 발견된 혈액 또는 혈액제제로서 보건복지부령으로 정하는 혈액 또는 혈액제제를 말한다.
6. "채혈금지대상자"란 감염병 환자, 약물복용 환자 등 건강기준에 미달하는 사람으로서 헌혈을 하기에 부적합하다고 보건복지부령으로 정하는 사람을 말한다.

02 「혈액관리법」상 혈액의 정의로 알맞은 것은?

① 인체에서 채혈한 혈구 및 혈장
② 인체에서 채혈한 혈구
③ 인체에서 채혈한 혈장
④ 인체 및 동물에서 채혈한 혈구
⑤ 동물에서 체혈한 혈장

01. ③ 02. ①

정답 ①

해설 **제2조(정의)**

1. "혈액"이란 인체에서 채혈(採血)한 혈구 및 혈장을 말한다.

03 다음 중 「혈액관리법」상 채혈을 할 수 있는 경우는?

① 체중이 50킬로그램인 남자
② 체온이 37.6도인 남자
③ 이완기혈압이 100밀리미터인 여자
④ 맥박이 1분에 105회인 남자
⑤ 수축기 혈압이 180밀리미터인 여자

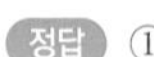 ①

해설 **규칙 별표1의2(채혈금지대상자)**

1. 건강진단관련 요인
   가. 체중이 남자는 50킬로그램 미만, 여자는 45킬로그램 미만인 자
   나. 체온이 섭씨 37.5도를 초과하는 자
   다. 수축기혈압이 90밀리미터(수은주압) 미만 또는 180밀리미터(수은주압) 이상인 자
   라. 이완기혈압이 100밀리미터(수은주압) 이상인 자
   마. 맥박이 1분에 50회 미만 또는 100회를 초과하는 자

[개정 2020.6.25]

04 다음 「혈액관리법」상 채혈이 금지된 사람은?

① 수혈 후 15개월된 자
② 풍진 예방 접종 후 3주된 자
③ 발열 증상이 없어진 지 4일된 자
④ 급성 B형간염 병력자로 완치 후 1년이 경과한 자
⑤ 분만 또는 유산 후 1년이 된 자

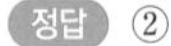 ②

해설 **규칙 별표1의2(채혈금지대상자)**

① 수혈 후 1년이 경과하지 아니한 자
② 풍진, 수두 예방접종 또는 BCG 접종을 받은 날부터 4주가 경과하지 아니한 자
③ 발열, 인후통, 설사 등 급성 감염성 질환이 의심되는 증상이 없어진지 3일이 경과하지 아니한 자

④ 급성 B형간염 병력자로 완치 후 6개월이 경과하지 아니한 자
⑤ 임신 중인 자, 분만 또는 유산 후 6개월 이내인 자. 다만, 본인이 출산한 신생아에게 수혈하고자 하는 경우에는 그러하지 아니하다.
[개정 2020.6.25]

05 다음 중 「혈액관리법」상 채혈할 수 없는 사람은?

① 말라리아 병력자로 치료종료 후 3년이 경과한 자
② 브루셀라증 병력자로 치료종료 후 1년이 경과한 자
③ 매독 병력자로 치료종료 후 1년이 경과한 자
④ 급성 B형간염 병력자로 완치 후 6개월이 경과한 자
⑤ 말라리아 병력자로 치료종료 후 5년이 경과한 자

정답 ②

해설 **규칙 별표1의2(채혈금지대상자)**

가. 감염병
2) 일정기간 채혈금지 대상자
가) 말라리아 병력자로 치료종료 후 3년이 경과하지 아니한 자
나) 브루셀라증 병력자로 치료종료 후 2년이 경과하지 아니한 자
다) 매독 병력자로 치료종료 후 1년이 경과하지 아니한 자
라) 급성 B형간염 병력자로 완치 후 6개월이 경과하지 아니한 자
마) 그 밖에 보건복지부장관이 정하는 혈액매개 감염병환자 또는 병력자
[개정 2020.6.25]

06 다음 중 「혈액관리법」상 금지하고 있는 행위가 아닌 것은?

① 금전, 재산상의 이익으로 자신의 혈액을 제공할 것을 약속하는 것
② 금전, 재산상의 이익 또는 다른 사람의 혈액을 제공받을 것을 약속하는 것
③ 혈액 매매 행위를 교사(教唆)·방조 또는 알선
④ 혈액 매매 행위가 있음을 알았을 때 그 행위와 관련되는 혈액을 채혈하는 것
⑤ 보건복지부 장관에 의한 헌혈의 권장

정답 ⑤

해설 **제3조(혈액 매매행위 등의 금지)**

① 누구든지 금전, 재산상의 이익 또는 그 밖의 대가적 급부(給付)를 받거나 받기로 하고 자신의 혈액(제14조에 따른 헌혈증서를 포함한다)을 제공하거나 제공할 것을 약속하여서는 아니 된다.

② 누구든지 금전, 재산상의 이익 또는 그 밖의 대가적 급부를 주거나 주기로 하고 다른 사람의 혈액(제14조에 따른 헌혈증서를 포함한다)을 제공받거나 제공받을 것을 약속하여서는 아니 된다.
③ 누구든지 제1항 및 제2항에 위반되는 행위를 교사(教唆)·방조 또는 알선하여서는 아니 된다.
④ 누구든지 제1항 및 제2항에 위반되는 행위가 있음을 알았을 때에는 그 행위와 관련되는 혈액을 채혈하거나 수혈하여서는 아니 된다.

제4조의3(헌혈 권장 등)

① 보건복지부장관은 건강한 국민에게 헌혈을 권장할 수 있다.
[본조개정 2020.12.29 제4조에서 이동, 종전의 제4조의3은 제4조의5로 이동] [시행일 2021.6.30]

07 국민에게 헌혈을 권장할 수 있는 자는?

① 대한적십자사 총재
② 보건복지부장관
③ 대통령
④ 보건복지부차관
⑤ 질병관리청장

정답 ②

해설 **제4조(헌혈 권장 등)**

① 보건복지부장관은 건강한 국민에게 헌혈을 권장할 수 있다.
[본조개정 2020.12.29 제4조에서 이동, 종전의 제4조의3은 제4조의5로 이동] [시행일 2021.6.30]

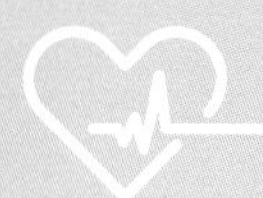

호스피스·완화의료 및 임종과정에 있는 환자의 연명의료결정에 관한 법률

12

P A R T

CHAPTER 12

호스피스·완화의료 및 임종과정에 있는 환자의 연명의료결정에 관한 법률

보건의약관계법규

We Are Nurse

위아너스 간호사 국가시험 이론편

법률 제19466호 일부개정 2023.6.13

UNIT 01 제1장 총칙

제1조 (목적)

이 법은 호스피스·완화의료와 임종과정에 있는 환자의 연명의료와 연명의료중단등결정 및 그 이행에 필요한 사항을 규정함으로써 환자의 최선의 이익을 보장하고 자기결정을 존중하여 인간으로서의 존엄과 가치를 보호하는 것을 목적으로 한다.

제2조 (정의) ★★

이 법에서 사용하는 용어의 뜻은 다음과 같다.

1. "임종과정"이란 회생의 가능성이 없고, 치료에도 불구하고 회복되지 아니하며, 급속도로 증상이 악화되어 사망에 임박한 상태를 말한다.
2. "임종과정에 있는 환자"란 제16조에 따라 담당의사와 해당 분야의 전문의 1명으로부터 임종과정에 있다는 의학적 판단을 받은 자를 말한다.
3. "말기환자(末期患者)"란 적극적인 치료에도 불구하고 근원적인 회복의 가능성이 없고 점차 증상이 악화되어 보건복지부령으로 정하는 절차와 기준에 따라 담당의사와 해당 분야의 전문의 1명으로부터 수개월 이내에 사망할 것으로 예상되는 진단을 받은 환자를 말한다.
   가. 삭제 [2018.3.27] [시행일 2019.3.28]
   나. 삭제 [2018.3.27] [시행일 2019.3.28]
   다. 삭제 [2018.3.27] [시행일 2019.3.28]
   라. 삭제 [2018.3.27] [시행일 2019.3.28]
   마. 삭제 [2018.3.27] [시행일 2019.3.28.]

규칙

제2조 (말기환자의 진단 기준)

「호스피스 · 완화의료 및 임종과정에 있는 환자의 연명의료결정에 관한 법률」(이하 "법"이라 한다) 제2조제3호에 따라 담당의사와 해당 분야 전문의 1명이 말기환자 여부를 진단하는 경우에는 다음의 기준을 종합적으로 고려하여야 한다.

1. 임상적 증상
2. 다른 질병 또는 질환의 존재 여부
3. 약물 투여 또는 시술 등에 따른 개선 정도
4. 종전의 진료 경과
5. 다른 진료 방법의 가능 여부
6. 그 밖에 제1호부터 제5호까지의 규정에 준하는 것으로서 말기환자의 진단을 위하여 보건복지부장관이 특히 필요하다고 인정하는 기준

4. "연명의료"란 임종과정에 있는 환자에게 하는 심폐소생술, 혈액 투석, 항암제 투여, 인공호흡기 착용 및 그 밖에 대통령령으로 정하는 의학적 시술로서 치료효과 없이 임종과정의 기간만을 연장하는 것을 말한다.

시행령

제2조 (연명의료)

「호스피스 · 완화의료 및 임종과정에 있는 환자의 연명의료결정에 관한 법률」(이하 "법"이라 한다) 제2조제4호에서 "대통령령으로 정하는 의학적 시술"이란 다음의 시술을 말한다.

1. 체외생명유지술(ECLS)
2. 수혈
3. 혈압상승제 투여
4. 그 밖에 담당의사가 환자의 최선의 이익을 보장하기 위해 시행하지 않거나 중단할 필요가 있다고 의학적으로 판단하는 시술

[본조신설 2019.3.26]

5. "연명의료중단등결정"이란 임종과정에 있는 환자에 대한 연명의료를 시행하지 아니하거나 중단하기로 하는 결정을 말한다.
6. "호스피스·완화의료"(이하 "호스피스"라 한다)란 다음에 해당하는 질환으로 말기환자로 진단을 받은 환자 또는 임종과정에 있는 환자(이하 "호스피스대상환자"라 한다)와 그 가족에게 통증과 증상의 완화 등을 포함한 신체적, 심리사회적, 영적 영역에 대한 종합적인 평가와 치료를 목적으로 하는 의료를 말한다.

   가. 암

   나. 후천성면역결핍증

   다. 만성 폐쇄성 호흡기질환

   라. 만성 간경화

   마. 그 밖에 보건복지부령으로 정하는 질환

7. “담당의사”란 「의료법」에 따른 의사로서 말기환자 또는 임종과정에 있는 환자(이하 “말기환자등”이라 한다)를 직접 진료하는 의사를 말한다.
8. “연명의료계획서”란 말기환자등의 의사에 따라 담당의사가 환자에 대한 연명의료중단등결정 및 호스피스에 관한 사항을 계획하여 문서(전자문서를 포함한다)로 작성한 것을 말한다.
9. “사전연명의료의향서”란 19세 이상인 사람이 자신의 연명의료중단등결정 및 호스피스에 관한 의사를 직접 문서(전자문서를 포함한다)로 작성한 것을 말한다.

제3조 (기본 원칙)

① 호스피스와 연명의료 및 연명의료중단등결정에 관한 모든 행위는 환자의 인간으로서의 존엄과 가치를 침해하여서는 아니 된다.
② 모든 환자는 최선의 치료를 받으며, 자신이 앓고 있는 상병(傷病)의 상태와 예후 및 향후 본인에게 시행될 의료행위에 대하여 분명히 알고 스스로 결정할 권리가 있다.
③ 「의료법」에 따른 의료인(이하 “의료인”이라 한다)은 환자에게 최선의 치료를 제공하고, 호스피스와 연명의료 및 연명의료중단등결정에 관하여 정확하고 자세하게 설명하며, 그에 따른 환자의 결정을 존중하여야 한다.

제5조 (국가 및 지방자치단체의 책무)

① 국가와 지방자치단체는 환자의 인간으로서의 존엄과 가치를 보호하는 사회적·문화적 토대를 구축하기 위하여 노력하여야 한다.
② 국가와 지방자치단체는 환자의 최선의 이익을 보장하기 위하여 호스피스 이용의 기반 조성에 필요한 시책을 우선적으로 마련하여야 한다.

제6조 (호스피스의 날 지정)

① 삶과 죽음의 의미와 가치를 널리 알리고 범국민적 공감대를 형성하며 호스피스를 적극적으로 이용하고 연명의료에 관한 환자의 의사를 존중하는 사회 분위기를 조성하기 위하여 매년 10월 둘째 주 토요일을 “호스피스의 날”로 한다.
② 국가와 지방자치단체는 호스피스의 날의 취지에 부합하는 행사와 교육·홍보를 실시하도록 노력하여야 한다.

UNIT 02 제4장 호스피스·완화의료

제21조 (호스피스사업)

① 보건복지부장관은 호스피스를 위하여 다음의 사업을 실시하여야 한다.
1. 말기환자등의 적정한 통증관리 등 증상 조절을 위한 지침 개발 및 보급
2. 입원형, 자문형, 가정형 호스피스의 설치 및 운영, 그 밖에 다양한 호스피스 유형의 정책개발 및 보급
3. 호스피스의 발전을 위한 연구·개발 사업
4. 제25조에 따른 호스피스전문기관의 육성 및 호스피스 전문 인력의 양성
5. 말기환자등과 그 가족을 위한 호스피스 교육프로그램의 개발 및 보급
6. 호스피스 이용 환자의 경제적 부담능력 등을 고려한 의료비 지원사업
7. 말기환자, 호스피스의 현황과 관리실태에 관한 자료를 지속적이고 체계적으로 수집·분석하여 통계를 산출하기 위한 등록·관리·조사 사업(이하 "등록통계사업"이라 한다)
8. 호스피스에 관한 홍보
9. 그 밖에 보건복지부장관이 필요하다고 인정하는 사업

② 보건복지부장관은 제1항 각 호에 따른 사업을 대통령령으로 정하는 바에 따라 관계 전문기관 및 단체에 위탁할 수 있다.

제25조 (호스피스전문기관의 지정 등)

① 보건복지부장관은 호스피스대상환자를 대상으로 호스피스전문기관을 설치·운영하려는 의료기관 중 보건복지부령으로 정하는 시설·인력·장비 등의 기준을 충족하는 의료기관을 입원형, 자문형, 가정형으로 구분하여 호스피스전문기관으로 지정할 수 있다.

② 제1항에 따라 지정을 받으려는 의료기관은 보건복지부령으로 정하는 바에 따라 보건복지부장관에게 신청하여야 한다.

③ 보건복지부장관은 제1항에 따라 지정받은 호스피스전문기관(이하 "호스피스전문기관"이라 한다)에 대하여 제29조에 따른 평가결과를 반영하여 호스피스사업에 드는 비용의 전부 또는 일부를 차등 지원할 수 있다.

④ 제1항 및 제2항에서 규정한 사항 외에 호스피스전문기관의 지정에 필요한 사항은 보건복지부령으로 정한다.

제27조 (의료인의 설명의무)

① 호스피스전문기관의 의료인은 호스피스대상환자나 그 가족 등에게 호스피스의 선택과 이용 절차에 관하여 설명하여야 한다.

② 호스피스전문기관의 의사 또는 한의사는 호스피스를 시행하기 전에 치료 방침을 호스피스대

상환자나 그 가족에게 설명하여야 하며, 호스피스대상환자나 그 가족이 질병의 상태에 대하여 알고자 할 때에는 이를 설명하여야 한다.

제28조 (호스피스의 신청)

① 호스피스대상환자가 호스피스전문기관에서 호스피스를 이용하려는 경우에는 호스피스 이용동의서(전자문서로 된 동의서를 포함한다)와 의사가 발급하는 호스피스대상환자임을 나타내는 의사소견서(전자문서로 된 소견서를 포함한다)를 첨부하여 호스피스전문기관에 신청하여야 한다.

② 호스피스대상환자가 의사결정능력이 없을 때에는 미리 지정한 지정대리인이 신청할 수 있고 지정대리인이 없을 때에는 제17조제1항제3호 각 목의 순서대로 신청할 수 있다.

③ 호스피스대상환자는 언제든지 직접 또는 대리인을 통하여 호스피스의 신청을 철회할 수 있다.

④ 호스피스의 신청 및 철회 등에 필요한 사항은 보건복지부령으로 정한다.

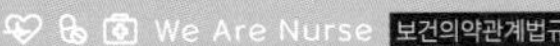

호스피스·완화의료 및 임종과정에 있는 환자의 연명의료결정에 관한 법률 문제

01 다음 중 「호스피스·완화의료 및 임종과정에 있는 환자의 연명의료결정에 관한 법률」의 목적은?

① 국민의 건강을 유지·보호
② 응급환자의 생명과 건강을 보호하고 국민의료를 적정하게 함
③ 환자의 최선의 이익을 보장하고 자기결정을 존중하여 인간으로서의 존엄과 가치를 보호
④ 국민보건 향상과 사회보장 증진에 이바지
⑤ 국민의 건강을 증진

정답 ③

해설 **제1조(목적)**
이 법은 호스피스·완화의료와 임종과정에 있는 환자의 연명의료와 연명의료중단등결정 및 그 이행에 필요한 사항을 규정함으로써 환자의 최선의 이익을 보장하고 자기결정을 존중하여 인간으로서의 존엄과 가치를 보호하는 것을 목적으로 한다.

02 「호스피스·완화의료 및 임종과정에 있는 환자의 연명의료결정에 관한 법률」상 회생의 가능성이 없고, 치료에도 불구하고 회복되지 아니하며, 급속도로 증상이 악화되어 사망에 임박한 상태는?

① 임종과정
② 말기환자
③ 연명의료
④ 연명의료중단등결정
⑤ 호스피스·완화의료

정답 ①

해설 **제2조(정의)**
1. "임종과정"이란 회생의 가능성이 없고, 치료에도 불구하고 회복되지 아니하며, 급속도로 증상이 악화되어 사망에 임박한 상태를 말한다.

3. “말기환자(末期患者)”란 적극적인 치료에도 불구하고 근원적인 회복의 가능성이 없고 점차 증상이 악화되어 보건복지부령으로 정하는 절차와 기준에 따라 담당의사와 해당 분야의 전문의 1명으로부터 수개월 이내에 사망할 것으로 예상되는 진단을 받은 환자를 말한다.
4. “연명의료”란 임종과정에 있는 환자에게 하는 심폐소생술, 혈액 투석, 항암제 투여, 인공호흡기 착용 및 그 밖에 대통령령으로 정하는 의학적 시술로서 치료효과 없이 임종과정의 기간만을 연장하는 것을 말한다.
5. “연명의료중단등결정”이란 임종과정에 있는 환자에 대한 연명의료를 시행하지 아니하거나 중단하기로 하는 결정을 말한다.
6. “호스피스·완화의료”(이하 “호스피스”라 한다)란 다음에 해당하는 질환으로 말기환자로 진단을 받은 환자 또는 임종과정에 있는 환자(이하 “호스피스대상환자”라 한다)와 그 가족에게 통증과 증상의 완화 등을 포함한 신체적, 심리사회적, 영적 영역에 대한 종합적인 평가와 치료를 목적으로 하는 의료를 말한다.
   가. 암
   나. 후천성면역결핍증
   다. 만성 폐쇄성 호흡기질환
   라. 만성 간경화
   마. 그 밖에 보건복지부령으로 정하는 질환

03 「호스피스·완화의료 및 임종과정에 있는 환자의 연명의료결정에 관한 법률」상 말기환자 여부를 진단하는 사람은?

① 담당의사
② 담당의사와 해당 분야 전문의 1명
③ 담당의사와 해당 분야 전문의 2명
④ 해당분야 전문의 1명
⑤ 해당분야 전문의 2명

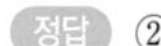 ②

해설 **제2조(정의)**

3. “말기환자(末期患者)”란 적극적인 치료에도 불구하고 근원적인 회복의 가능성이 없고 점차 증상이 악화되어 보건복지부령으로 정하는 절차와 기준에 따라 담당의사와 해당 분야의 전문의 1명으로부터 수개월 이내에 사망할 것으로 예상되는 진단을 받은 환자를 말한다.

04 「호스피스·완화의료 및 임종과정에 있는 환자의 연명의료결정에 관한 법률」상 임종과정에 있는 환자에게 하는 심폐소생술, 혈액 투석, 항암제 투여, 인공호흡기 착용 및 그 밖에 대통령령으로 정하는 의학적 시술로서 치료효과 없이 임종과정의 기간만을 연장하는 것은 무엇인가?

① 임종과정
② 연명의료
③ 연명의료중단등결정
④ 호스피스·완화의료
⑤ 연명의료계획서

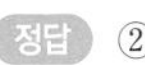
정답 ②

해설 제2조(정의)

1. "임종과정"이란 회생의 가능성이 없고, 치료에도 불구하고 회복되지 아니하며, 급속도로 증상이 악화되어 사망에 임박한 상태를 말한다.
4. "연명의료"란 임종과정에 있는 환자에게 하는 심폐소생술, 혈액 투석, 항암제 투여, 인공호흡기 착용 및 그 밖에 대통령령으로 정하는 의학적 시술로서 치료효과 없이 임종과정의 기간만을 연장하는 것을 말한다.
5. "연명의료중단등결정"이란 임종과정에 있는 환자에 대한 연명의료를 시행하지 아니하거나 중단하기로 하는 결정을 말한다.
6. "호스피스·완화의료"(이하 "호스피스"라 한다)란 다음에 해당하는 질환으로 말기환자로 진단을 받은 환자 또는 임종과정에 있는 환자(이하 "호스피스대상환자"라 한다)와 그 가족에게 통증과 증상의 완화 등을 포함한 신체적, 심리사회적, 영적 영역에 대한 종합적인 평가와 치료를 목적으로 하는 의료를 말한다.
8. "연명의료계획서"란 말기환자등의 의사에 따라 담당의사가 환자에 대한 연명의료중단등결정 및 호스피스에 관한 사항을 계획하여 문서(전자문서를 포함한다)로 작성한 것을 말한다.

05 「호스피스·완화의료 및 임종과정에 있는 환자의 연명의료결정에 관한 법률」상 임종과정에 있는 환자는?

① 담당의사와 해당 분야의 전문의 1명으로부터 수개월 이내에 사망할 것으로 예상되는 진단을 받은 환자
② 담당의사로부터 수개월 이내에 사망할 것으로 예상되는 진단을 받은 환자
③ 담당의사와 해당분야의 전문의 1명으로부터 임종과정에 있다는 의학적 판단을 받은 자
④ 담당의사로부터 임종과정에 있다는 의학적 판단을 받은 자
⑤ 해당분야의 전문의 1명으로부터 임종과정에 있다는 의학적 판단을 받은 자

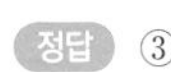
정답 ③

해설 제2조(정의)

2. "임종과정에 있는 환자"란 제16조에 따라 담당의사와 해당 분야의 전문의 1명으로부터 임종과정에 있다는 의학적 판단을 받은 자를 말한다.

06 다음 중 「호스피스·완화의료 및 임종과정에 있는 환자의 연명의료결정에 관한 법률」에서 지정한 호스피스의 날은?

① 매년 8월 둘째주 토요일
② 매년 10월 둘째주 토요일
③ 매년 8월 셋째주 토요일
④ 매년 10월 셋째주 토요일
⑤ 매년 10월 넷째주 토요일

정답 ②

해설 제6조(호스피스의 날 지정)

① 삶과 죽음의 의미와 가치를 널리 알리고 범국민적 공감대를 형성하며 호스피스를 적극적으로 이용하고 연명의료에 관한 환자의 의사를 존중하는 사회 분위기를 조성하기 위하여 매년 10월 둘째 주 토요일을 "호스피스의 날"로 한다.

07 「호스피스·완화의료 및 임종과정에 있는 환자의 연명의료결정에 관한 법률」상 호스피스전문기관의 장이 보건복지부령으로 정하는 인력·시설·장비 등 중요한 사항을 변경하려는 경우 누구에게 그 변경사항을 신고하여야 하는가?

① 시장·군수·구청장
② 시·도지사
③ 질병관리청장
④ 보건복지부장관
⑤ 관할 보건소장

정답 ④

해설 제26조(변경·폐업 등 신고)

① 호스피스전문기관의 장은 보건복지부령으로 정하는 인력·시설·장비 등 중요한 사항을 변경하려는 경우 보건복지부장관에게 그 변경사항을 신고하여야 한다.

08 「호스피스·완화의료 및 임종과정에 있는 환자의 연명의료결정에 관한 법률」에 따른 의료인의 설명의무에서 호스피스를 시행하기 전에 치료방침을 호스피스대상환자나 그 가족에게 설명하여야 하는 사람은?

① 약사
② 간호사
③ 의사 또는 한의사
④ 의사, 한의사 또는 치과의사
⑤ 간병인

정답 06. ② 07. ④ 08. ③

정답 ③

해설 제27조(의료인의 설명의무)

② 호스피스전문기관의 의사 또는 한의사는 호스피스를 시행하기 전에 치료 방침을 호스피스대상환자나 그 가족에게 설명하여야 하며, 호스피스대상환자나 그 가족이 질병의 상태에 대하여 알고자 할 때에는 이를 설명하여야 한다.

09 「호스피스·완화의료 및 임종과정에 있는 환자의 연명의료결정에 관한 법률」에 따른 의료인의 설명의무에서 호스피스전문기관의 의료인이 호스피스대상환자나 그 가족 등에게 설명하여야 하는 사항은?

① 임상적 증상
② 다른 질병 또는 질환의 존재 여부
③ 약물 투여 또는 시술 등에 따른 개선 정도
④ 종전의 진료 경과
⑤ 호스피스의 선택과 이용절차

정답 ⑤

해설 제27조(의료인의 설명의무)

① 호스피스전문기관의 의료인은 호스피스대상환자나 그 가족 등에게 호스피스의 선택과 이용 절차에 관하여 설명하여야 한다.

10 「호스피스·완화의료 및 임종과정에 있는 환자의 연명의료결정에 관한 법률」상 호스피스의 신청에 대한 설명으로 옳은 것은?

① 보건소에서 신청하여야 한다.
② 호스피스대상환자가 의사결정능력이 없을 때에는 미리 지정한 지정대리인이 신청할 수 있다.
③ 호스피스대상환자가 의사결정능력이 없고 지정대리인이 없을 때에는 신청할 수 없다.
④ 한 번 신청하면 철회할 수 없다.
⑤ 신청 및 철회 등에 필요한 사항은 대통령령으로 정한다.

정답 ②

해설 제28조(호스피스의 신청)

① 호스피스대상환자가 호스피스전문기관에서 호스피스를 이용하려는 경우에는 호스피스 이용동의서(전자문서로 된 동의서를 포함한다)와 의사가 발급하는 호스피스대상환자임을 나타내는 의사소견서(전자문서로 된 소견서를 포함한다)를 첨부하여 호스피스전문기관에 신청하여야 한다.

② 호스피스대상환자가 의사결정능력이 없을 때에는 미리 지정한 지정대리인이 신청할 수 있고 지정대리인이 없을 때에는 제17조제1항제3호 각 목의 순서대로 신청할 수 있다.

③ 호스피스대상환자는 언제든지 직접 또는 대리인을 통하여 호스피스의 신청을 철회할 수 있다.

④ 호스피스의 신청 및 철회 등에 필요한 사항은 보건복지부령으로 정한다.

11 **「호스피스·완화의료 및 임종과정에 있는 환자의 연명의료결정에 관한 법률」상 호스피스전문기관의 지정을 취소하여야 하는 경우는?**

① 거짓이나 그 밖의 부정한 방법으로 지정을 받은 경우

② 호스피스전문기관의 지정 기준에 미달한 경우

③ 정당한 사유 없이 호스피스전문기관의 평가를 거부한 경우

④ 보건복지부령으로 정하는 20개 이상의 진료과목을 갖추지 않은 경우

⑤ 질병군별 환자구성 비율이 보건복지부령으로 정하는 기준에 해당하지 않은 경우

정답 ①

해설 제30조(호스피스전문기관의 지정 취소 등)

① 보건복지부장관은 호스피스전문기관이 다음에 해당하는 경우 그 지정을 취소하거나, 6개월 이내의 기간을 정하여 호스피스 업무의 정지를 명할 수 있다. 다만, 제1호에 해당하는 경우에는 그 지정을 취소하여야 한다.

1. 거짓이나 그 밖의 부정한 방법으로 지정을 받은 경우
2. 제25조제1항에 따른 지정 기준에 미달한 경우
3. 정당한 사유 없이 제29조에 따른 평가를 거부한 경우

지금까지 출간한 법규 관련 서적을 쌓아두면 제 키를 훌쩍 넘어 설 것 같습니다. 그만큼 수차례 법이 개정 되었고, 이에 따라 매번 업데이트 된 내용으로 법규 책을 출간하면서 내용을 수정 또 수정하며 출간하다보니 상당한 수의 법규책을 저술하게 된 것 같습니다. 쉽지 않은 시간이었지만 최신개정을 적용하여 시험에 임하는 학생들의 부담을 덜어주고자 무던히도 애썼던 시간들이 주마등처럼 지나가며 무엇과도 바꿀 수 없는 보람도 느낍니다.

[보건의약관계법규]는 더 넓은 영역으로 한 걸음씩 내딛는 수험생 여러분이 의료계의 한 획을 긋는 중심인물로 우뚝 서기를 기대하는 마음으로 하나하나 엮어나간 책입니다.

보건의약관계법규를 공부하는 동안 익숙하지 않은 용어와 암기할 것이 많은 공부 분량 때문에 시험만 보고나면 다 잊어버려야지 하는 분노같은 것이 여러분의 마음속에 자리잡게 될런지도 모르겠습니다. 시험에 통과하기 위해 우리는 의무적으로 법을 배우고 반강제적으로 법령을 외우고 숙지하게 됩니다. 이러한 이유로 법규가 어렵게 느껴지는 것은 너무나 당연한 사실인 듯 하지만 실제 의료행위를 시행하는 사람으로써 의료법규는 우리 몸에 철저히 녹아있어야 하는 당연함 같은 것이라고 필자는 생각합니다. 매년 개정되는 법률들로 그 어떠한 과목보다 빠르게 변화에 대처해야 하기에 번거롭다 생각이 들 수도 있지만 그만큼 현재 의료환경은 그 어느때보다 급변하고 있고 의료계에 몸담고 있는 우리들은 누구보다 빠르게 그 변화에 적응하여 국민의 건강을 지켜가야 할 것입니다.

본 교재는 가장 최근에 개정된 법률이 수록되어 있습니다. 그리고 시험을 준비함에 있어 여러분의 변별력을 최대한으로 높이고자 개정된 법률에 맞게 문제풀이 또한 한문제 한문제 최선으로 땀과 수고를 아끼지 않고 만들어갔습니다.
차분한 마음으로 책을 대하시고 나에게 꼭 필요한 내용들이라는 다짐과 함께 공부해나가면 합격에 매우 유리한 점수를 얻는 것이 결코 어렵지 않을 것입니다.

앞으로 수험생들이 걸어가야 할 길은 결코 수월하지 않은 힘든 여정일 수 있습니다. 그러하기에 교재의 내용와 문제의 구성에 있어서 저자 모두가 한 마음으로 집필에 최선을 다했습니다.

수험생 여러분의 간절한 마음과 긴박한 상황을 최선으로 돕고자 의미있는 교재를 만들어 내기 위해 수고해주신 모든 분들과 원고 교정작업에 최선을 다해주신 이희선선생님께도 감사드립니다. 그리고 무엇보다 뜨거운 열정으로 합격이라는 목표점에 도달할 때까지 길고 긴 여정을 묵묵히 걸어가는 수험생 여러분들에게 진심어린 격려의 박수를 아낌없이 보내드리며 늘 건승하시길 진심으로 바라겠습니다.

저자& 발행인 **김명애**

보건의약관계법규

초판 1쇄 인쇄 2021년 7월 7일
2판 1쇄 인쇄 2024년 1월 4일
3판 1쇄 인쇄 2024년 10월 23일

편저자 김명애
발행처 ㈜IMRN
주 소 경기도 파주시 금릉역로 84, 청원센트럴타워 606호 (금촌동)

ISBN 979-11-93259-04-7

* 책값은 뒤표지에 있습니다.